スタンダード薬学シリーズⅡ 6

医療薬学

Ⅱ. 薬理・病態・薬物治療(2)

日本薬学会編

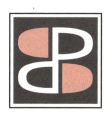

東京化学同人

薬剤師として求められる基本的な資質

　豊かな人間性と医療人としての高い使命感を有し，生命の尊さを深く認識し，生涯にわたって薬の専門家としての責任をもち，人の命と健康な生活を守ることを通して社会に貢献する．
　6年卒業時に必要とされている資質は以下のとおりである．

【① 薬剤師としての心構え】
医療の担い手として，豊かな人間性と，生命の尊厳について深い認識をもち，薬剤師の義務および法令を遵守するとともに，人の命と健康な生活を守る使命感，責任感および倫理感を有する．

【② 患者・生活者本位の視点】
患者の人権を尊重し，患者およびその家族の秘密を守り，常に患者・生活者の立場に立って，これらの人々の安全と利益を最優先する．

【③ コミュニケーション能力】
患者・生活者，他職種から情報を適切に収集し，これらの人々に有益な情報を提供するためのコミュニケーション能力を有する．

【④ チーム医療への参画】
医療機関や地域における医療チームに積極的に参画し，相互の尊重のもとに薬剤師に求められる行動を適切にとる．

【⑤ 基礎的な科学力】
生体および環境に対する医薬品・化学物質等の影響を理解するために必要な科学に関する基本的知識・技能・態度を有する．

【⑥ 薬物療法における実践的能力】
薬物療法を主体的に計画，実施，評価し，安全で有効な医薬品の使用を推進するために，医薬品を供給し，調剤，服薬指導，処方設計の提案等の薬学的管理を実践する能力を有する．

【⑦ 地域の保健・医療における実践的能力】
地域の保健，医療，福祉，介護および行政等に参画・連携して，地域における人々の健康増進，公衆衛生の向上に貢献する能力を有する．

【⑧ 研 究 能 力】
薬学・医療の進歩と改善に資するために，研究を遂行する意欲と問題発見・解決能力を有する．

【⑨ 自 己 研 鑽】
薬学・医療の進歩に対応するために，医療と医薬品を巡る社会的動向を把握し，生涯にわたり自己研鑽を続ける意欲と態度を有する．

【⑩ 教 育 能 力】
次世代を担う人材を育成する意欲と態度を有する．

刊行の趣旨

　2006年に始まった薬学部6年制教育は，2002年に作成された薬学教育モデル・コアカリキュラム（以下，コアカリ）を全大学共通の教育基準として実施されています．その学習内容を具体的に記載した，"日本薬学会編 スタンダード薬学シリーズ"はコアカリの"学習者（学生）主体"の"どこまで到達すべきか"を示した到達目標（GIO/SBOs）に準拠する新たなスタイルの教科書として，6年制教育の発展に一定の役割を果たしてきました．

　しかしながら，およそ10年経過し，その間にコアカリの到達目標（GIO/SBOs）に関して，薬剤師教育の"コア"としての適切性や難易度上の疑問，最新の科学や医療の知識・技術の進歩および薬事法などの法規範改正に対応する内容への見直しの要望，また，実務実習コアカリについて現在の医療現場での指導に不向きなSBOの修正や事前学習，薬局実習，病院実習の3編に分かれていることによる内容の重複や薬剤師の職能の全体像の理解がしにくいとの意見，など多くの問題が顕在化してきました．

　これらの問題を解決するために，2013年12月，文部科学省の"薬学系人材養成の在り方に関する検討会（座長 永井良三）"は，大学や現場薬剤師の意見を聞きながらコアカリを改訂しました．その意義は，6年制薬剤師教育のコアカリキュラムとしたことで，新たに卒業時までに到達すべき目標として"薬剤師として求められる基本的な資質"（左ページ）を制定し，その学習のために大項目，中項目，小項目のGIO/SBOsを勉強するという学習成果基盤型の編成としたことです．大項目は，A 基本事項，B 薬学と社会，C 薬学基礎，D 衛生薬学，E 医療薬学，F 薬学臨床，G 薬学研究の7項目です．AとBは薬剤師に関わる基本事項を6年継続的に履修する，C〜Eは薬剤師職能に必要な医薬品の薬学的ケアの基盤となる科学の基本であり，Fとの関連付けで履修する，Fは薬剤師に必須な薬局，病院の実務を統括的に履修する，G 薬学研究 は薬剤師に必要な科学力と研究能力の醸成のため履修する，などに配慮して学習すると効果的な成果が得られるように工夫されています．

　本教科書シリーズは，"日本薬学会編 スタンダード薬学シリーズⅡ"として，今般の改訂コアカリに沿った内容で編集されています．その編集方針は，1) 改訂コアカリ（2013）に準拠し，SBOごとの記述とする，2) 薬剤師としての基盤を構築するための基礎的科学力の育成を主眼とするが，コアカリ範囲外であっても教育上必要と思われる内容は，コアカリ範囲と区別して記述する，3) SBOsについて，基本的には新規な内容とする，4) 本文の他に，本文を用いて解答できる例題，例題で得た知識をさらに応用する練習問題や応用問題を適宜配置する，5) 薬学生が興味をもてるように，化学と医薬品の関連性を欄外やコラムで記載する，などを考慮してまとめられています．

　新規の教科書シリーズが，生涯にわたり自ら課題を探究していく能力を身に付けられるような学習指針となり，それにより学生が安全で適切な薬物療法に責任をもち，地域の保健福祉をはじめ社会貢献できる人材として育つことを期待します．

　本教科書シリーズ刊行にあたり，出版にご尽力をいただいた株式会社東京化学同人編集部の住田六連氏をはじめ編集部の方々に厚くお礼を申し上げます．

2015年1月

市 川 　 厚

スタンダード薬学シリーズⅡ　編集委員会

総監修	市　川　　　厚	武庫川女子大学薬学部 教授，薬学博士
編集委員	赤　池　昭　紀	名古屋大学大学院創薬科学研究科 教授，薬学博士
	伊　藤　　　喬	昭和大学薬学部 教授，薬学博士
	入　江　徹　美	熊本大学大学院生命科学研究部 教授，薬学博士
	太　田　　　茂	広島大学大学院医歯薬保健学研究院 教授，薬学博士
	奥　　　直　人	静岡県立大学薬学部 教授，薬学博士
	鈴　木　　　匡（ただし）	名古屋市立大学大学院薬学研究科 教授，薬学博士
	中　村　明　弘	昭和大学薬学部 教授，薬学博士

スタンダード薬学シリーズ　編集委員会

市　川　　　厚　　赤　池　昭　紀　　入　江　徹　美
工　藤　一　郎　　笹　津　備　規　　須　田　晃　治
永　沼　　　章　　長　野　哲　雄　　原　　　　　博

まえがき

　医薬品の作用，疾病に関わる病態，薬物治療に関する基本的事項は，薬剤師として薬物治療の実践に関わるうえで重要な役割を果たす学習内容である．これらの項目を修得することにより，薬剤師として，安全で有効な医薬品の使用を推進し，調剤，服薬指導，処方設計の提案などの薬学的管理を実践するための基礎を確立することになる．さらに，医薬品開発においても，薬物の作用（薬力学 pharmacodynamics, PD）と体内動態（薬物動態学 pharmacokinetics, PK）の解析が重要な役割を果たす．

　2013年度に改訂された薬学教育モデル・コアカリキュラムでは，医療薬学に関連する学習内容が，大項目"E 医療薬学"としてたてられた．E 医療薬学の学習内容は，"薬剤師として求められる基本的な資質（扉裏参照）"の多くの項目に関連するが，特に'⑥ 薬物療法における実践的能力'と'⑦ 地域の保健・医療における実践的能力'の二つの項目に直結する．すなわち，E 医療薬学には，薬理，病態，薬物治療，医薬品情報，患者情報，薬物動態，製剤などに関する基本的な知識，技能，態度の修得が含まれている．E 医療薬学の中でも，"E1 薬の作用と体の変化"と"E2 薬理・病態・薬物治療"は特に密接に関連する学習項目が含まれており，本教科書シリーズの"第6巻 医療薬学"の第Ⅰ～Ⅳ分冊にわたる．

　"E2 薬理・病態・薬物治療"は E 医療薬学の中で"E1 薬の作用と体の変化"に続く2番目の中項目としてたてられており，本教科書シリーズでは，医療薬学の第Ⅰ～Ⅳ分冊で取扱われる（全体の構成を目次の後に示した）．その学習内容は次の通りである：(1) 神経系の疾患と薬，(2) 免疫・炎症・アレルギーおよび骨・関節の疾患と薬，(3) 循環器系・血管系・造血器系・泌尿器系・生殖器系の疾患と薬，(4) 呼吸器系・消化器系の疾患と薬，(5) 代謝系・内分泌系の疾患と薬，(6) 感覚器・皮膚の疾患と薬，(7) 病原微生物（感染症）・悪性新生物（がん）と薬，(8) バイオ・細胞医薬品とゲノム情報，(9) 要指導医薬品・一般用医薬品とセルフメディケーション，(10) 医療の中の漢方薬，(11) 薬物治療の最適化．これら11の小項目には，従来の学問領域の薬理学，病態生理学・生化学および薬物治療学に相当する学習内容が含まれている．本書（第Ⅱ分冊）では，そのうちの (2) および (3) が取扱われる．"薬理・病態・薬物治療"を修得することにより，薬の専門家として薬物治療に参画するための基本的な資質を確立することが望まれる．

　最後に，"薬理・病態・薬物治療"に関わる医学・薬学の領域は絶えず進歩する科学であることを強調しておきたい．基礎研究や先端医療の成果は，新薬の開発や薬物療法の革新をもたらす．特に，最近の生命科学の発展により，薬物の体内動態や作用機序に関する新知見が次々と提出され，これらの発見をもとに新規の医薬品や医療技術が創出されて臨床で用いられるようになってきている．各項の治療法は，関連学会などのガイドラインがあるものは，初版刊行時での最新版に準拠した．これらも新薬や新知見により随時改訂されるので，修得にあたっては生涯にわたり，自己研鑽が必要である．今後，個別化医療，再生医療といった医療イノベーションが進むことも予想される．科学や社会の進展・変化に対応する新しい知識を追求する姿勢が求められる．

2017年1月

編集委員を代表して

赤池昭紀

第6巻 医療薬学
Ⅱ. 薬理・病態・薬物治療 (2)

領域担当編集委員

赤 池 昭 紀* 　名古屋大学大学院創薬科学研究科 教授, 薬学博士
栗 原 順 一 　帝京大学薬学部 教授, 薬学博士
酒 井 郁 也 　松山大学薬学部 教授, 医学博士
比 佐 博 彰 　九州保健福祉大学薬学部 教授, 薬学博士
望 月 眞 弓 　慶應義塾大学薬学部 教授, 医学博士
山 元 俊 憲 　昭和大学名誉教授, 薬学博士

(＊編集責任)

執 筆 者

稲 垣 直 樹 　岐阜薬科大学薬学部 教授, 薬学博士 [SBO 1～5, 13, 17]
大 野 行 弘 　大阪薬科大学薬学部 教授, 医学博士 [SBO 37]
木 内 祐 二 　昭和大学医学部 教授, 医学博士 [SBO 34～36]
酒 井 郁 也 　松山大学薬学部 教授, 医学博士 [SBO 27, 28]
佐 藤 久 美 　北海道薬科大学 教授, 博士(薬学) [SBO 24～26]
篠 塚 和 正 　武庫川女子大学薬学部 教授, 薬学博士 [SBO 19, 21, 22]
新 木 敏 正 　日本薬科大学薬学部 教授, 薬学博士 [SBO 14～16]
末 木 博 彦 　昭和大学医学部 教授, 医学博士 [SBO 6, 7, 9]
鈴 木 　 孝 　日本大学薬学部 教授, 博士(医学) [SBO 8, 10～12]
田野中 浩 一 　東京薬科大学薬学部 教授, 薬学博士 [SBO 18, 20, 23]
中 村 一 基 　武庫川女子大学薬学部 教授, 薬学博士 [SBO 19, 21, 22]
雪 村 時 人 　前大阪大谷大学薬学部 教授, 医学博士 [SBO 29]
吉 田 　 真 　高崎健康福祉大学薬学部 教授, 博士(薬学) [SBO 30～33]

(五十音順, [ ] は執筆担当箇所)

本書の構成とコアカリ[*1]との対照

本書の構成	対応するコアカリの内容
	E 医療薬学 E2 薬理・病態・薬物治療
第Ⅰ部	(2) 免疫・炎症・アレルギーおよび骨・関節の疾患と薬
第1章 SBO 1〜3	【① 抗炎症薬】1[*2]〜3
第2章 SBO 4〜12	【② 免疫・炎症・アレルギー疾患の薬, 病態, 治療】1〜9
第3章 SBO 13〜16	【③ 骨・関節・カルシウム代謝疾患の薬, 病態, 治療】1〜4
第4章 SBO 17	【④ 化学構造と薬効】1
第Ⅱ部	(3) 循環器系・血液系・造血器系・泌尿器系・生殖器系の疾患と薬
第5章 SBO 18〜23	【① 循環器系疾患の薬, 病態, 治療】1〜6
第6章 SBO 24〜28	【② 血液・造血器系疾患の薬, 病態, 治療】1〜5
第7章 SBO 29〜36	【③ 泌尿器系, 生殖器系疾患の薬, 病態, 薬物治療】1〜8
第8章 SBO 37	【④ 化学構造と薬効】1

[*1] 薬学教育モデル・コアカリキュラム（平成25年度改訂版）：文部科学省ホームページに掲載.
[*2] 本書中 SBO 見出し番号の下に E2(2)①1 などと表記して対応を示した.

目 次

第6巻 医療薬学
Ⅱ. 薬理・病態・薬物治療（2）

第Ⅰ部　免疫・炎症・アレルギーおよび骨・関節の疾患と薬

第1章　抗炎症薬 E2(2)① ·· 2
- SBO 1　抗炎症薬（ステロイド性および非ステロイド性）および解熱鎮痛薬の薬理（薬理作用，機序，おもな副作用）および臨床適用を説明できる ············ 2
- SBO 2　抗炎症薬の作用機序に基づいて炎症について説明できる ············· 10
- SBO 3　創傷治癒の過程について説明できる ····························· 11

第2章　免疫・炎症・アレルギー疾患の薬，病態，治療 E2(2)② ················ 12
- SBO 4　アレルギー治療薬（抗ヒスタミン薬，抗アレルギー薬など）の薬理（薬理作用，機序，おもな副作用）および臨床適用を説明できる ················· 12
- SBO 5　免疫抑制薬の薬理（薬理作用，機序，おもな副作用）および臨床適用を説明できる ·· 20
- SBO 6　以下のアレルギー疾患について，治療薬の薬理（薬理作用，機序，おもな副作用），および病態（病態生理，症状など）・薬物治療（医薬品の選択など）を説明できる
        アトピー性皮膚炎，蕁麻疹，接触皮膚炎，アレルギー性鼻炎，アレルギー性結膜炎，花粉症，消化管アレルギー，気管支喘息（重複） ········· 24
- SBO 7　以下の薬物アレルギーについて，原因薬物，病態（病態生理，症状など）および対処法を説明できる
        スティーブンス・ジョンソン症候群，中毒性表皮壊死症，薬剤性過敏症症候群，薬疹 ·· 34
- SBO 8　アナフィラキシーショックについて，治療薬の薬理（薬理作用，機序，おもな副作用），および病態（病態生理，症状など）・薬物治療（医薬品の選択など）を説明できる ·· 37
- SBO 9　以下の疾患について，病態（病態生理，症状など）・薬物治療（医薬品の選択など）を説明できる
        尋常性乾癬，水疱症，光線過敏症，ベーチェット病 ················ 40
- SBO 10　以下の臓器特異的自己免疫疾患について，治療薬の薬理（薬理作用，機序，おもな副作用），および病態（病態生理，症状など）・薬物治療（医薬品の選択など）を説明できる
        バセドウ病（重複），橋本病（重複），悪性貧血（重複），アジソン病，1型糖尿病（重複），重症筋無力症，多発性硬化症，特発性血小板減少性紫斑病，自己免疫性溶血性貧血（重複），シェーグレン症候群 ········· 43

・SBOはSpecific Behavioral Objectiveの略で，学習の到達目標のこと．
・本書の第Ⅰ部および第Ⅱ部は，薬学教育モデル・コアカリキュラム（平成25年度改訂版）のE2(2),(3)にそれぞれ対応する．詳しい対応を前ページに示した．

SBO 11 以下の全身性自己免疫疾患について，治療薬の薬理（薬理作用，機序，おもな副作用），および病態（病態生理，症状など）・薬物治療（医薬品の選択など）を説明できる
　　　　　全身性エリテマトーデス，強皮症，多発筋炎/皮膚筋炎，関節リウマチ（重複） ································ 50

SBO 12 臓器移植（腎臓，肝臓，骨髄，臍帯血，輸血）について，拒絶反応および移植片対宿主病（GVHD）の病態（病態生理，症状など）・薬物治療（医薬品の選択など）を説明できる ································ 56

第3章　骨・関節・カルシウム代謝疾患の薬，病態，治療 E2(2)③ ································ 61

SBO 13 関節リウマチについて，治療薬の薬理（薬理作用，機序，おもな副作用），および病態（病態生理，症状など）・薬物治療（医薬品の選択など）を説明できる ································ 61

SBO 14 骨粗鬆症について，治療薬の薬理（薬理作用，機序，おもな副作用），および病態（病態生理，症状など）・薬物治療（医薬品の選択など）を説明できる ································ 69

SBO 15 変形性関節症について，治療薬の薬理（薬理作用，機序，おもな副作用），および病態（病態生理，症状など）・薬物治療（医薬品の選択など）を説明できる ································ 80

SBO 16 カルシウム代謝の異常を伴う疾患（副甲状腺機能亢進（低下）症，骨軟化症（くる病を含む），悪性腫瘍に伴う高カルシウム血症）について，治療薬の薬理（薬理作用，機序，おもな副作用），および病態（病態生理，症状など）・薬物治療（医薬品の選択など）を説明できる ································ 84

第4章　化学構造と薬効 E2(2)④ ································ 88

SBO 17 免疫・炎症・アレルギー疾患に用いられる代表的な薬物の基本構造と薬効（薬理・薬物動態）の関連を概説できる ································ 88

第Ⅱ部　循環器系・血液系・造血器系・泌尿器系・生殖器系の疾患と薬

第5章　循環器系疾患の薬，病態，治療 E2(3)① ································ 92

SBO 18 以下の不整脈および関連疾患について，治療薬の薬理（薬理作用，機序，おもな副作用），および病態（病態生理，症状など）・薬物治療（医薬品の選択など）を説明できる
　　　　　不整脈の例示：上室性期外収縮（PAC），心室性期外収縮（PVC），心房細動（Af），発作性上室頻拍（PSVT），WPW症候群，心室頻拍（VT），心室細動（VF），房室ブロック，QT延長症候群 ································ 92

SBO 19 急性および慢性心不全について，治療薬の薬理（薬理作用，機序，おもな副作用），および病態（病態生理，症状など）・薬物治療（医薬品の選択など）を説明できる ································ 107

SBO 20 虚血性心疾患（狭心症，心筋梗塞）について，治療薬の薬理（薬理作用，機序，おもな副作用），および病態（病態生理，症状など）・薬物治療（医薬品の選択など）を説明できる ································ 118

SBO 21 以下の高血圧症について，治療薬の薬理（薬理作用，機序，おもな副作用），および病態（病態生理，症状など）・薬物治療（医薬品の選択など）を説明できる
　　　　　本態性高血圧症，二次性高血圧症（腎性高血圧症，腎血管性高血圧症を含む） ································ 130

SBO 22　以下の疾患について概説できる
　　　　　閉塞性動脈硬化症（ASO），心原性ショック，弁膜症，先天性心疾患……143
SBO 23　循環器系に作用する薬物の効果を動物実験で測定できる．（技能）……………148

第6章　血液・造血器系疾患の薬，病態，治療 E2(3)②……………………152

SBO 24　止血薬の薬理（薬理作用，機序，おもな副作用）および臨床適用を
　　　　　説明できる……………………………………………………………………152
SBO 25　抗血栓薬，抗凝固薬および血栓溶解薬の薬理（薬理作用，機序，おもな
　　　　　副作用）および臨床適用を説明できる……………………………………155
SBO 26　以下の貧血について，治療薬の薬理（薬理作用，機序，おもな副作用），
　　　　　および病態（病態生理，症状など）・薬物治療（医薬品の選択など）
　　　　　を説明できる
　　　　　　鉄欠乏性貧血，巨赤芽球性貧血（悪性貧血など），再生不良性貧血，
　　　　　自己免疫性溶血性貧血（AIHA），腎性貧血，鉄芽球性貧血……………162
SBO 27　播種性血管内凝固症候群（DIC）について，治療薬の薬理（薬理作用，
　　　　　機序，おもな副作用），および病態（病態生理，症状など）・薬物
　　　　　治療（医薬品の選択など）を説明できる………………………………172
SBO 28　以下の疾患について治療薬の薬理（薬理作用，機序，おもな副作用），
　　　　　および病態（病態生理，症状など）・薬物治療（医薬品の選択など）
　　　　　を説明できる．
　　　　　　血友病，血栓性血小板減少性紫斑病（TTP），白血球減少症，血栓
　　　　　塞栓症，白血病（重複），悪性リンパ腫（重複）……………………175

第7章　泌尿器系，生殖器系疾患の薬，病態，薬物治療 E2(3)③……………182

SBO 29　利尿薬の薬理（薬理作用，機序，おもな副作用）および臨床適用を説明できる…182
SBO 30　急性および慢性腎不全について，治療薬の薬理（薬理作用，機序，おもな
　　　　　副作用），および病態（病態生理，症状など）・薬物治療（医薬品の選
　　　　　択など）を説明できる……………………………………………………192
SBO 31　ネフローゼ症候群について，治療薬の薬理（薬理作用，機序，おもな副作
　　　　　用），および病態（病態生理，症状など）・薬物治療（医薬品の選択な
　　　　　ど）を説明できる………………………………………………………198
SBO 32　過活動膀胱および低活動膀胱について，治療薬の薬理（薬理作用，機序，
　　　　　おもな副作用），および病態（病態生理，症状など）・薬物治療（医薬
　　　　　品の選択など）を説明できる………………………………………202
SBO 33　以下の泌尿器系疾患について，治療薬の薬理（薬理作用，機序，おもな副
　　　　　作用），および病態（病態生理，症状など）・薬物治療（医薬品の選択
　　　　　など）を説明できる
　　　　　　慢性腎臓病（CKD），糸球体腎炎，糖尿病性腎症，薬剤性
　　　　　腎症，腎盂腎炎（重複），膀胱炎（重複），尿路感染症（重複），
　　　　　尿路結石……………………………………………………………206
SBO 34　以下の生殖器系疾患について，治療薬の薬理（薬理作用，機序，おもな副
　　　　　作用），および病態（病態生理，症状など）・薬物治療（医薬品の選択
　　　　　など）を説明できる
　　　　　　前立腺肥大症，子宮内膜症，子宮筋腫……………………………215
SBO 35　妊娠・分娩・避妊に関連して用いられる薬物について，薬理（薬理作用，
　　　　　機序，おもな副作用），および薬物治療（医薬品の選択など）を説明
　　　　　できる……………………………………………………………………224

SBO 36　以下の生殖器系疾患について説明できる．
　　　　　　異常妊娠，異常分娩，不妊症 ……………………………………………230

第8章　化学構造と薬効　E2(3)④ ……………………………………………236
　　SBO 37　循環器系・泌尿器系・生殖器系の疾患に用いられる代表的な薬物の基本
　　　　　　構造と薬効（薬理・薬物動態）の関連を概説できる …………………236

　　索　引 ………………………………………………………………………………243

● コ ラ ム ●

コラム 18・1	洞結節不全症候群　発展 ……………………………………	96
コラム 18・2	ブルガダ症候群　発展 ………………………………………	97
コラム 26・1	薬剤性溶血性貧血 ……………………………………………	170
コラム 28・1	インヒビター（抗体）…………………………………………	176
コラム 28・2	血栓性微小血管障害症 ………………………………………	177
コラム 32・1	神経因性膀胱 …………………………………………………	205

第6巻 医療薬学 I～Ⅶ 全体の構成

第Ⅰ分冊　薬の作用と体の変化および薬理・病態・薬物治療（1）

A．薬の作用と体の変化
第Ⅰ部　薬の作用　〔E1(1)〕
- 第1章　薬の作用
- 第2章　動物実験
- 第3章　日本薬局方

第Ⅱ部　身体の病的変化を知る　〔E1(2)〕
- 第4章　症候
- 第5章　病態・臨床検査

第Ⅲ部　薬物治療の位置づけ　〔E1(3)〕
- 第6章　薬物治療の位置づけ

第Ⅳ部　医薬品の安全性　〔E1(4)〕
- 第7章　医薬品の安全性

B．薬理・病態・薬物治療（1）
第Ⅴ部　神経系の疾患と薬　〔E2(1)〕
- 第8章　自律神経系に作用する薬
- 第9章　体性神経系に作用する薬・筋の疾患の薬，病態，治療
- 第10章　中枢神経系の疾患の薬，病態，治療
- 第11章　化学構造と薬効

第Ⅱ分冊　薬理・病態・薬物治療（2）

第Ⅰ部　免疫・炎症・アレルギーおよび骨・関節の疾患と薬　〔E2(2)〕
- 第1章　抗炎症薬
- 第2章　免疫・炎症・アレルギー疾患の薬，病態，治療
- 第3章　骨・関節・カルシウム代謝疾患の薬，病態，治療
- 第4章　化学構造と薬効

第Ⅱ部　循環器系・血液系・造血器系・泌尿器系・生殖器系の疾患と薬　〔E2(3)〕
- 第5章　循環器系疾患の薬，病態，治療
- 第6章　血液・造血器系疾患の薬，病態，治療
- 第7章　泌尿器系・生殖器系疾患の薬，病態，治療
- 第8章　化学構造と薬効

*〔　〕内は，"薬学教育モデル・コアカリキュラム（平成25年度改訂版）"との対応を示す．

第Ⅲ分冊　薬理・病態・薬物治療（3）

第Ⅰ部　呼吸器系・消化器系の疾患と薬　〔E2(4)〕
- 第1章　呼吸器系疾患の薬，病態，治療
- 第2章　消化器系疾患の薬，病態，治療
- 第3章　化学構造と薬効

第Ⅱ部　代謝系・内分泌系の疾患と薬　〔E2(5)〕
- 第4章　代謝系疾患の薬，病態，治療
- 第5章　内分泌系疾患の薬，病態，治療
- 第6章　化学構造と薬効

第Ⅲ部　感覚器・皮膚の疾患と薬　〔E2(6)〕
- 第7章　眼疾患の薬，病態，治療
- 第8章　耳鼻咽喉疾患の薬，病態，治療
- 第9章　皮膚疾患の薬，病態，治療
- 第10章　化学構造と薬効

第Ⅳ分冊　薬理・病態・薬物治療（4）

第Ⅰ部　病原微生物（感染症）・悪性新生物（がん）と薬　〔E2(7)〕
- 第1章　抗菌薬
- 第2章　抗菌薬の耐性
- 第3章　細菌感染症の薬，病態，治療
- 第4章　ウイルス感染症およびプリオン病の薬，病態，治療
- 第5章　真菌感染症の薬，病態，治療
- 第6章　原虫・寄生虫感染症の薬，病態，治療
- 第7章　悪性腫瘍
- 第8章　悪性腫瘍の薬，病態，治療
- 第9章　がん終末期医療と緩和ケア
- 第10章　化学構造と薬効

第Ⅱ部　バイオ・細胞医薬品とゲノム情報　〔E2(8)〕
- 第11章　組換え体医薬品
- 第12章　遺伝子治療
- 第13章　細胞，組織を利用した移植医療

第Ⅲ部　要指導医薬品・一般用医薬品とセルフメディケーション　〔E2(9)〕
- 第14章　要指導医薬品・一般用医薬品とセルフメディケーション

第Ⅳ部　医療の中の漢方薬　〔E2(10)〕
- 第15章　漢方薬の基礎
- 第16章　漢方薬の応用
- 第17章　漢方薬の注意点

第Ⅴ部　薬物治療の最適化　〔E2(11)〕
- 第18章　総合演習

第V分冊　薬物治療に役立つ情報

第I部　医薬品情報　〔E3(1)〕
- 第1章　情　報
- 第2章　情報源
- 第3章　収集・評価・加工・提供・管理
- 第4章　EBM
- 第5章　生物統計
- 第6章　臨床研究デザインと解析
- 第7章　医薬品の比較・評価

第II部　患者情報　〔E3(2)〕
- 第8章　情報と情報源
- 第9章　収集・評価・管理

第III部　個別化医療　〔E3(3)〕
- 第10章　遺伝的素因
- 第11章　年齢的要因
- 第12章　臓器機能低下
- 第13章　その他の要因
- 第14章　個別化医療の計画・立案

第VI分冊　薬の生体内運命

第I部　薬物の体内動態　〔E4(1)〕
- 第1章　生体膜透過
- 第2章　吸　収
- 第3章　分　布
- 第4章　代　謝
- 第5章　排　泄

第II部　薬物動態の解析　〔E4(2)〕
- 第6章　薬物速度論
- 第7章　TDMと投与設計

第VII分冊　製剤化のサイエンス

第I部　製剤の性質　〔E5(1)〕
- 第1章　固形材料
- 第2章　半固形・液状材料
- 第3章　分散系材料
- 第4章　薬物および製剤材料の物性

第II部　製剤設計　〔E5(2)〕
- 第5章　代表的な製剤
- 第6章　製剤化と製剤試験法
- 第7章　生物学的同等性

第III部　DDS（薬物送達システム）　〔E5(3)〕
- 第8章　DDSの必要性
- 第9章　コントロールドリリース（放出制御）
- 第10章　ターゲティング（標的指向化）
- 第11章　吸収改善

凡　　例

本書では，原則として，以下の基準に従い表記した．

1. 薬品名は**一般名**を用い，商品名は使用しなかった．薬品の一般名は，医薬品医療機器総合機構ホームページの医療用医薬品添付文書情報の一般名に従った．
2. 薬品の一般名は，**本体成分名**を用い，特に区別が必要な場合を除き，塩や水和物の表記は省いた．
3. **医学用語，病名**は"文部科学省学術用語集（医学編および薬学編）"に従った．
4. 上記3の医学用語と薬品名一般名が異なるものについては，下表1の色部分のように使い分けた．本書では用いないが，薬理学用語としては，天然物，医薬品に関わらず表1右端のように統一されている．
5. 変更が推奨された病名については，表2の色部分の表現を用いた．

表1

天然物（ホルモン，生体アミンなど）	医薬品・製剤（一般名）	日本薬理学会薬理学用語集
α-メチルドーパ L-ドーパ ドーパミン バソプレッシン 成長ホルモン （ソマトトロピン）	メチルドパ レボドパ ドパミン バソプレシン ソマトロピン	α-メチルドパ L-ドパ ドパミン バゾプレシン

表2

旧来用いられていた病名	変更が推奨された病名
精神分裂病	統合失調症[*1]
慢性関節リウマチ	関節リウマチ[*1]
ハンチントン舞踏病[*1]	ハンチントン病
らい	ハンセン病[*1]
痴呆[*1]	認知症
子宮癌[*2]	子宮頸癌，子宮体癌を区別
感情障害（うつ病[*1,*3]，躁うつ病[*1,*3]など）	気分障害
躁うつ病	双極性障害
ヒステリー[*1,*3]	解離性障害

　[*1] の用語は文部科学省学術用語集 医学編で採用．
　[*2] 日本産科婦人科学会より，子宮頸癌と子宮体癌はまったく異なる疾病であり，総称として用いられている"子宮癌"という用語は廃止すべきとの要望あり（2010年6月）．
　[*3] 単純に置き換えられない場合もあるので，本シリーズではうつ病，躁うつ病，ヒステリーなども用いた．

6. 受容体関連薬は，**アゴニスト，アンタゴニスト**とした[*4]．
　　例：（アドレナリン）α（受容体）アゴニスト，アンタゴニスト
　　　　（ヒスタミン）H_2（受容体）アゴニスト，アンタゴニスト　（　）内は場合により省略．
　　なお，アンタゴニストは，イオンチャネル関連薬は遮断薬，酵素関連薬は阻害薬とした．
　　　[*4] アゴニストは作用薬，作動薬，刺激薬，アンタゴニストは拮抗薬，遮断薬などともいわれる．

7. 本書に記載した**医薬品構造式**は，原則として日本薬局方（局方）の記載に従い，局方未収載の医薬品に関してもこれにならうこととした．局方の記載は，原則としてIUPAC規則に従っているが，添付文書や局方に収載する際のスペースの都合で，完全には従っていないことがある．
8. 同一の**ステム**[*5]をもつ医薬品がまとまって記載されている場合に，欄外の ステム のマークのもと，ステムとその分類を示した．
　　　[*5] 薬品の国際一般名において，共通の性質（薬理作用，構造など）をもつことを示す語幹（stem）や接尾語など．ステムについては，詳しくは，本シリーズ"第3巻 化学系薬学Ⅱ"を参照．
9. **薬物治療**については，関連学会の**ガイドライン**のあるものは，原則としてそれに従った．2017年1月現在ガイドラインのないものは，合理的と考えられる一例を示した．
10. **臨床検査の基準値**の範囲は，統計学的に定められるため，施設ごとに若干の変動がある．本書では典型例を示した．
11. 上記のように，薬物治療法，臨床検査値などは固定したものではないので，本シリーズでは必ずしも統一していない．

第Ⅰ部 免疫・炎症・アレルギーおよび骨・関節の疾患と薬

一般目標：免疫・炎症・アレルギーおよび骨・関節に作用する医薬品の薬理および疾患の病態・薬物治療に関する基本的知識を修得し，治療に必要な情報収集・解析および医薬品の適正使用に関する基本的事項を修得する．

　本書の第1章では，ステロイド性および非ステロイド性抗炎症薬の薬理作用と作用機序，おもな臨床適用と副作用とともに，解熱鎮痛薬についても学ぶ（SBO 1）．また，抗炎症薬の作用機序を学ぶことを通して，炎症反応の機序について理解を深める（SBO 2）．さらにSBO 3では，炎症の最終段階である創傷治癒の過程について学ぶ．

　第2章では，免疫やアレルギーが関わる代表的な疾患について，治療薬の薬理（薬理作用，機序，おもな副作用），病態と薬物治療（医薬品の選択など）について学ぶ．SBO 4, 5ではアレルギー治療薬と免疫抑制薬の薬理について学び，SBO 6では，アトピー性皮膚炎，アレルギー性鼻炎，花粉症など，実務実習などで比較的出会うことの多い代表的なアレルギー疾患の病態と薬物治療について基本的な知識を修得する．

　SBO 7では，スティーブンス・ジョンソン症候群など，薬物が原因となる重篤なアレルギー反応について病態と対処法を学び，SBO 8では，薬物のみならず食物でも起こりうる重篤なⅠ型アレルギー反応であるアナフィラキシーショックの病態とその薬物治療を学ぶ．また，SBO 9では，ステロイド性抗炎症薬を中心とした薬物治療が行われる代表的な四つの皮膚疾患について，病態と薬物治療の基本を学ぶ．そして最後に，さまざまな免疫抑制薬が活躍する自己免疫疾患の治療（SBO 10, 11）と臓器移植（SBO 12）について，治療薬の薬理と病態・薬物治療の知識を修得する．

　第3章では，代表的な骨・関節の疾患である関節リウマチ（SBO 13），骨粗鬆症（SBO 14），変形性関節症（SBO 15）とともに，骨と密接な関係のあるカルシウム代謝の異常を伴う疾患（SBO 16）について，治療薬の薬理と病態・薬物治療を学ぶ．さらに第4章では，第Ⅰ部で登場する代表的な薬物の基本構造と薬効との関連性を学ぶ（SBO 17）．

　炎症は生体への有害な刺激に対する一連の防御反応であり，傷害を受けた組織の修復過程において重要な役割を果たしている．その反応には免疫やアレルギーに関わるさまざまな化学伝達物質（ケミカルメディエーター）が関わっているので，本書で学ぶ前にそれらについて生物学的な知識を身につけておく必要がある．そのためには，スタンダード薬学シリーズⅡの"第4巻 生物系薬学Ⅱ"の"第17章 オータコイドによる調節機構"，"第18章 サイトカイン・増殖因子による調節機構"，"第4巻 生物系薬学Ⅲ"の"第Ⅰ部 身体をまもる"，"第Ⅱ部 免疫系の制御とその破綻・免疫系の応用"が役に立つので，参照していただきたい．　（栗原順一）

第1章 抗炎症薬

SBO 1
E2(2)①1
抗炎症薬（ステロイド性および非ステロイド性）および解熱鎮痛薬の薬理（薬理作用，機序，おもな副作用）および臨床適用を説明できる．

1・1 炎 症

炎症とは，生体に加えられたさまざまな有害な刺激に対して生じる生体の防御反応であり，組織に生じた傷害から修復に至る過程を包含する．種々のケミカルメディエーターが関与し，急性期に生じる発赤・紅斑，疼痛，熱感および腫脹を炎症の4主徴とよび，これらに機能障害を加えて5主徴とよぶこともある．炎症が強く表現される場合には苦痛を伴い，治療の対象となる．

侵害刺激（外傷，熱，紫外線，化学的刺激，物理的刺激，感染，免疫反応など）によって組織が傷害されると，ヒスタミン，ブラジキニン，プロスタグランジン（PG），ロイコトリエン（LT）などのケミカルメディエーターが遊離する．最初にプロスタグランジン E_2（PGE_2）が細動脈を拡張させて血流を増大させ，発赤や熱感を生じる．また，ブラジキニン，ヒスタミン，ロイコトリエンが後毛細血管細静脈の内皮細胞を収縮させて細胞間隙を開き，血漿漏出をひき起して局所に浮腫をひき起こす．PGE_2 は血流増加を介して浮腫を増強する．さらに，ブラジキニンは知覚神経終末を刺激して疼痛を生じ，PGは痛覚の閾値を低下させて，痛み感覚を増大させる．

血管反応にひき続き，炎症部位へ好中球，マクロファージなどの白血球が遊走，集積する．白血球の集積には局所で産生されるロイコトリエン B_4（LTB_4），サイトカイン，ケモカインなどが関与する．炎症局所へ集積した白血球は活性化され，炎症の原因となった物質や炎症によって傷害された自己細胞を貪食して除去する．炎症の原因物質が除去されると，線維芽細胞や上皮細胞の遊走，増殖によって組織が修復され，炎症が終息する．炎症の原因が取除かれず，長期にわたって存在すると炎症は遷延化する．

炎症は局所反応にとどまらず，全身性に発熱，食欲不振，倦怠感などを生じる．感染症に伴う発熱は，誘導された炎症性サイトカイン〔インターロイキン 1β（IL-1β），IL-6，腫瘍壊死因子 α（TNF-α），インターフェロン γ（IFN-γ）など〕によって視床下部で産生された PGE_2 が体温調節中枢に働くことによってひき起こされる．

1・2 抗炎症薬の薬理

炎症は生体防御反応と捉えることができ，合目的的な反応であるが，組織傷害に伴う徴候は苦痛を伴う．抗炎症薬は炎症の徴候を抑制して苦痛を軽減する目的で使用する薬物であり，**ステロイド性抗炎症薬**と**非ステロイド性抗炎症薬**に分類される．いずれも対症療法薬であり，炎症の原因を取除く対策を考慮することが必要である．また，炎症の原因はさまざまであり，ステロイド性抗炎症薬は免

炎症（inflammation）: 詳細は本シリーズ "第4巻生物系薬学Ⅲ" SBO 13 参照．

PG: prostaglandin
LT: leukotriene

IL: interleukin
TNF: tumor necrosis factor
IFN: interferon

疫・アレルギー反応に関連する炎症に対して著効を示すが，非ステロイド性抗炎症薬は十分な抑制効果を示さない．

1・2・1 ステロイド性抗炎症薬

ステロイド性抗炎症薬には副腎皮質ステロイドホルモン（糖質コルチコイド）とその誘導体が含まれ，強力な炎症抑制作用を示す．副腎皮質束状層から放出される糖質コルチコイドは，糖質，脂質，タンパク質の代謝調節に関わるホルモンであり，**コルチゾール（ヒドロコルチゾン）** に抗炎症作用が見いだされて以来，抗炎症作用が強力で鉱質コルチコイドの作用をもたない誘導体が多数つくられてきた．図1・1に基本構造を，表1・1に主要な糖質コルチコイドの効力の比較を示す．

コルチゾール（cortisol）: ヒドロコルチゾン（hydrocortisone）ともいう．

修飾		効果・用途
1位への二重結合の導入 9位へのフッ素の導入 16位へのメチル基の導入		糖質コルチコイド作用の増強
6位へのメチル基の導入		鉱質コルチコイド作用の低減
17位, 21位のエステル化	脂溶性エステル	局所作用の増強，皮膚用剤 など
	水溶性エステル	静注剤，点眼剤 など

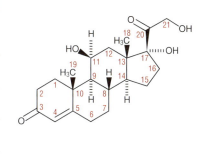

図1・1 コルチゾールの構造とその修飾

表1・1 主要な糖質コルチコイドの比較

糖質コルチコイド	生物学的半減期〔時間〕	糖質コルチコイド作用[†]	鉱質コルチコイド作用[†]
コルチゾール	8〜12	1	1
プレドニゾロン	12〜36	4	0.8
メチルプレドニゾロン	12〜36	5	0
トリアムシノロン	12〜36	10	0
デキサメタゾン	36〜72	25	0
ベタメタゾン	36〜72	25	0

† コルチゾールに対する効力比を表す．

内因性のコルチゾールは鉱質コルチコイド作用[*1]をもち，抗炎症効果は強力ではないが，副腎不全に対する補充療法やショックの治療には好んで用いられる．また，鉱質コルチコイド作用をもつ**プレドニゾロン**は扱いやすい半減期をもつため，臨床ではしばしば使用される．糖質コルチコイド作用[*2]を増強し，鉱質コルチコイド作用を低減するための構造上の特徴は詳細に検討されており（図1・1），**デキサメタゾン**，**ベタメタゾン**などのように，強力な糖質コルチコイド作用をもちながらも，ほとんど鉱質コルチコイド作用を示さない誘導体が合成され，臨床で用いられている（表1・1）．また，局所的な効果を期待して投与し，投与

[*1] **鉱質コルチコイド作用**: 腎臓に作用してナトリウムイオンの再吸収を促進する．

プレドニゾロン
prednisolone

[*2] **糖質コルチコイド作用**: 鉱質コルチコイド作用を除く糖質コルチコイドの作用．タンパク質を糖化して血糖値を上昇させる．他に抗炎症，免疫抑制作用を含む．

デキサメタゾン
dexamethasone

ベタメタゾン
betamethasone

プレドニゾロン　デキサメタゾン　ベタメタゾン

ベタメタゾンジプロピオン酸エステル　フルチカゾンプロピオン酸エステル

アンテドラッグ　antedrug

ベクロメタゾンプロピオン酸エステル
beclometasone dipropionate

フルチカゾンプロピオン酸エステル
fluticasone propionate

部位から吸収された後には速やかに代謝されて失活する**アンテドラッグ**も臨床応用されている．気管支喘息治療に吸入投与される**ベクロメタゾンプロピオン酸エステル**，**フルチカゾンプロピオン酸エステル**などはアンテドラッグであり，全身性の副作用は大幅に軽減されている．

糖質コルチコイドは細胞膜を透過し，細胞質中に存在する糖質コルチコイド受容体と結合する（図1・2）．受容体は結合していた熱ショックタンパク質を解離

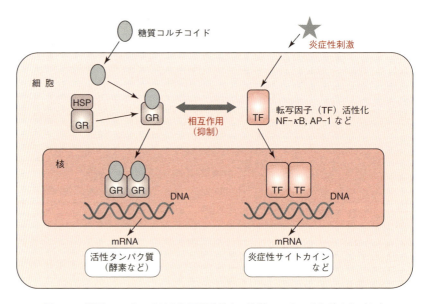

図1・2　糖質コルチコイドの作用発現機序　糖質コルチコイド受容体（GR）は転写因子であり，糖質コルチコイドは細胞質中に存在する糖質コルチコイド受容体を活性化して活性タンパク質の遺伝子発現を促し，効果を発現する．一方，炎症が誘発されると，NF-κB, AP-1などの転写因子が活性化され，炎症性サイトカイン，炎症性メディエーターを産生する酵素などの発現を誘導する．糖質コルチコイド受容体はこれらの転写因子（TF）による遺伝子発現を阻害する．HSP: 熱ショックタンパク質．

し，二量体を形成して核へ移行し，標的配列に結合して遺伝子発現を促す．糖質コルチコイド受容体はリガンドによって活性化される転写因子であり，代謝を担う酵素などの発現が促進され，主として糖質コルチコイドの生理的な作用の発現に関わると考えられる．一方，炎症が誘発されるとNF-κB，AP-1などの転写因子が活性化され，炎症性サイトカイン，炎症性メディエーターの産生酵素などの遺伝子発現が誘導される．糖質コルチコイド受容体はこれらの転写因子と相互作用し，相互に転写を阻害する結果，NF-κBやAP-1の転写活性が阻害され，炎症が抑制される．

NF-κB: nuclear factor κB
AP-1: activator protein 1

糖質コルチコイドは生体内ではホルモンとして必要量が副腎皮質で産生され，産生量はフィードバックの仕組みで調節される．薬物として糖質コルチコイドを使用すると，生体内の調節の仕組みが乱れ，生理的な作用が強く発現し，また，薬理作用の結果として種々の副作用が出現する．糖質コルチコイドによってフィードバックの制御が強く働くと，副腎が萎縮するため，急に薬物使用を中止すると離脱症状をひき起こす．また，免疫機能が低下するため，感染症を誘発あるいは増悪する．主な副作用を表1・2に示す．

表1・2 糖質コルチコイドの主要な副作用

高頻度，重症化する副作用	その他の副作用
感染症の誘発，増悪	高血圧，浮腫，うっ血性心不全，不整脈
骨粗鬆症の誘発，骨折	白内障，緑内障，眼球突出
幼小児の発育抑制	異常脂肪沈着（中心性肥満，満月様顔貌，野牛肩）
動脈硬化病変の誘発	座瘡，多毛，皮膚線条，皮膚萎縮，皮下出血，発汗異常
副腎不全，離脱症状の誘発	月経異常
消化器障害の誘発，増悪	食欲亢進，体重増加，消化器症状
糖尿病の誘発，増悪	
精神神経障害の誘発	

高用量のステロイド性抗炎症薬を長期にわたって漫然と使用することは避けるべきである．コルチゾール分泌は朝高まるため，少量のステロイド性抗炎症薬を投与する場合には朝1回の投与が生体のリズムを乱しにくいが，1回投与の場合には夕方投与の方が，また，分割して投与した方が効果的である．離脱する場合には半減期の短いプレドニゾロンなどを用いる．気管支喘息ではアンテドラッグの吸入適用が勧められており，治療成果が向上している．

1・2・2 非ステロイド性抗炎症薬

非ステロイド性抗炎症薬（NSAID）は，酸性化合物，中性化合物，塩基性化合物に分けることができる．NSAIDの種類と分類を表1・3に示す．

酸性 NSAID は，シクロオキシゲナーゼ（COX）を阻害してPGおよびトロンボキサン（TX）の産生を抑制する．炎症の徴候にはPGE$_2$やPGI$_2$が関わっており，トロンボキサンA$_2$（TXA$_2$）は血小板の活性化に関与する．したがって，酸性 NSAID は炎症抑制作用とともに血小板活性化抑制作用も示す．化学構造に

非ステロイド性抗炎症薬
nonsteroidal antiinflammatory drug, NSAID

COX: cyclooxygenase
TX: thromboxane

アスピリン　aspirin

*ライ症候群
(Reye syndrome)：インフルエンザや水痘などの感染後，特にアスピリンを服用する小児に，急性脳症や肝臓の脂肪浸潤をひき起こす，生命に関わる原因不明でまれな病気．

よって作用の特徴や強度は一定ではないが，抗炎症効果は共通である．

アスピリンは最も古い NSAID であり，他の薬物とは異なり，COX の活性中心のセリン残基をアセチル化して不可逆的に不活化するため，効果が持続する．血小板の COX-1 に対する抑制が強く出現し，TXA_2 産生抑制に基づく抗血小板作用が期待されるため，低用量を脳および心臓の虚血性疾患の予防に用いる．15 歳未満の水痘，インフルエンザでは重篤な脳障害や肝障害を伴う**ライ症候群***をひき起こすことがあり，原則使用しない．

表 1・3　非ステロイド性抗炎症薬の種類と化学構造による分類[a]

分類	構造		薬物
酸性	サリチル酸系		アスピリン，サリチル酸
	アントラニル酸系		メフェナム酸，フルフェナム酸
	アリール酢酸系	フェニル酢酸系	ジクロフェナク，アンフェナク
		インドール酢酸系	インドメタシン，スリンダク，アセメタシン
		イソキサゾール酢酸系	モフェゾラク
		ピラノ酢酸系	エトドラク
		ナフタレン系	ナブメトン
	プロピオン酸系		イブプロフェン，フルルビプロフェン，ケトプロフェン，ロキソプロフェン，ザルトプロフェン，ナプロキセン
	オキシカム系		ピロキシカム，アンピロキシカム，メロキシカム，ロルノキシカム
中性	コキシブ系		セレコキシブ
塩基性			チアラミド，エピリゾール，エモルファゾン

a) 参考文献：浦部晶夫，島田和幸，川合眞一 編集，"今日の治療薬 2016"，p. 269，南江堂（2016）．

表 1・4　非ステロイド性抗炎症薬のおもな副作用[†]

消化性潰瘍，穿孔，胃腸出血，悪心，嘔吐，下痢，口内炎
腎障害，尿量減少，浮腫
高血圧，心不全
出血傾向，骨髄障害，血小板減少，溶血性貧血
過敏症，発疹，ショック，虚脱，体温低下
肝障害，膵炎
動脈管閉鎖による胎児死亡（妊娠後期の使用）
アスピリン喘息
無菌性髄膜炎，インフルエンザ脳症増悪

† 臓器，器官あるいは疾患ごとに関連する項目をまとめた．

メフェナム酸
mefenamic acid

ジクロフェナク
diclofenac

アントラニル酸系薬の**メフェナム酸**は鎮痛作用が強力である．消化管に対する副作用が強い．小児のインフルエンザに伴う発熱には原則使用しない．

フェニル酢酸系薬の**ジクロフェナク**は強い効果を発揮するが，副作用も多い．

血中半減期は 2 時間程度であるが，関節腔内にとどまるため，関節での効果は持続する．

インドール酢酸系薬の**インドメタシン**は最も強力な薬物の一つで，アスピリンの 20〜30 倍の効力をもつが，副作用の発現頻度も高い．血中半減期は 3 時間程度である．静注*1用製剤は未熟児の動脈管開存症の治療に用いる．副作用を軽減するために，**アセメタシン**，**インドメタシン ファルネシル**などのプロドラッグ*2 がつくられている．インドメタシン類似の構造をもつ**スリンダク**もプロドラッグで，還元によって生じるスルフィド体が活性を示す．腸肝循環するため，半減期は約 18 時間と長い．腎障害は少ない．

ピラノ酢酸系薬の**エトドラク**は COX-2 に比較的選択的な薬物で，消化管障害が少ない．

プロピオン酸系薬の**イブプロフェン**は効力的には中程度であるが，消化管に対する副作用が比較的少ない．同系薬の**ロキソプロフェン**はプロドラッグである．

オキシカム系薬の**ピロキシカム**は，作用が強力で半減期も長い．同系薬の**メロキシカム**は COX-2 に対する選択性が比較的高い．

中性 NSAID には COX-2 選択的阻害薬である**セレコキシブ**が含まれる．COX-2 は炎症によって誘導される酵素であり，炎症の増幅に関わると推定される．したがって，COX-2 選択的阻害薬は COX-1 の生理的な役割を妨げないことが期待され，消化管障害は他の薬物に比較して少ないとされる．心筋梗塞や脳卒中などの心血管系血栓塞栓性の副作用に注意が必要である．

インドメタシン　indometacin
アセメタシン　acemetacin
インドメタシン ファルネシル　indomethacin farnesil
ステム -metacin：インドメタシン系抗炎症薬

*1 静注：静脈内注射の略．
*2 プロドラッグ：生体内に吸収された後に代謝されて活性体となり，薬効を発揮する薬物．本ページ上部に掲載の 10 種類の薬物のうち，プロドラッグであるものに　　　の印を付けた．

スリンダク　sulindac
エトドラク　etodolac
イブプロフェン　ibuprofen
ロキソプロフェン　loxoprofen
ステム -profen：イブプロフェン系抗炎症薬
ピロキシカム　piroxicam
メロキシカム　meloxicam
セレコキシブ　celecoxib

チアラミド　tiaramide
エピリゾール　epirizole
エモルファゾン
emorfazone

塩基性 NSAID にはチアラミド，エピリゾール，エモルファゾンがある．COX に対する阻害活性を示さず，抗炎症効果も強力ではない．作用機序については不明な点が多い．

　　セレコキシブ　　　　　　チアラミド　　　　　　エピリゾール　　　　　　エモルファゾン

　NSAID の副作用を表 1・4（p. 6）に示す．NSAID は COX 阻害を介して高頻度に胃腸障害を誘発し，消化性潰瘍の外的要因の一つとしても重要な位置を占める．また，腎障害も比較的高頻度に認められる．これらの臓器では PGE_2 や PGI_2 が局所血流を確保し，機能維持に重要な役割を演じているためであると考えられる．さらに，COX 阻害によって相対的にロイコトリエンの産生が亢進し，喘息発作（アスピリン喘息）を誘発する可能性が示唆されている．アスピリン喘息はいずれの酸性化合物でも起こりうる．心血管系の副作用はすべての薬物に共通する．催奇形性は知られていないが，妊娠後期に使用すると胎児動脈管の早期閉塞を生じることがある．また，小児への解熱薬としての使用は，インフルエンザ脳症増悪の懸念があるため制約される．

　炎症は生体防御反応であり，ウイルス感染による発熱はウイルスの駆逐に重要とされ，強い解熱は感染を遷延化する可能性がある．小児の解熱にはアセトアミノフェンが推奨されている．

1・3　解熱鎮痛薬

　古くから感冒の治療に用いられてきた薬物で，解熱作用と鎮痛作用を発揮するが，他の炎症の徴候に対しては抑制効果を示さず，NSAID とは区別して取扱われる．**ピリン系（ピラゾロン系）**および**非ピリン系（パラアミノフェノール系）**に分けられる．

スルピリン　sulpyrine
イソプロピルアンチピリン
isopropylantipyrine

　ピリン系解熱鎮痛薬は古くから用いられてきたが，ピリン疹とよばれる発疹，過敏症，重症皮膚障害，無顆粒球症，再生不良性貧血，血小板減少症などをひき起こすことから，現在では，**スルピリンとイソプロピルアンチピリン**が臨床で用

　　スルピリン　　　　　　　イソプロピルアンチピリン　　　　　　アセトアミノフェン

いられているにすぎない．スルピリンは比較的強い解熱作用をもち，他の薬物が無効の場合に用いる．視床下部体温調節中枢に作用し，熱放散を増大させると考えられている．

　非ピリン系解熱鎮痛薬の**アセトアミノフェン**は解熱鎮痛作用に優れる．比較的安全性は高いが，過剰に投与されると肝障害を生じる．時に発疹などのアレルギー症状を，まれに顆粒球減少をひき起こす．小児のインフルエンザや水痘にはアスピリンが使用できないため，代替薬として有用である．作用機序については不明な点が多く，COX 阻害作用は弱く，中枢に作用して解熱鎮痛効果を発揮するものとされている．

アセトアミノフェン
acetaminophen

SBO 2 抗炎症薬の作用機序に基づいて炎症について説明できる．
E2(2)①2

2・1 炎症とステロイド性抗炎症薬

免疫やアレルギーが関わる炎症では，起炎性の刺激によって NF-κB, AP-1 などの転写因子が活性化され，炎症性サイトカイン，炎症に関わる細胞を集積させるケモカイン，炎症性メディエーターの産生に関与する誘導型酵素などの遺伝子発現が誘導される．誘導された活性タンパク質によって種々の炎症性細胞が集積，活性化され，種々のメディエーターが産生されて炎症像が形成される．糖質コルチコイドが結合して活性化された受容体は NF-κB, AP-1 などの転写因子と相互作用し，炎症に関わる遺伝子の発現を妨げ，炎症を抑制すると考えられる[*1]．

*1 図 1・1 (p.3) 参照．

2・2 炎症と非ステロイド性抗炎症薬

種々の起炎性の刺激によってホスホリパーゼ A_2 が活性化され，細胞の膜リン脂質からアラキドン酸が遊離する．アラキドン酸は，シクロオキシゲナーゼ (COX) を初発酵素とする経路でプロスタグランジン (PGE_2, PGI_2, PGD_2, $PGF_{2\alpha}$) およびトロンボキサン (TXA_2) へと代謝される．また，5-リポキシゲナーゼを初発酵素とする経路ではロイコトリエン (LTB_4, LTC_4, LTD_4, LTE_4) が生成する[*2]．これらの代謝産物は強力な生理活性をもっており，炎症のメディエーターとして重要である．

*2 アラキドン酸からの，プロスタグランジン，トロンボキサン，ロイコトリエンの生成は，本シリーズ "第 4 巻 生物系薬学 II" SBO 31 参照．

PGE_2 および PGI_2 は血管を拡張する作用をもち，炎症部位で血流を増大させ，発赤，熱感をひき起こす．炎症部位では，肥満細胞から放出されたヒスタミン，アラキドン酸から生成したロイコトリエンによって血管透過性亢進による腫脹がひき起こされるが，血管を拡張する PGE_2 や PGI_2 が共存すると血流増大を介して透過性亢進が増強される．痛みのメディエーターであるブラジキニンは知覚神経を刺激して疼痛を誘発するが，PGE_2 は痛覚の閾値を低下させ，痛みの感覚を増強する．したがって，非ステロイド性抗炎症薬で COX を阻害することにより，炎症の主徴である局所の発赤，熱感，腫脹，疼痛を軽減することができる．

また，感染症などで炎症性サイトカインである IL-1β, IL-6, TNF-α, IFN-γ などが産生されると，視床下部において PGE_2 が産生され，体温が上昇する．したがって，PGE_2 産生を抑制する非ステロイド性抗炎症薬は解熱作用を示す[*3]．

*3 体温の調節機構については，本シリーズ "第 4 巻 生物系薬学 II" SBO 37 参照．

SBO 3 創傷治癒の過程について説明できる．
E2(2)①3

3・1 創　傷
　創とは開放性損傷をさし，外的刺激によって体表面，粘膜面，臓器表面などが断裂し，開放部が形成されたものを創傷という．成因や形状によって，切創，刺創，割創，挫創，裂創，擦過創，銃創，咬創などに区別される．

3・2 創傷治癒の過程
　創傷治癒の過程[*1]は，① 組織損傷から貪食細胞による破壊組織の除去までの炎症期，② 肉芽組織が形成される増殖期，③ 瘢痕形成以降の安定期に分けられるが，それぞれの時期は重なりをもつ．

　皮膚などが損傷を受けると，組織の断裂や破壊が生じ，断裂した血管から出血する．血液中の血小板は内皮下のコラーゲンにフォンヴィルブランド因子を介して結合し，活性化してトロンボキサン A_2（TXA_2）を産生する．TXA_2 は血管を収縮させ，さらに他の血小板を活性化して血小板凝集をひき起こす．活性化された血小板は血液凝固因子の活性化にも関わる．血管の損傷に伴って血液凝固系も活性化されてフィブリンの重合体が形成され，血小板の凝集塊，赤血球などを巻込んだ血栓が形成されて止血が起こる．

　損傷部位では種々の細胞が刺激されて多様なメディエーターが放出され，炎症の徴候が出現する．また，貪食細胞が集積し，傷害された細胞や異物を除去する．

　損傷部位へ遊走した線維芽細胞は，増殖してコラーゲンを産生する．また，血管新生も生じる．コラーゲンを足場として線維芽細胞が増殖し，新生血管とともに肉芽組織を形成して欠損部位を埋める．肉芽組織の形成および血管新生には，血小板やマクロファージが産生するサイトカインが重要な役割を担う．肉芽組織は，コラーゲン間の架橋などによってしだいに丈夫な瘢痕組織へと移行する．欠損した表皮は，上皮化とよばれる過程により，表皮基底層から遊走したケラチノサイトによって修復される[*2]．

　瘢痕組織が完成すると，線維芽細胞の増殖やコラーゲン産生が低下し，定常化する．血管は退縮し，平滑な表面をもつ瘢痕となる．欠損した組織は完全に再生されるのではなく，瘢痕が永続する．

創傷治癒 wound healing

[*1] 本シリーズ "第4巻 生物系薬学Ⅲ" SBO 13・2・3 参照．

[*2] 皮膚の構造については，本シリーズ "第4巻 生物系薬学Ⅱ" SBO 14 参照．

第2章 免疫・炎症・アレルギー疾患の薬，病態，治療

> **SBO 4**
> E2(2)②1
> アレルギー治療薬（抗ヒスタミン薬，抗アレルギー薬など）の薬理（薬理作用，機序，おもな副作用）および臨床適用を説明できる．

4・1 アレルギーの病態

アレルギー　allergy

アレルギーとは，体内に侵入した異物を排除して自身を守る免疫の仕組みが不利に働き，皮膚，呼吸器系，消化器系などに種々の症状（アレルギー症状）を生じる疾患をいう．アレルギーの原因となる物質をアレルゲン（抗原）とよぶが，多くの場合，花粉やチリダニの成分のように無毒の物質で，健常なヒトには症状を誘発しない．また，しばしば医薬品もアレルギーの原因となる．患者数は徐々に増加しており，3人に1人が何らかのアレルギーを患っているとされる．

*1 これらの疾患の詳細は本シリーズ"第6巻 医療薬学 III"参照（気管支喘息は SBO 1，アトピー性皮膚炎は SBO 30，アレルギー性鼻炎は SBO 29 に掲載）．

代表的なアレルギー疾患として，気管支喘息，アトピー性皮膚炎，アレルギー性鼻炎などがあげられる[*1]．**気管支喘息**は，気道の慢性炎症，可逆性のある種々の程度の気道狭窄と気道過敏性の亢進を背景に，発作性の咳，喘鳴，呼吸困難を繰返す閉塞性呼吸器疾患である．持続する気道炎症は気道の傷害と構造変化をひき起こして非可逆性の気流制限をもたらし，気道過敏性を亢進させる．**アトピー性皮膚炎**は掻痒のある湿疹を主病変とする慢性疾患であり，増悪と緩解を繰返す．**アレルギー性鼻炎**は発作性反復性のくしゃみ，水性鼻漏，鼻閉を主徴とする上気道の疾患であり，通年性アレルギー性鼻炎と季節性アレルギー性鼻炎に分けられる．また，花粉によってひき起される季節性アレルギー性鼻炎は高頻度にアレルギー性結膜炎を合併し，**花粉症**とよばれる．食物によって誘発されるアレルギーを**食物アレルギー**とよび，消化器，皮膚，粘膜，呼吸器などに症状が出現する．全身性に強いアレルギー反応がひき起こされるとショック症状を示す．

*2 アレルギーの分類については本シリーズ"第4巻 生物系薬学 III" SBO 14 参照．

アレルギー反応は，関与する抗体や細胞に基づいて四つの型に分類される[*2]．**I 型アレルギー反応**では **IgE 抗体**が主要な役割を演じている．IgE 抗体に対する高親和性受容体を発現する肥満細胞や好塩基球が，膜受容体に結合したアレルゲン特異的 IgE とアレルゲンとが結合することによって活性化され，遊離する種々のケミカルメディエーターによってアレルギー症状が誘発される．**即時型反応**ともよばれ，速やかに出現する即時相反応と数時間を経て出現する遅発相反応が区別される．一般に，アレルギーという場合には I 型アレルギー反応を，アレルギー疾患という場合には I 型アレルギー反応が関わるアレルギー疾患をさすことが多い．II 型および III 型アレルギー反応には IgG 抗体と IgM 抗体が関与し，補体の活性化を伴って細胞や組織を傷害する．**II 型アレルギー反応**では細胞膜成分あるいは細胞膜に結合した化学物質が標的となって細胞が破壊され，**III 型アレルギー反応**では免疫複合体が血管壁などに沈着して組織傷害を生じる．それぞれ細胞溶解型反応，免疫複合体型反応ともよばれる．**IV 型アレルギー反応**には活性化 T 細胞が関与し，T 細胞が放出する因子によって活性化されたマクロファージがひき起こす反応およびキラー T 細胞[*3]が標的細胞を傷害する反応が含まれる．極大反応に達するまでに時間を要することから**遅延型反応**ともよばれる．アレル

*3 細胞傷害性 T 細胞ともいう．

表 4・1 アレルギー反応の分類と特徴（R.R.A.Coombs と P.G.H.Gell による）

	分 類	関与する抗体, 細胞	抗 原	ケミカルメディエーター	関連する疾患
I 型	即時型アナフィラキシー型	IgE	外来抗原（ハウスダスト, ダニ, 花粉, 真菌, 薬物）	ヒスタミン, ロイコトリエンなど	気管支喘息, アトピー性皮膚炎, アレルギー性鼻炎, 結膜炎, 蕁麻疹, アナフィラキシーショック
II 型	細胞溶解型細胞傷害型	IgG, IgM	外来抗原（ペニシリンなどの薬物）自己抗原（細胞膜, 基底膜抗原）	補 体	薬剤性溶血性貧血, 自己免疫性溶血性貧血, 特発性血小板減少性紫斑病, 顆粒球減少症, 血小板減少症
III 型	免疫複合体型アルサス型	IgG, IgM	外来抗原（細菌, 薬物, 異種タンパク質）自己抗原（変性 IgG, DNA）	補体, リソソーム酵素	血清病, 全身性エリテマトーデス（SLE）, 関節リウマチ, 糸球体腎炎, 過敏性肺炎
IV 型	遅延型細胞性免疫型ツベルクリン型	T 細胞	外来抗原（細菌, 真菌）自己抗原	IFN-γ, サイトカインなど	接触皮膚炎, アレルギー性脳炎, アトピー性皮膚炎, 過敏性肺炎, 移植拒絶反応, 結核性空洞

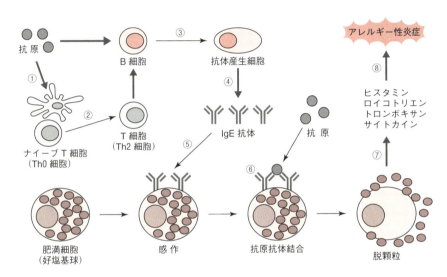

図 4・1　I 型アレルギー反応の過程　① 生体に侵入した抗原の情報は抗原提示細胞を介して T 細胞（未刺激, Th0 細胞）へ提示され, ② 分裂して Th2 細胞が誘導される. ③ 抗原および Th2 細胞の刺激を受けた B 細胞は分裂して抗体産生細胞へ分化し, ④ IgE 抗体を分泌する. ⑤ IgE 分子は肥満細胞膜上の高親和性 IgE 受容体（FcεRI）に結合し, ⑥ 再度侵入した抗原と反応する. ⑦ 肥満細胞は活性化され, 種々のケミカルメディエーターが遊離して ⑧ アレルギー性炎症がひき起こされる.

ギー反応の分類と特徴を表 4・1 に, I 型アレルギー反応の過程を図 4・1 に示す.

多くのアレルギー疾患には I 型アレルギー反応が関与し, 症状発現にはアレルゲンに対する IgE 抗体が重要な役割を演じると考えられるが, 気管支喘息やアトピー性皮膚炎では血中 IgE レベルの上昇が認められない場合もあり, 病態は複雑である. 気管支喘息では好酸球主体の気道炎症が特徴と考えられてきたが, 好中球主体の気道炎症を示す例もみられ, また, アトピー性皮膚炎では約 20 % の患者で IgE レベルの上昇は認められず, 内因性アトピー性皮膚炎として区別される場合もある. 一方, アレルギー性鼻炎は I 型アレルギー反応主体の鼻粘膜の疾患とされる.

アレルギー疾患はIgE抗体をつくりやすい遺伝素因をもつヒトに発症しやすいと考えられ，親が気管支喘息の場合には子供が気管支喘息を発症することが多いというように，親がもつアレルギー疾患を子が発症する頻度が高いことも知られている．近年の患者数の増加は多くのヒトが素因をもっていることを示唆する．また，遺伝素因とともに，環境中のアレルゲンのほか，アレルギー反応を促進する環境因子なども重要な役割を担うことが推定され，患者数の増加には環境因子の変化あるいは増加が関わると考えられる．

4・2 アレルギー治療薬の薬理

アレルギーは免疫反応が強く表現されたものと考えられ，副腎皮質ステロイド（糖質コルチコイド）が著効を示し，アトピー性皮膚炎では外用剤が，気管支喘息ではアンテドラッグの吸入剤が繁用されている．重症例では糖質コルチコイドの内服や免疫抑制薬も使用される．また，気管支喘息では発作性に生じる気道狭窄による呼吸困難症状を緩解するため，気管支拡張薬としてアドレナリン β_2 受容体アゴニスト，抗コリン薬，テオフィリン系薬が用いられる．気管支喘息やアトピー性皮膚炎に対して抗アレルギー薬は補助的な薬物とされているが，アトピー性皮膚炎では掻痒の軽減を期待して，しばしば抗ヒスタミン作用をもつ薬物が併用される．アレルギー性鼻炎の病態形成には主としてⅠ型アレルギー反応が関わるとされ，抗アレルギー薬が使用されるが，鼻閉には血管収縮薬が使用されることもある．

アレルギー治療薬はいずれも対症療法薬であり，治癒を期待することは難しいが，アレルゲンを用いた免疫療法（注射，舌下）ではアレルゲンに対する反応性を低減させることができる．本項では抗ヒスタミン薬および抗アレルギー薬について述べる．

4・2・1 抗ヒスタミン薬（第一世代ヒスタミン H_1 受容体アンタゴニスト）

ヒスタミンはヒスチジンデカルボキシラーゼによってヒスチジンから合成される生理活性アミンであり，肥満細胞に大量に蓄えられている．肥満細胞はⅠ型アレルギー反応の引き金となる細胞であり，抗原抗体反応を含む種々の刺激によってヒスタミンを放出する．ヒスタミンは血管拡張，血圧低下，血管透過性亢進，平滑筋収縮，腺分泌促進などの作用を示す．また，知覚神経を刺激して掻痒を誘発する．

ジフェンヒドラミン

これまでに $H_1 \sim H_4$ の4種のヒスタミン受容体が同定されているが，いずれも

クロルフェニラミン　　　ジメンヒドリナート　　　プロメタジン　　　シプロヘプタジン

表 4・2　第一世代ヒスタミン H_1 受容体アンタゴニストの種類と特徴

構　造	薬　物	特　徴	適　用
エタノールアミン系	ジフェンヒドラミン	強い鎮静作用，止痒作用	蕁麻疹，湿疹，皮膚掻痒症，虫刺され
	ジフェニルピラリン	強い止痒作用，抗コリン作用弱い，催眠作用弱い	掻痒，蕁麻疹，アレルギー性鼻炎
	クレマスチン	催眠作用少ない，持続性	アレルギー性皮膚疾患，アレルギー性鼻炎，感冒
	ジメンヒドリナート	迷路機能亢進抑制作用，鎮吐作用	動揺病，メニエール症候群
プロピルアミン系	クロルフェニラミン	鎮静作用少ない	蕁麻疹，皮膚疾患に伴う掻痒，アレルギー性鼻炎
	トリプロリジン	止痒作用	皮膚疾患に伴う掻痒，蕁麻疹，アレルギー性鼻炎
フェノチアジン系	プロメタジン	強い鎮静作用，アレルギーにはあまり用いない	振戦麻痺，パーキンソニズム
	アリメマジン	止痒作用	皮膚疾患に伴う掻痒，蕁麻疹，感冒
ピペラジン系	ヒドロキシジン	緩和精神安定薬，中枢抑制作用	不安，緊張，抑うつ，蕁麻疹，皮膚疾患に伴う掻痒
	ホモクロルシクリジン	比較的強い鎮静・催眠作用，抗コリン作用	皮膚疾患に伴う掻痒，蕁麻疹，アレルギー性鼻炎
ピペリジン系	シプロヘプタジン	抗セロトニン作用，抗コリン作用	皮膚疾患に伴う掻痒，蕁麻疹，アレルギー性鼻炎

Gタンパク質共役型受容体である．アレルギー症状の誘発に関わるヒスタミン受容体はヒスタミン H_1 受容体であり，古くからヒスタミン H_1 受容体アンタゴニストが掻痒を伴う皮膚疾患に用いられてきた．一般に，抗ヒスタミン薬という場合にはヒスタミン H_1 受容体アンタゴニストをさす．古典的な薬物は第一世代として区別する．

　第一世代抗ヒスタミン薬の特徴を表4・2に示す．**ジフェンヒドラミン**，**クロルフェニラミン**などの第一世代抗ヒスタミン薬の多くは，アレルギー性皮膚疾患，蕁麻疹などの掻痒を伴う皮膚疾患に用いられ，アレルギー性鼻炎にも有効性を示すが，中枢へ移行して眠気を誘発する．また，多くの薬物が抗コリン作用をもち，前立腺肥大などの下部尿路閉塞疾患，緑内障には禁忌である．また，**ジメンヒドリナート**は動揺病，メニエール症候群に，**プロメタジン**は振戦麻痺，パーキンソニズムに用いられる．**シプロヘプタジン**は抗セロトニン作用も強い．

ジフェンヒドラミン
diphenhydramine

クロルフェニラミン
chlorpheniramine

ジメンヒドリナート
dimenhyrinate

プロメタジン
promethazine

シプロヘプタジン
cyproheptadine

4・2・2　抗アレルギー薬

　代表的なアレルギー疾患である気管支喘息やアトピー性皮膚炎の病態は複雑で，病態のすべてをⅠ型アレルギー反応のみで説明することは困難であるが，日本ではⅠ型アレルギー反応を標的とした多数の抗アレルギー薬が開発され，気管支喘息やアトピー性皮膚炎を含むアレルギー疾患の治療に使用されている．抗アレルギー薬の特徴と適用される疾患を表4・3に示す．抗アレルギー薬はケミカルメディエーター遊離抑制薬，第二世代ヒスタミン H_1 受容体アンタゴニスト（第二世代抗ヒスタミン薬），ロイコトリエン受容体アンタゴニスト，トロンボキサン抑制薬（受容体アンタゴニスト・合成酵素阻害薬）およびTh2サイトカイン阻害薬に分けられる．緩和な作用を示し，補助的に使用する薬物として位置づけられるものが多い．

表4・3 抗アレルギー薬の特徴と適用される疾患[a]

	一般名	特徴	適応 BA[†1]	適応 AD[†1,2]	適応 AR[†1]	適応 AC[†1]	副作用など
ケミカルメディエーター遊離抑制薬	クロモグリク酸ナトリウム	吸入剤はドライパウダー	○	○	○	○	気管支痙攣
	トラニラスト	ケロイドに適用	○	○	○	○	妊婦に禁忌, 膀胱炎用症状
	アンレキサノクス		○		○	○	
	イブジラスト	脳循環改善	○			○	肝障害
	ペミロラストカリウム		○		○	○	妊婦に禁忌
	アシタザノラスト	点眼液のみ				○	
第二世代抗ヒスタミン薬	ケトチフェン	中枢抑制作用(眠気)	○	△	○	○	痙攣, 肝障害
	アゼラスチン		○		○		
	オキサトミド		○		○		妊婦に禁忌, 肝障害
	メキタジン	中枢抑制作用ほとんどなし	○	△	○		ショック
	フェキソフェナジン			△	○		ショック
	エピナスチン		○	△	○	○	肝障害
	エバスチン			△	○		肝障害
	セチリジン			△	○		ショック
	レボセチリジン			△	○		
	ベポタスチン			△	○		
	エメダスチン			△	○		
	オロパタジン			△	○	○	肝障害
	ロラタジン			△	○		ショック
	レボカバスチン	点眼液, 点鼻液			○	○	
ロイコトリエン受容体アンタゴニスト	プランルカスト	抗喘息作用が強力	○		○		ショック
	モンテルカスト		○		○		アナフィラキシー様症状
トロンボキサン A_2 阻害薬	オザグレル	合成阻害薬	○				
	セラトロダスト	受容体アンタゴニスト	○				肝障害
	ラマトロバン				○		肝障害
Th2サイトカイン阻害薬	スプラタスト	IL-4, IL-5産生を抑制	○	○	○		肝障害

[a] 出典: 竹内孝治, 岡 淳一郎 編, "最新基礎薬理学 (第3版)", p.310, 廣川書店 (2011).
[†1] BA: 気管支喘息, AD: アトピー性皮膚炎, AR: アレルギー性鼻炎, AC: アレルギー性結膜炎.
[†2] △: 皮膚掻痒症, 蕁麻疹などに適用.

a. ケミカルメディエーター遊離抑制薬 IgE依存性に活性化された肥満細胞は, 脱顆粒によりヒスタミンを放出するとともに, ロイコトリエン, トロンボキサン A_2, プロスタグランジン D_2 などを産生遊離する. さらに時間を経てサイトカインを産生する. ケミカルメディエーター遊離抑制薬は, 肥満細胞からのこれらのケミカルメディエーターの産生, 遊離を抑制することによってアレルギー

症状を軽減する．誘発された症状に対する効果は認められず，予防薬として使用する．効果発現に数週間を要することがある．作用機序の詳細については不明な点が多い．

クロモグリク酸ナトリウムは最初に臨床応用された薬物であり，消化管からの吸収が悪いため，気管支喘息には微粉末を吸入適用するが，食物アレルギーに基づくアトピー性皮膚炎には内服する．**トラニラスト，アンレキサノクス**および**ペミロラストカリウム**は気管支喘息，アトピー性皮膚炎，アレルギー性鼻炎，アレルギー性結膜炎に内服で用いる．**イブジラスト**は気管支喘息およびアレルギー性結膜炎に使用するほか，慢性脳循環障害に用いる．また，**アシタザノラスト**はアレルギー性結膜炎に点眼薬として使用する．

クロモグリク酸ナトリウム　sodium cromoglicate
トラニラスト　tranilast
アンレキサノクス　amlexanox
ペミロラストカリウム　pemirolast potassium
イブジラスト　ibudilast
アシタザノラスト　acitazanolast

クロモグリク酸ナトリウム　　トラニラスト　　アンレキサノクス

ペミロラストカリウム　　イブジラスト　　アシタザノラスト

b．第二世代抗ヒスタミン薬　ヒスタミン H_1 受容体アンタゴニスト（抗ヒスタミン薬）のうち，ケミカルメディエータ遊離抑制作用を併せもつ第二世代抗ヒスタミン薬は抗アレルギー薬に分類される．

第二世代抗ヒスタミン薬のうち，初期に開発された**ケチトフェン，アゼラスチン**および**オキサトミド**は中枢抑制作用が強く，眠気を誘発するが，気管支喘息にも使用できる．近年開発された**ロラタジン，フェキソフェナジン，レボセチリジン**などは中枢抑制作用をほとんど示さない．また，新しい薬物はアレルギー性鼻炎を適応症としているが，鼻閉には十分な効果を示さない．ほとんどの薬物は皮膚掻痒症，蕁麻疹などにも使用される．

ケチトフェン　ketotifen
アゼラスチン　azelastine
オキサトミド　oxatomide
ロラタジン　loratadine
フェキソフェナジン　fexofenadine
レボセチリジン　levocetirizine

ケチトフェン　　アゼラスチン　　オキサトミド

ロラタジン　　　　　　　　フェキソフェナジン　　　　　　　　レボセチリジン

c. ロイコトリエン受容体アンタゴニスト　　ロイコトリエン C_4, D_4 および E_4 は，強力な気管支平滑筋収縮作用，気管支腺分泌促進作用，血管透過性亢進作用，気道炎症惹起作用などを示し，気管支喘息の病態形成に関わる重要なケミカルメディエーターである．ロイコトリエン Cys-LT1 受容体アンタゴニストである**プランルカスト**と**モンテルカスト**は気管支喘息の治療に高い有効性を示し，特に運動誘発性喘息およびアスピリン喘息に対する有用性が高い．また，アレルギー性鼻炎の鼻閉にロイコトリエンの関与が示唆されており，プランルカストおよびモンテルカストは鼻閉の強いアレルギー性鼻炎にも用いられる．

プランルカスト　pranlukast
モンテルカスト　montelukast

ステム -lukast：ロイコトリエン受容体アンタゴニスト

プランルカスト　　　　　　　　　　　モンテルカスト

d. トロンボキサン A_2 シンターゼ阻害薬および受容体アンタゴニスト　　トロンボキサン A_2（TXA_2）はアラキドン酸からシクロオキシゲナーゼの経路を経て生成する脂質メディエーターの一つで，強力な血管平滑筋収縮作用，気管支平滑筋収縮作用，血小板凝集作用を示す．**オザグレル**は TXA_2 シンターゼを阻害して TXA_2 産生を抑制し，気管支喘息治療に用いられる．**セラトロダスト**および**ラマトロバン**は TXA_2 受容体（プロスタノイド TP 受容体）アンタゴニストであり，セラトロダストは気管支喘息治療に，ラマトロバンは鼻閉の強いアレルギー性鼻炎の治療に用いられる．

オザグレル　ozagrel
セラトロダスト　seratrodast
ラマトロバン　ramatroban

オザグレルナトリウム　　　　　　セラトロダスト　　　　　　　ラマトロバン

e. Th2 サイトカイン阻害薬　　スプラタストは Th2 サイトカインである IL-4 および IL-5 の産生を抑制して IgE 産生を抑制し，好酸球を減少させる．また，ケミカルメディエーター遊離抑制作用ももつ．気管支喘息，アトピー性皮膚炎，アレルギー性鼻炎の治療に用いられる．

> スプラタスト　suplatast

スプラタスト

4・3　薬　物　治　療

アレルギー疾患の治療は単に症状発現時の治療だけでなく，急性増悪を防ぎ，非可逆性の変化を生じないようにして QOL を良好に保つことを目標とする．病態はアレルギー性炎症であり，糖質コルチコイドが著効を示す．適切な強度の糖質コルチコイドを十分量使用して炎症を消失させた後，徐々に減量し，維持量の糖質コルチコイド，あるいは他の薬物に置き換えて緩解状態の維持を図る．早期からの糖質コルチコイド治療が勧められるようになった．抗アレルギー薬の作用は緩和であり，しばしば糖質コルチコイドと併用され，補助的に使用される．アトピー性皮膚炎では，掻痒の軽減を目的に抗ヒスタミン薬が併用されることが多い．一方，アレルギー性鼻炎は I 型アレルギー反応が主体と考えられ，抗ヒスタミン薬や抗アレルギー薬が使用されるが，鼻噴霧用ステロイドも使用される．

アレルギー疾患治療薬は対症療法薬であり，薬物療法とともにアレルゲンなどの悪化因子の除去が重要である．

> **QOL**: quality of life（生活の質）

> **SBO 5** 免疫抑制薬の薬理（薬理作用，機序，おもな副作用）および臨床
> E2(2)②2　適用を説明できる．

5・1　免疫が関与する疾患

免 疫(immunity)：本シリーズ"第4巻 生物系薬学Ⅲ"参照．

自然免疫　innate immunity

獲得免疫　acquired immunity, adaptive immunity

　免疫は生体に侵入する微生物を認識，排除して生体を守る仕組みとして発達したものである．皮膚バリア，貪食細胞，抗菌ペプチド，補体などによる生体防御の仕組みを**自然免疫**，侵入した微生物を特異的に識別するリンパ球が増殖，分化して生体を防御する仕組みを**獲得免疫**とよぶ．自然免疫の仕組みは常に機能できる状態にあるが，獲得免疫の仕組みは十分に機能するためには時間を要する．また，自然免疫は微生物が共通して保持する膜分子，核酸などを認識し，獲得免疫ではT細胞およびB細胞がもつ抗原受容体によってさまざまな抗原が識別されるが，いずれの場合も自己成分を識別し，排除する反応は起こさない．

　免疫は生体の恒常性維持に寄与しており，種々の先天的および後天的要因によって免疫機能が低下あるいは亢進すると恒常性維持ができなくなり，疾患が発症する．免疫機能が低下すると感染症に罹患しやすくなり，発がんもみられる．アレルギーは異物排除の反応が過剰に表現されたものと考えられ，一部の感受性個体に認められる．また，免疫の最も重要な特徴は自己に対しては排除の反応を誘発しないことであるが，これが破綻することにより，自己免疫疾患が発症する．一方，臓器移植片に対する拒絶反応は非自己を排除する本来の免疫応答と考えられる．

5・2　免疫抑制薬

　移植臓器に対する拒絶反応，自己免疫疾患，アレルギー疾患などには免疫抑制薬が使用される．糖質コルチコイドは免疫が関与する多くの疾患に対して有効性を示すが，糖質コルチコイドによって十分な効果が得られない膠原病などには他の免疫抑制薬が積極的に用いられるようになった．免疫抑制薬の使用によって感染症が発症しやすくなるが，非特異的な機序で免疫を抑制する薬物は，より広範な副作用を発現する．代表的な薬物を表5・1に示す．

　a. 糖質コルチコイド　糖質コルチコイドは，アレルギーをはじめとする多くの免疫疾患に有効性を示す．免疫，炎症に関わる誘導型酵素，サイトカインなどの液性因子，種々の膜タンパク質などの発現を制御することによって免疫反応を抑制する．細胞質に分布する糖質コルチコイド受容体はリガンドによって活性化される転写因子であり，細胞膜を透過した糖質コルチコイドが結合した受容体が核へ移行し，種々の遺伝子の発現を調節する．代謝に関わる酵素などは糖質コルチコイド受容体によって発現が促進される．一方，免疫，炎症に関わる因子の多くはNF-κB，AP-1などの転写因子によって発現が誘導されるが，これらの転写因子による遺伝子発現は糖質コルチコイド受容体との相互作用を介して阻害される．

　b. 特異的免疫抑制薬　T細胞の抗原受容体を介するシグナルによって細胞

表 5・1 免疫抑制薬の分類と作用機序

分類（括弧内は機序）			薬物（括弧内は標的分子）
低分子薬	代謝拮抗薬 （核酸合成阻害）	プリン代謝拮抗	アザチオプリン ミゾリビン ミコフェノール酸 モフェチル
		ピリミジン代謝拮抗	レフルノミド
		葉酸代謝拮抗	メトトレキサート
	アルキル化薬 （DNA アルキル化による複製阻害）		シクロホスファミド
	リンパ球増殖抑制薬 （キラーT細胞, B細胞の阻害）		グスペリムス
	細胞増殖シグナル阻害薬 （mTOR 阻害を介する T 細胞増殖抑制）		エベロリムス
	カルシニューリン阻害薬 （カルシニューリン阻害を介する T 細胞抑制）		シクロスポリン タクロリムス
	ヤヌスキナーゼ（JAK）阻害薬 （ヤヌスキナーゼ阻害）		トファシチニブ
生物学的製剤	サイトカイン阻害薬 （サイトカインまたはサイトカイン受容体に 結合, サイトカイン作用を阻害）		バシリキシマブ（IL-2Rα） インフリキシマブ（TNF-α） エタネルセプト（TNF-α） アダリムマブ（TNF-α） ゴリムマブ（TNF-α） トシリズマブ（IL-6） カナキヌマブ（IL-1β）
	細胞標的薬 （細胞膜表面の特異的分子に結合）		ムロモナブ-CD3（CD3） リツキシマブ（CD20） アバタセプト（CD80/CD86）

Abu ＝（2S）-2-アミノ酪酸
MeGly ＝ N-メチルグリシン
MeLeu ＝ N-メチルロイシン
MeVal ＝ N-メチルバリン

シクロスポリン

タクロリムス

質のカルシウムイオン濃度が上昇し，カルシウム-カルモジュリン複合体が形成されると，カルシニューリンが活性化され，**NF-AT** を脱リン酸して IL-2 の発現を促進し，免疫応答を誘導する．真菌由来の環状ペプチドである**シクロスポリン**およびマクロライド系化合物である**タクロリムス**は，T 細胞の細胞質に存在する結合タンパク質（それぞれシクロフィリンおよび FK 結合タンパク質）と複合体を形成し，カルシニューリンを阻害して NF-AT の活性化を抑制する．タクロリムスはシクロスポリンの約 100 倍の効力をもつ．カルシニューリン阻害薬の免疫

NF-AT: nuclear factor of activated T cell（T 細胞活性化因子）

シクロスポリン　ciclosporin

タクロリムス　tacrolimus

抑制作用は主としてT細胞の活性化抑制を介して発現するものであり，臓器移植後の拒絶反応の抑制の他，免疫，アレルギー疾患への適用が拡大されつつある．共通する副作用として腎障害がある．

グスペリムス gusperimus

エベロリムス everolimus

mTOR: mammalian target of rapamycin

トファシチニブ tofacitinib

JAK: Janus kinase

アザチオプリン azathioprine

ミゾリビン mizoribine

ミコフェノール酸 モフェチル mycophenolate mofetil

メトトレキサート methotrexate

レフルノミド leflunomide

シクロホスファミド cyclophosphamide

ステム -mab: モノクローナル抗体

グスペリムスは，キラーT細胞および活性化B細胞の増殖と分化を抑制して免疫抑制作用を示す．腎移植後の拒絶反応の抑制に用いられる．また，エベロリムスはラパマイシンの誘導体であり，mTORを阻害してT細胞増殖を抑制する．心移植における拒絶反応の抑制に用いられる．

トファシチニブは2013年に承認された分子標的薬であり，免疫細胞内のシグナル伝達分子であるヤヌスキナーゼ（JAK）を阻害する．関節リウマチの治療に用いられる．

c. 非特異的免疫抑制薬 細胞周期中の核酸合成の活発な時期に作用し，免疫系細胞の増殖と分化を抑制して免疫応答を制御する．活発に分裂増殖する細胞に作用して核酸合成を阻害するため，抗悪性腫瘍薬としても用いられるが，その作用は非特異的であり，副作用が多い．

アザチオプリンは6-メルカプトプリンのプロドラッグであり，プリン代謝を阻害する．ミゾリビンおよびミコフェノール酸モフェチルもプリン代謝を阻害する．メトトレキサートは葉酸の代謝に拮抗する．レフルノミドはプロドラッグであり，ピリミジン代謝を阻害する．シクロホスファミドはアルキル化薬であり，DNA合成を抑制する．

d. 生物学的製剤 生物学的製剤とは生体成分を製剤化したものの総称であり，血液製剤も含まれる．近年では遺伝子組換えタンパク質を用いた製剤が多

数実用化されている．免疫応答を抑制する生物学的製剤には，免疫反応の発現に関与する細胞膜受容体に対する抗体，サイトカインに対する中和抗体，受容体タンパク質の部分構造などがある．

ムロモナブ-CD3 は，ヒト T 細胞膜表面の抗原受容体複合体を構成する CD3 分子に対するモノクローナル抗体であり，T 細胞の活性化を抑制する*．**バシリキシマブ** は，ヒト IL-2 受容体 α 鎖（CD25）に対するキメラ型モノクローナル抗体であり，T 細胞が産生する IL-2 による T 細胞活性化を抑制する．どちらも腎移植後の急性拒絶反応の抑制に用いられる．**リツキシマブ** は，B 細胞膜上の CD20 分子に対するキメラ型モノクローナル抗体であり，CD20 陽性の B 細胞性非ホジキンリンパ腫に用いられる．

抗ヒト胸腺細胞ウサギ免疫グロブリンおよび抗ヒト T 細胞ウサギ免疫グロブリンは，再生不良性貧血などに用いられる．

関節リウマチ治療に用いられる生物学的製剤については，抗リウマチ薬の項（SBO 13）で述べる．

ムロモナブ-CD3
muromonab-CD3

* 抗体医薬の国際的一般名称に関する規則：
"接頭辞＋サブステム A ＋サブステム B ＋ mab" で表す．語尾の mab は monoclonal antibody を表す．
サブステム A は標的部位を，サブステム B は抗体の製造法，由来を示す．（本シリーズ"第 3 巻 化学系薬学Ⅱ"付録参照）．

バシリキシマブ
basiliximab

リツキシマブ　rituximab

5・3　免疫抑制薬の副作用

免疫抑制薬の共通の副作用として，主作用である免疫抑制によって感染症の罹患や増悪を生じる．日和見感染症にも注意が必要である．結核の場合には既感染者の再燃が多い．代謝拮抗薬，アルキル化薬では細胞分裂が活発な組織に障害をきたし，貧血，血球減少などの骨髄抑制，脱毛，消化器障害などがひき起こされる．また，間質性肺炎，肺線維症などを生じる．カルシニューリン阻害薬では，腎障害，高血圧，高血糖，高カリウム血症，振戦，消化器症状などがみられる．また，JAK 阻害薬では，白血球減少，貧血，脂質異常，悪性腫瘍などがひき起こされる．

SBO 6 以下のアレルギー疾患について治療薬の薬理（薬理作用，機序，おもな副作用）および病態（病態生理，症状など）・薬物治療（医薬品の選択など）を説明できる．

E2(2)②3

アトピー性皮膚炎，蕁麻疹，接触皮膚炎，アレルギー性鼻炎，アレルギー性結膜炎，花粉症，消化管アレルギー，気管支喘息（重複*）

* 気管支喘息については，呼吸器系疾患の項でも解説している．ここではアレルギー疾患という観点で扱う．

アトピー性皮膚炎
atopic dermatitis

*1 掻痒とも書く．

*2 アトピー素因とは，1）家族歴・既往歴（気管支喘息，アレルギー性鼻炎・結膜炎，アトピー性皮膚炎のうちいずれか，あるいは複数の疾患）があること，または 2）IgE 抗体を産生しやすい素因をさす（"アトピー性皮膚炎診療ガイドライン*3" より）．

*3 日本皮膚科学会，"アトピー性皮膚炎診療ガイドライン"，日本皮膚科学会雑誌，126, 121-151 (2016).

*4 苔癬化病変：湿疹を繰返しかくことによって炎症が持続し，形成される特徴的な皮膚病変．皮膚が厚くなり，乾燥が強く，キメが粗くなった状態．

*5 肥満細胞：マスト細胞ともいう．

6・1 アトピー性皮膚炎
6・1・1 病　態

病態生理・疫学　アトピー性皮膚炎は慢性に経過する炎症と瘙痒*1 をその病態とする湿疹・皮膚炎群の一疾患であり，患者の多くはアトピー素因をもつ*2,*3．表皮，なかでも角層の異常に起因する皮膚の乾燥とフィラグリン遺伝子変異などに基づくバリア機能異常という皮膚の生理学的異常を伴い，多彩な非特異的刺激反応および特異的アレルギー反応が関与して生じる．一般に慢性に経過するが，適切な治療により症状がコントロールされた状態に維持されると，自然寛解も期待できる．

　患者は幅広い年齢層に分布するが，0～5歳と 21～25 歳をピークとする 2 相性の分布を示し，46 歳以上の患者は全体の 9.64％ と少数である．

　乳児期，幼少児期，成人期（思春期以降）の 3 期に分けられ，時期によって皮疹に特徴がみられる．乳児期には頭部，顔面に紅斑，表皮表層の剝離，湿潤性の丘疹を生じ，しだいに体幹に拡大する．幼小児期には皮膚全体が乾燥して光沢と柔軟性を欠き，肘窩，膝窩，腋窩などに搔破痕を伴う苔癬化病変*4 を形成し，耳切れを認めることも多い．体幹の乾燥部位に毛孔に一致した丘疹が多発し，しばしば鳥肌様を呈する．成人期では苔癬化病変がさらに進行，拡大し，上半身を中心に広範囲にわたって暗褐色，粗く，乾燥したアトピー皮膚を呈する．

　アトピー性皮膚炎は遺伝的要因に環境要因が加わって発症すると考えられており，多数の病因候補遺伝子が同定されている．発症，増悪に関わる環境要因も多様であり，乳幼児では食物アレルゲンが，年長児から成人ではダニ，ハウスダスト，ペットなどの環境中のアレルゲンが重要である．ストレスも増悪因子となる．また，特徴的な病態の一つに強い瘙痒があげられるが，搔破は最も重要な増悪因子であり，瘙痒を抑制し，搔破しないようにすることで皮膚症状は著明に改善する．

　皮膚病変部にはリンパ球，好酸球，肥満細胞*5 などが浸潤し，急性および慢性の湿疹形成に関与すると考えられる．

診断　日本皮膚科学会の "アトピー性皮膚炎診療ガイドライン" における診断基準では，瘙痒，特徴的皮疹と分布，および慢性・反復性経過の 3 点を満たす場合を，症状の軽重を問わずアトピー性皮膚炎と診断する．

　重症度を的確に把握することは，適切な治療を実施するために重要である．日本皮膚科学会のガイドラインでは，個々の皮疹の重症度によって外用療法を選択するべきであり，疾患としての重症度に基づくべきではないとしている．し

がって，範囲がせまくても高度の皮疹には強力な外用剤を用いるが，広範囲であっても軽度の皮疹の場合には強力な外用剤を必要としない．

6・1・2 薬理・薬物治療

治療の目標は，患者生活の質（QOL）を改善し，よい状態を維持することである．特に，強い瘙痒は最も重要な悪化因子であるばかりでなく，患者のQOLを著しく損なうため，瘙痒のコントロールは重要である．

QOL: quality of life

アトピー性皮膚炎の治療は，適切な診断と重症度の判定に基づき，1）発症および悪化に関与する因子の検索と対策，2）皮膚機能異常の補正（スキンケア），および3）薬物療法を行うことが基本となる．

a. ステロイド外用剤 ステロイド外用療法はアトピー性皮膚炎治療の根幹を成す．**ステロイド**は作用強度に応じて5段階に分類されている（表6・1）．剤型には軟膏，クリーム，ローション，テープ剤などがある．皮疹の重症度に応じて適切な強さの薬剤を選び，皮膚炎を十分に鎮静化する．炎症鎮静化後，ステ

ステロイド（steroid）: 本SBOではステロイド性抗炎症薬を，"ステロイド薬"もしくは"ステロイド"と記載した．

表6・1 ステロイド外用剤[a]

ストロンゲスト		ストロング	
0.05 %	クロベタゾールプロピオン酸エステル	0.3 %	デプロドンプロピオン酸エステル
0.05 %	ジフロラゾン酢酸エステル	0.1 %	デキサメタゾンプロピオン酸エステル
ベリーストロング		0.12 %	デキサメタゾン吉草酸エステル
0.1 %	モメタゾンフランカルボン酸エステル	0.1 %	ハルシノニド
0.05 %	ベタメタゾン酪酸エステルプロピオン酸エステル	0.12 %	ベタメタゾン吉草酸エステル
0.05 %	フルオシノニド	0.025 %	ベクロメタゾンプロピオン酸エステル
0.064 %	ベタメタゾンジプロピオン酸エステル	0.025 %	フルオシノロンアセトニド
0.05 %	ジフルプレドナート	**ミディアム**	
0.1 %	アムシノニド	0.3 %	プレドニゾロン吉草酸エステル酢酸エステル
0.1 %	ジフルコルトロン吉草酸エステル	0.1 %	トリアムシノロンアセトニド
0.1 %	酪酸プロピオン酸ヒドロコルチゾン	0.1 %	アルクロメタゾンプロピオン酸エステル
		0.05 %	クロベタゾン酪酸エステル
		0.1 %	ヒドロコルチゾン酪酸エステル
		0.1 %	デキサメタゾン
		ウィーク	
		0.5 %	プレドニゾロン

[a] 出典：川島 眞ら，'アトピー性皮膚炎治療ガイドライン'，日本皮膚科学会雑誌，110，1099-1104（2000）より改変．

ロイド外用剤の外用回数を減らす，あるいはクラスの低い薬剤への変更を検討する．これらにより急性増悪をきたした場合には，皮疹の重症度に応じた強いステロイド外用剤に戻って治療する．長期使用中に突然使用を中止すると，皮疹の急性増悪をきたすことがある．患者や保護者の判断によるステロイド外用剤の中止，過少使用などの不適切な使用が重症患者を増加させるとの指摘もある．1回の外用量の目安として finger tip unit がある．第2指の先端から第1関節部までチューブから押し出した量（約0.5 g）が成人の手で2枚分の面積に塗布する適量とされる．外用回数は急性増悪の場合は1日2回（朝，夜）で開始し，軽快したら1日1回とする．

ステロイド外用剤の皮膚からの吸収は部位によって大きく異なり，顔面における吸収は前腕の13倍にのぼるため，顔面には原則としてミディアムクラス以下のステロイド外用薬を使用する．顔面は局所の副作用発生に注意が必要な部位であり，処方にあたっては十分な診療を行う．乳児ないし学童の重症あるいは中等症では原則として成人より1クラス低いステロイド外用剤を使用するが，効果不十分な場合はこの限りではない．過少使用による症状の遷延化に注意を要する．副作用が認められた場合には徐々に低いクラスの薬剤へ変更し，タクロリムス外用剤への変更を検討する．

b．タクロリムス外用剤　タクロリムス外用剤（商品名：プロトピック軟膏）の16歳以上用の0.1％製剤はストロングクラスのステロイド外用剤に，2～15歳用の0.03％製剤はミディアムとストロングクラスの中間に相当するとされる．ステロイド外用剤の使用が制約される顔面，頸部の皮疹の治療には特に有用であるが，体幹，四肢においても中等度までの病変であれば初期治療にも使用される．重症の慢性皮疹には強力なステロイド外用剤を用いて症状を軽減させた後，タクロリムス軟膏に変更する．瘙痒に対する抑制効果も期待できる．長期使用によっても皮膚萎縮などのステロイド外用剤に認められる副作用を生じないため，維持療法に適すると考えられる．また，ステロイド忌避の患者にも有用である．タクロリムスは分子量が大きいため，正常皮膚からはほとんど吸収されない．皮膚バリア機構が障害されている病変部皮膚からは吸収されるが，皮膚機能の改善に伴って吸収が低下すると考えられる．使用開始時に灼熱感や瘙痒などの刺激感を誘発し，使用が制約されることがあるため，事前の十分な説明によりアドヒアランスの向上を図る必要がある．皮膚感染症やびらん，潰瘍部には使用しない．成人での1回使用量は5g，1日2回までに制限されている．小児でも年齢別に上限が設定されている．

c．シクロスポリン　シクロスポリンはタクロリムスと同様にカルシニューリン*を阻害する免疫抑制薬であり，アトピー性皮膚炎治療に内服で用いられる．他の薬物療法で十分な効果が得られず，強い炎症を伴う湿疹が広範囲に認められる最重症の成人アトピー性皮膚炎が適応であり，皮疹が重症化している時期にのみ，短期間使用する．使用開始（再開）後3カ月以内に2週間以上の休薬期間をおくことが規定されている．タクロリムスよりも分子量が大きいため，外用できない．瘙痒に対する抑制効果も期待される．腎機能，血圧，血中濃度のモニタリングが必要である．

d．抗ヒスタミン薬・抗アレルギー薬　皮膚炎および瘙痒の抑制を目標に，抗ヒスタミン薬および抗アレルギー薬が使用されるが，外用療法に対する補助療法と位置づけられる．IgEが高値である患者が多く，I型アレルギー反応の関与が推定されるが，抗ヒスタミン薬あるいは抗アレルギー薬単独で炎症を十分にコントロールすることは困難である．一方，瘙痒に対して抗ヒスタミン薬がステロイド外用剤と併用され，有効性が示されているが，間欠投与よりも連続投与がより効果的である．

e．非ステロイド性抗炎症薬（NSAID）外用薬　アトピー性皮膚炎の炎症に

対する NSAID の有効性を示す明確な成績はみられない．また，接触皮膚炎が誘発されることもあり，積極的に使用する妥当性は認められない．

　f. ステロイド内服薬　　重症アトピー性皮膚炎に対してステロイドが内服で使用されることがある．強力な治療効果が期待できるが，副作用を避けるため，投与は短期間にとどめるべきである．小児への使用は推奨されない．

　g. プロアクティブ療法　　アトピー性皮膚炎治療は皮疹の重症度に対応する強度のステロイド外用剤を用いて炎症を沈静化した後，徐々に減量，中止し，再燃した場合にはその都度外用剤を使用する方法（リアクティブ療法）がとられてきた．これに対し，外用剤を中止せずに，週1～2回，ステロイド外用剤あるいはタクロリムス外用剤の間欠的使用を継続する（プロアクティブ療法）ことで再燃を防止する効果が期待できることが明らかとなり，アトピー性皮膚炎治療ではしばしば用いられるようになった．

　h. 保　湿　剤　　アトピー性皮膚炎患者の皮膚は乾燥傾向を示し，外界から刺激が容易に侵入し，炎症の再燃に関与する．したがって，保湿剤あるいは保護剤を用いてスキンケアを行う必要がある．ヘパリン類似物質含有製剤などを用いたスキンケアが再燃を抑制し，ひいては外用剤の使用量を減少させることが示されており，寛解期におけるスキンケアの重要性を示唆する．

6・2　蕁　麻　疹
6・2・1　病　　態

　病態生理　蕁麻疹の病態は，アレルギー機序や自己免疫機序などにより皮膚肥満細胞が脱顆粒し，皮膚組織内に放出されたヒスタミンをはじめとするケミカルメディエーターが皮膚微小血管と神経に作用して血管拡張による紅斑，血漿成分の漏出による膨疹およびかゆみを生じるものである．原因として特定の抗原を同定できることはまれである．蕁麻疹にはⅠ型アレルギー以外に擦過や加圧をはじめとする種々の物理的刺激や薬剤，運動，体温上昇などに対する過敏性によるもの，明らかな誘因なく自然発症的に膨疹が出現するものなどがある．病型分類を表6・2に示す．

　診断　蕁麻疹の特徴は，個々の皮疹が一過性に生ずる点である．このため，かゆみを伴う紅斑が24時間以内に出没することが確認できれば，ほぼ蕁麻疹と診断できる．治療指針を立てるうえで，緊急性の判断と病型診断が重要である．

6・2・2　薬理・薬物治療

　効果と副作用の両面から，非鎮静性の第二世代ヒスタミン H_1 受容体アンタゴニスト（抗アレルギー薬）が治療の中心である．投与した抗アレルギー薬で十分な効果が得られない場合でも，他の種類の抗アレルギー薬に変更，追加，あるいは増量（通常量の2倍量まで可能）により効果を期待できる．病型によって薬物療法に対する反応性が異なることも考慮すべきである．抗アレルギー薬の最大の副作用は眠気である．製剤により自動車運転などの精密操作に対する禁止・注意事項が異なるため，各製剤の添付文書に従う．

表 6・2　蕁麻疹の分類と各病型の特徴 [a]

I.　特発性の蕁麻疹（明らかな誘因なく，毎日のように繰返し症状が現れる）	
1.　急性蕁麻疹	発症して1カ月以内のもの．細菌・ウイルス感染などが原因となっていることが多い．
2.　慢性蕁麻疹	発症して1カ月以上経過したもの．原因を特定できないことが多い．自己免疫性の仕組みで起こるものがある．
II.　特定刺激ないし負荷により皮疹を誘発することができる蕁麻疹（刺激が加わった場合にのみ症状が現れる）	
3.　外来抗原によるアレルギー性の蕁麻疹	食物や薬剤，植物などに含まれる抗原物質に生体がさらされて起こる．
4.　食物依存性運動誘発アナフィラキシーにおける蕁麻疹	特定の食物摂取後2～3時間以内に運動すると，蕁麻疹，気分不良，呼吸困難などのアナフィラキシー症状を起こす．
5.　外来物質による非アレルギー性の蕁麻疹	特定の食物，薬剤，環境物質により起こるがIgEが関与しない．
6.　不耐症による蕁麻疹	アスピリンをはじめとする消炎鎮痛薬，色素，防腐剤，サリチル酸を多く含む食品などにより起こる．
7.　物理性蕁麻疹	機械的擦過（機械性蕁麻疹），冷水・冷風などで皮膚（体）が冷えること（寒冷蕁麻疹），日光に当たること（日光蕁麻疹）などの物理的刺激により現れる．
8.　コリン性蕁麻疹	入浴や運動，精神的緊張などの発汗刺激により起こる．一つ一つの皮膚の膨らみが1～4 mmと小さい．
9.　接触蕁麻疹	皮膚に何らかの物質が接触すると，その部位に一致して生じる．
III.　特殊な蕁麻疹または蕁麻疹類似疾患	
10.　血管性浮腫	唇やまぶたなどが突然腫れあがり，2～3日かけてもとに戻る．多くの場合かゆみはない．まれに遺伝．
11.　蕁麻疹様血管炎	蕁麻疹に似るが，個々の皮疹が24時間以上持続し，組織学的に血管炎が証明される．全身性エリテマトーデスの初期症状のことがある．
12.　振動蕁麻疹（振動血管性浮腫）	局所的な振動負荷により蕁麻疹または血管性浮腫が生じる．
13.　色素性蕁麻疹	褐色の斑または局面が単発または多発する．組織学的には良性の肥満細胞が異常に増殖したもの．皮疹部を擦過すると膨疹が現れる．

[a]　出典：秀 道広，'皮膚科セミナリウム──蕁麻疹'，日本皮膚科学会雑誌，117，1272（2007）．

　　抗アレルギー薬と補助的治療薬により症状の出現を完全に阻止できた場合は，ひき続き同じ薬剤の予防的な内服を継続する．さらに一定期間症状出現がないことを確認できれば，徐々に1日当たりの内服量を減量，または内服の間隔をあけていく．症状消失後の予防的内服期間は，症状消失までの病悩期間が4週間以内であれば数日から1週間程度，1～2カ月であれば1カ月，それ以上の慢性蕁麻疹では2カ月を目安とする．

　　妊婦に対する抗アレルギー薬の安全性は十分確立されていない．しかし投与の必要性が副作用によるデメリットの可能性を上回る場合は，動物実験で胎児・新生児への影響がなく，相対的に妊婦への使用経験が長いまたは多いクロルフェニラミンマレイン酸塩，ロラタジン，セチリジン塩酸塩などの選択が望ましい．妊娠の可能性があるという段階では排卵日から2週間までは同薬を内服し，それ以後は月経があれば内服を再開するのも一法である．

　　補助的治療としてグリチルリチン製剤（静注），トラネキサム酸（内服），漢方薬が使用されることもある．ステロイド薬の内服（プレドニゾロン換算5～

15 mg/日）は，症状が重篤で抗アレルギー薬と補助的治療薬だけでは制御困難な場合に限定し，できるだけ短期間とすべきである．

6・3 接触皮膚炎
6・3・1 病　態

病態生理　外部から皮膚に接触した物質によりひき起こされる皮膚炎を**接触皮膚炎**と総称する．化学物質自体の毒性により生ずる一次刺激性とアレルギー性とに分類される．アレルギー性接触皮膚炎は感作相と惹起相から成る．経表皮的に侵入したハプテンタンパク質結合物を樹状細胞（ランゲルハンス細胞や真皮樹状細胞）が捕獲して所属リンパ節に遊走し，抗原情報をT細胞に伝え感作リンパ球を誘導する．感作が成立した個体にアレルゲンが接触後，表皮細胞より種々のサイトカイン，ケモカインが産生分泌される．抗原提示細胞がT細胞に情報を伝え，活性化したエフェクターT細胞が表皮に浸潤し，湿疹反応がひき起こされる．接触皮膚炎は皮膚科外来患者の4～30％と頻度の高い疾患である．接触源としては，日用品（界面活性剤，抗菌製品，ゴム製品，衣類など），化粧品（染毛剤，パーマ液などの頭髪用品を含む），外用薬が多い．このほか金属，植物，食物などがある．最近では，アレルギー性に比し刺激性接触皮膚炎が多い傾向にある．

診　断　臨床像は湿疹・皮膚炎の形状をとるが，境界が明瞭で発疹学的に多様性に乏しいのが特徴である．皮疹部位から接触源を推定し，パッチテストを行い確認する．

接触皮膚炎
contact dermatitis

6・3・2 薬物治療

病歴より，可能性の高い原因を排除・回避したうえで，ステロイド薬の外用を中心とした治療を行う．重症の場合や全身性接触皮膚炎の場合は，ステロイド薬と抗アレルギー薬の内服を併用する．

6・4 アレルギー性鼻炎，花粉症

"**アレルギー性鼻炎**は鼻粘膜のⅠ型アレルギー疾患で，原則的には発作性反復性の**くしゃみ**，**水性鼻漏**，**鼻閉**を3主徴とする"と"鼻アレルギー診療ガイドライン[*1]"において定義されている．

アレルギー性鼻炎はさらに**通年性**アレルギー性鼻炎と**季節性**アレルギー性鼻炎に分けられる．通年性アレルギー性鼻炎の原因抗原は主として室内塵（ハウスダスト）とヒョウヒダニである．一方，**花粉症**はスギ花粉などを抗原とする季節性アレルギー性鼻炎で，アレルギー性結膜炎[*2]を高頻度で合併する．

アレルギー性鼻炎の有病率を1998年と2008年で比較すると，通年性アレルギー性鼻炎が18.7％から23.4％へ，花粉症が19.6％から29.8％へ増加した．

アレルギーの検査としては，問診，鼻鏡検査，鼻汁好酸球検査などでアレルギー性か非アレルギー性かが調べられる．アレルギー性の場合，さらに皮膚テスト，血清特異的IgE抗体定量，誘発テストなどにより原因抗原が調べられる．

アレルギー性鼻炎
allergic rhinitis

くしゃみ　sneezing

鼻漏　rhinorrhea

鼻閉（nasal obstruction）：鼻閉塞ともいう．

[*1] 鼻アレルギー診療ガイドライン作成委員会，"鼻アレルギー診療ガイドライン2016年版（改定第8版）"，ライフ・サイエンス（2016）．

花粉症　pollerosis

[*2] SBO 6・5参照．

表6・3 アレルギー性鼻炎と他の鼻炎との鑑別

	アレルギー性鼻炎	急性鼻炎（鼻かぜ）	急性・慢性副鼻腔炎
くしゃみ	あり	初期に発現	なし
鼻汁	水性で多量	初期は水性，数日で粘膿性	粘膿性，時に悪臭
鼻汁中細胞	好酸球増加	好酸球はなし，数日後から好中球増加	好中球増加
他の鑑別点		全身倦怠感，筋肉痛，発熱，咽頭痛，下気道感染で咳・痰	浮腫性中鼻甲介 X線上陰影増強
経過	通年性か花粉症では開花期中	1〜2週間	急性の場合，1〜2週間

アレルギー性鼻炎と原因の異なる他の鼻炎を鑑別する際のポイントは，表6・3のとおりである．

アレルギーの治療法としては，抗原の除去と回避，薬物療法，特異的免疫療法，手術療法がある．小児喘息などと異なり，アレルギー性鼻炎，特に花粉症では自然治癒に至ることは期待できない．治療の第一歩となる"抗原の除去と回避"は，患者が主体的に行う必要があるので，患者とのコミュニケーションをよくし，信頼関係を築くことが重要となる．薬物療法は対症療法あるいは発作予防には有効であるが，根治する薬物はまだなく，投与を中止すれば短期間で再発する．2016

表6・4 通年性アレルギー性鼻炎の治療[a), †1,2]

重症度	軽症	中等症		重症	
病型		くしゃみ・鼻漏型	鼻閉型または鼻閉を主とする充全型	くしゃみ・鼻漏型	鼻閉型または鼻閉を主とする充全型
治療	① 第二世代抗ヒスタミン薬 ② 遊離抑制薬 ③ Th2サイトカイン阻害薬 ④ 鼻噴霧用ステロイド薬 ①，②，③，④のいずれか一つ．	① 第二世代抗ヒスタミン薬 ② 遊離抑制薬 ③ 鼻噴霧用ステロイド薬 ①，②，③のいずれか一つ． 必要に応じて①または②に③を併用する．	① 抗LT薬 ② 抗PGD₂・TXA₂薬 ③ Th2サイトカイン阻害薬 ④ 第二世代抗ヒスタミン薬・血管収縮薬配合剤 ⑤ 鼻噴霧用ステロイド薬 ①，②，③，④，⑤のいずれか一つ． 必要に応じて①，②，③に⑤を併用する．	鼻噴霧用ステロイド薬 ＋ 第二世代抗ヒスタミン薬	鼻噴霧用ステロイド薬 ＋ 抗LT薬または抗PGD₂・TXA₂薬 もしくは 第二世代抗ヒスタミン薬・血管収縮薬配合剤 必要に応じて点鼻用血管収縮薬を治療開始時の1〜2週間に限って用いる．
			鼻閉型で鼻腔形態以上を伴う症例では手術		
		アレルゲン免疫療法			
		抗原除去・回避			

a) 出典: 鼻アレルギー診療ガイドライン作成委員会編, "鼻アレルギー診療ガイドライン——通年性鼻炎と花粉症——2016年版（改定第8版）", ライフ・サイエンス, p.66〜70 (2015) より許可を得て転載．
†1 症状が改善してもすぐには投薬を中止せず，数カ月の安定を確かめて，ステップダウンしていく．
†2 第二世代抗ヒスタミン薬: 第二世代ヒスタミン H_1 受容体アンタゴニストのこと．
遊離抑制薬: ケミカルメディエーター遊離抑制薬．
抗LT薬: 抗ロイコトリエン薬．
抗 PGD_2・TXA_2 薬: 抗プロスタグランジン D_2・トロンボキサン A_2 薬．

年現在，治癒または長期寛解が期待できる唯一の方法が**特異的免疫療法（抗原特異的減感作療法***）である．

2014年より12歳以上のスギ花粉症に対し，2015年より12歳以上のダニ通年性アレルギー性鼻炎に対し**舌下免疫療法**が保険適用された．局所の副作用として口腔内のはれや瘙痒がある．全身性副作用は**皮下免疫療法**に比較し少ないが，アナフィラキシーショックを生じる可能性もあり，対応への備えが必要である．長期間にわたる治療のため，十分なインフォームドコンセントと投与法の遵守が必要である．使用方法は抗原エキスの製剤ごとに異なる．液剤では2分間の舌下保持，錠剤では1～2分間あるいは完全溶解するまで舌下保持を要する．

アレルギー性鼻炎の薬物治療には，抗アレルギー薬として第二世代抗ヒスタミ

特異的免疫療法（allergen specific immunotherapy）：抗原特異的減感作療法（allergen specific hyposensitization）ともいう．

* アレルギーの減感作療法については，本シリーズ"第4巻 生物系薬学Ⅲ"コラムA・1（p.99）参照．

表6・5　重症度に応じた花粉症に対する治療法の選択[a), †1]

重症度	初期療法[†2]	軽症	中等症		重症・最重症	
病型			くしゃみ・鼻漏型	鼻閉型または鼻閉を主とする充全型	くしゃみ・鼻漏型	鼻閉型または鼻閉を主とする充全型
治療	①第二世代抗ヒスタミン薬 ②遊離抑制薬 ③抗LT薬 ④抗PGD$_2$・TXA$_2$薬 ⑤Th2サイトカイン阻害薬 ⑥鼻噴霧用ステロイド薬 くしゃみ・鼻漏型には①，②，⑥，鼻閉型または鼻閉を主とする充全型には③，④，⑤，⑥のいずれか一つ．	①第二世代抗ヒスタミン薬 ②遊離抑制薬 ③抗LT薬 ④抗PGD$_2$・TXA$_2$薬 ⑤Th2サイトカイン阻害薬 ⑥鼻噴霧用ステロイド薬 ①～⑥のいずれか一つ．①～⑤で治療を開始したときは必要に応じて⑥を追加．	第二世代抗ヒスタミン薬＋鼻噴霧用ステロイド薬	抗LT薬または抗PGD$_2$・TXA$_2$薬＋鼻噴霧用ステロイド薬＋第二世代抗ヒスタミン薬 もしくは 第二世代抗ヒスタミン薬・血管収縮薬配合剤＋鼻噴霧用ステロイド薬	鼻噴霧用ステロイド薬＋第二世代抗ヒスタミン薬	鼻噴霧用ステロイド薬＋抗LT薬または抗PGD$_2$・TXA$_2$薬＋第二世代抗ヒスタミン薬 もしくは 鼻噴霧用ステロイド薬＋第二世代抗ヒスタミン薬・血管収縮薬配合剤 必要に応じて点鼻用血管収縮薬を1～2週間に限って用いる．症状が特に強い症例では経口ステロイド薬を4～7日間処方する．
		点眼用抗ヒスタミン薬または遊離抑制薬			点眼用抗ヒスタミン薬，遊離抑制薬またはステロイド薬	
					鼻閉型で鼻腔形態異常を伴う症例では手術	
	アレルゲン免疫療法					
	抗原除去・回避					

a) 出典：鼻アレルギー診療ガイドライン作成委員会編，"鼻アレルギー診療ガイドライン――通年性鼻炎と花粉症――2016年版（改定第8版）"，ライフ・サイエンス，p.66～70（2015）より許可を得て転載．
†1 第二世代抗ヒスタミン薬：第二世代ヒスタミンH$_1$受容体アンタゴニストのこと．
　　遊離抑制薬：ケミカルメディエーター遊離抑制薬．
　　抗LT薬：抗ロイコトリエン薬．
　　抗PGD$_2$・TXA$_2$薬：抗プロスタグランジンD$_2$・トロンボキサンA$_2$薬．
†2 初期療法は本格的花粉飛散期の導入のためなので，よほど花粉飛散の少ない年以外は重症度に応じて季節中の治療に早目に切替える．

ン薬，ケミカルメディエーター遊離抑制薬，ケミカルメディエーターアンタゴニスト，Th2サイトカイン阻害薬などがある（表6・4）．ステロイドもアレルギー性鼻炎に有効であり，鼻への噴霧用ステロイド薬が用いられている．これらの治療薬の重症度別，病型別選択法を表6・5に示す．

アレルギー性結膜炎
allergic conjunctivitis

6・5 アレルギー性結膜炎

6・5・1 病　態

Ⅰ型アレルギーが関与する結膜炎であり（表6・6），季節性（スギ花粉症が代表的）と通年性がある．Ⅰ型アレルギー反応の即時相における肥満細胞の脱顆粒によって結膜局所に放出されたヒスタミンなどのケミカルメディエーターが血管や神経に作用し，瘙痒や充血などの症状をひき起こす．

表6・6　結膜炎の分類と治療薬

結膜炎の分類	治　療
細菌性結膜炎	ニューキノロン抗菌剤 アミノグリコシド抗菌剤 　（2剤とも点眼）
クラミジア性結膜炎	ニューキノロン抗菌剤 アミノグリコシド抗菌剤 　（2剤とも必要に応じて内服）
アレルギー性結膜炎	抗アレルギー薬 ステロイド薬 　（2剤とも点眼または内服）
ウイルス性結膜炎	アシクロビル眼軟膏

6・5・2 薬物治療

花粉飛散開始2週間前からケトチフェンフマル酸塩やオロパタジン塩酸塩などの抗アレルギー薬の点眼による初期治療を開始する．初期治療施行群と花粉飛散時期から同剤の点眼を開始した群を比較すると，初期治療施行群では症例により症状の発現阻止，症状発現期間の短縮，自覚症状スコア低値などの効果が認められる．症状の程度によりステロイド薬の点眼も考慮される．通常0.1%フルオメトロン点眼薬など中等度ランクを1日2～4回点眼し，症状が改善すれば中止する．副作用として眼圧上昇と感染症が問題になる．ステロイド薬点眼薬の使用時には定期的な眼圧チェックが必須である．予防法としては，人工涙液による洗眼，ゴーグル型眼鏡の着用がある．

消化管アレルギー
gastrointestinal allergy

6・6 消化管アレルギー

6・6・1 病　態

病態生理　消化管アレルギーとは，新生児期から乳児期早期に発症する食物アレルギーの特殊型であり，おもに育児用粉乳の摂取後に血便，嘔吐，下痢やそれに伴う栄養障害，体重増加不良を呈する．非IgE依存性で，細胞性免疫が関与する遅延型アレルギー機序が考えられている．

診断 新生児が人工乳などの哺乳開始後に消化管症状を認めた際に本症を疑い，抗原特異的 IgE 抗体と便粘液中好酸球の検査，食物抗原特異的リンパ球刺激試験を行ってスクリーニングする．いずれかが陽性の場合は，全身状態（消化管症状，貧血，重度の脱水による循環不全，呼吸器症状など）による重症度評価を行う．哺乳を中止し，診断的治療としてアレルギー用ミルクを開始してみる．

6・6・2 治　　療

人工乳による消化管アレルギーでは，可能な限り母乳栄養を選択する．何らかの理由で母乳育児が行えない場合や母親の除去食で効果が不十分な場合には，加水分解乳を与え，これにもアレルギー症状がみられる場合はアミノ酸製粉乳を使用する．

6・7　気管支喘息（重複）*
6・7・1　病　　態

気管支喘息は慢性気道炎症，気道反応性の亢進，可逆性の気道狭窄を特徴とする疾患である．おもな臨床症状は喘鳴，呼吸困難，咳嗽，喀痰である．アトピー型（外因型）と感染型（内因型），両者の混合型に分類される．アトピー型ではハウスダスト，ダニ，花粉などのアレルゲンが肥満細胞と結合した IgE 抗体と反応し，種々のケミカルメディエーターが遊離される．このほか好酸球，好中球，T 細胞などの炎症細胞や気道構成細胞から分泌されるサイトカイン，ケモカインなど種々の液性因子が複雑に関与し，気道の炎症，傷害，過敏性などの病態を形成すると考えられている．

気管支喘息
bronchial asthma

* 気管支喘息については，詳しくは本シリーズ"第 6 巻 医療薬学 III" SBO 1 参照．

> **SBO 7**
> E2(2)②4
>
> 以下の薬物アレルギーについて，原因薬物，病態（病態生理，症状など）および対処法を説明できる．
> スティーブンス・ジョンソン症候群，中毒性表皮壊死症，薬剤性過敏症症候群，薬疹

厚生労働省のホームページに"重篤副作用疾患別対応マニュアル"が掲載されており，スティーブンス・ジョンソン症候群，中毒性表皮壊死症，薬剤性過敏症症候群について記載されている．

スティーブンス・ジョンソン症候群 Stevens-Johnson syndrome, SJS

* **躯幹**：頭部と四肢を除いた胴体部分．

7・1 スティーブンス・ジョンソン症候群

7・1・1 病　態

病態生理・疫学　1922 年にニューヨークの小児科医 A.M.Stevens と F.C.Johnson により重度の口内炎と眼病変（1 例は失明）を伴う発熱性発疹症の小児例が報告されたのが最初である．わが国の疫学調査によれば，発症頻度は人口 100 万人当たり年間に 3.1 人と比較的まれな疾患である．死亡率は 3％である．失明を含む眼後遺症は患者の QOL（生活の質）を低下させる．薬剤が原因であることが多いが，マイコプラズマなどの感染症に伴うこともある．原因薬としては，抗菌薬，解熱鎮痛薬（総合感冒薬を含む），抗てんかん薬，アロプリノールなどが多い．

診　断　早期診断・治療が重要である．発症早期に本症を疑う症状のポイントは ① 持続する高熱（38℃以上），② 口唇粘膜など皮膚粘膜移行部の広汎な出血性びらん，③ 眼の充血や眼脂，④ 盛上がらず中央部が赤黒く，時に水疱を伴う多形紅斑様皮疹（扁平非典型的標的病変）が躯幹*優位に分布する皮膚所見である．早期診断に迷う場合は，皮膚生検により顕著な表皮の壊死の有無を確認する．

7・1・2 薬　物　治　療

　被疑薬の中止，厳重な眼科的管理，補液・栄養管理，感染防止が重要である．薬物療法の第一選択は，発症早期であれば高用量ステロイド性抗炎症薬の全身投与である．中等症では**プレドニゾロン**換算で 0.5〜1.0 mg/(kg・日)，重症では 1〜2 mg/(kg・日) で開始する．重症例や急速に進展する症例では，**メチルプレドニゾロン** 500〜1000 mg/日，3 日間のパルス療法も考慮する．効果不十分の場合は，血漿交換療法やヒト免疫グロブリン製剤静注療法〔0.4 g/(kg・日)，5 日間〕を追加する．

プレドニゾロン prednisolone

メチルプレドニゾロン methylprednisolone

　　　プレドニゾロン　　　メチルプレドニゾロン

中毒性表皮壊死症（toxic epidermal necrolysis, TEN）：中毒性表皮壊死融解症ともいう．

7・2 中毒性表皮壊死症（TEN）

7・2・1 病　態

病態生理・疫学　1956 年に英国の皮膚科医，A.Lyell により，熱傷に似た発疹症

として最初に報告された．その後の研究から，SJS と TEN は病態や病理学的に共通点が多く，両者は同一線上の疾患と捉えられている．わが国では，表皮の壊死性障害に基づく表皮剝離面積が体表面積の 10 ％未満を SJS，10 ％以上を TEN と定義している．わが国の疫学調査によれば，発症頻度は人口 100 万人当たり年間に 1.3 人とまれな疾患である．死亡率は 19 ％であり，原因の大部分が薬剤である点で深刻である．原因薬として報告の多い薬剤は SJS と共通であるが，あらゆる薬剤が原因薬となりうる．

診断 表皮剝離・水疱・びらんなどの表皮の壊死性障害が体表面積の 10 ％を超えること，発熱を伴うこと，ブドウ球菌性熱傷様皮膚症候群を除外できることが必須項目である．

7・2・2 薬物治療
SJS と共通である．

7・3 薬剤性過敏症症候群（DIHS）
7・3・1 病態生理・疫学

本症はかつて anticonvulsant hypersensitivity syndrome[*1] として報告されていたが，わが国において本症の経過中にヒトヘルペスウイルス 6（HHV-6）やサイトメガロウイルスなどヘルペス属ウイルスの再活性化を生じ，病態の遷延化に関与することが明らかにされたこと，カルバマゼピン，フェニトイン，フェノバルビタール，ゾニサミド，ラモトリギンなどの抗痙攣薬のほかアロプリノール，メキシレチン塩酸塩，サラゾスルファピリジン，ジアフェニルスルホンなども原因薬になること，呼吸器過敏症症候群と区別するなどの理由から，drug-induced hypersensitivity syndrome（DIHS）の名称が提起された．欧米における drug reaction with eosinophilia and systemic symptoms（DRESS）[*2] とほぼ同一疾患である．発症早期における制御性 T 細胞（Treg）の増加，末梢血 B 細胞ならびに免疫グロブリンの減少など，薬剤による免疫抑制を生ずる．原因薬中止を契機に Treg は減少し，免疫再構築症候群を呈する．すなわち，再活性化したウイルスに対する細胞傷害性 T 細胞が活性化され，皮膚や肝臓をはじめとする多くの臓器に障害をもたらす．

7・3・2 薬物治療

治療の中心はステロイド性抗炎症薬の全身投与である．少量からの漸増法は重症化や遷延化をまねく恐れがある．投与開始を急がず病勢を十分見きわめたうえで，少なくともプレドニゾロン換算 0.5～1.0 mg/(kg・日)の十分量より投与を

薬剤性過敏症症候群
drug-induced hypersensitivity syndrome, DIHS

[*1] anticonvulsant は抗痙攣薬のこと．

ヒトヘルペスウイルス 6
Human herpesvirus 6, HHV-6

サイトメガロウイルス
(Human cytomegalovirus, CMV)：ヒトヘルペスウイルス 5（*Human herpesvirus 5*, HHV-5）ともいう．

[*2] eosinophilia は好酸球増多(症)，systemic symptoms は"全身性の症状"の意．

Treg: regulatory T cell

ガンシクロビル　　ホスカルネット

開始し，緩徐に漸減する．急速な減量はヘルペス属ウイルスの再活性化による臓器障害を重症化する危険があり注意を要する．サイトメガロウイルスやHHV-6による臓器炎が明らかな場合は，抗ウイルス薬である**ガンシクロビル**や**ホスカルネット**に加え，γグロブリン製剤の併用を考慮する．

ガンシクロビル
ganciclovir

ホスカルネット
foscarnet

7・4 薬 疹

7・4・1 病態生理

薬剤の全身投与により生じた皮疹・粘膜疹を**薬疹**という．主体となる原発疹や類似する既存の皮膚疾患による分類が頻用されている．アレルギー機序により生ずることが多いが，上皮増殖因子（EGF）受容体阻害薬やキマーゼ阻害薬などの分子標的薬による手足症候群や痤瘡様皮疹，生物学的製剤やインターフェロンによる乾癬様皮疹など，薬剤アレルギーではなく薬剤の薬理作用自体によるものもある．

薬疹 drug eruption, drug exanthema, drug rash

EGF: epidermal growth factor

7・4・2 薬物治療

アレルギー機序による薬疹では原因薬の中止が必須であるが，非アレルギー機序による薬疹では皮疹に対する対症療法を行いながら原因薬の継続が可能なことが多く，病態を十分把握して治療方針を決める必要がある．アレルギー機序の薬疹では，SJS，TEN，DIHSなどの重症薬疹を除けば，多くの症例は原因薬の中止のみで軽快する．多形紅斑型や固定薬疹*などで症状が高度な場合は，少量から中等量のステロイド性抗炎症薬全身投与療法を要することがある．

＊ **固定薬疹**: 原因薬を投与されるごとに同一部位に類円形の紅斑・水疱を繰返す薬疹の特殊型．軽快後に色素沈着を残す．好発部位は口囲，外陰部，四肢末端などである．

SBO 8　アナフィラキシーショックについて，治療薬の薬理（薬理作用，機序，おもな副作用），および病態（病態生理，症状など）・薬物治療（医薬品の選択など）を説明できる．

E2(2)②5

8・1　病態生理

アナフィラキシーショックとは，Ⅰ型アレルギー反応[*1]によってひき起こされるもののうち，急激なケミカルメディエーターの放出によって呼吸器系，循環器系，消化器系が急激に侵されて，ショック状態に至る場合をいう．

造影剤やγグロブリン投与時のショックは，Ⅰ型アレルギー反応とは異なった機序（免疫複合体と補体の活性化が関与するⅢ型アレルギー反応機序で起こるといわれている）で起こるので，**アナフィラキシー様反応**とよばれる．いずれの場合でも，重症度の違いにもよるが，以下のような臨床症候が出現する．

1) 全身症状：発熱，動悸，冷汗，意識消失
2) 精神症状：痙攣，めまい
3) 循環器症状：血圧低下，頻脈，不整脈，チアノーゼ
4) 呼吸器症状：喘鳴，気道閉塞（喉頭浮腫），呼吸困難
5) 消化器症状：腹痛，嘔吐，下痢
6) 皮膚症状：蕁麻疹，顔面紅潮

アナフィラキシーショック
anaphylactic shock

[*1] Ⅰ〜Ⅳ型アレルギー反応については本シリーズ"第4巻 生物系薬学 Ⅲ"SBO 14参照．

アナフィラキシー様反応（anaphylactoid reaction）：IgG4クラスの抗体が肥満細胞に結合し，Ⅰ型アレルギーと同様の反応をひき起こす．

8・2　治療薬の薬理

a. アドレナリン　心臓の収縮力を高め，心拍数を増加させ，血圧を上昇させる．その他，気管支拡張作用，ケミカルメディエーターの遊離抑制作用がある（心停止のときは静注[*2]することがある）．

1) 皮膚粘膜血管の収縮作用（α_1作用）：充血の除去
2) 骨格筋・内臓血管拡張作用，気管支平滑筋の弛緩作用（β_2作用）：気道の拡張，肥満細胞や好塩基球からのヒスタミン，ロイコトリエンなどの平滑筋収縮性物質の遊離阻止（末梢血管では，アドレナリンβ_2受容体を介して血管抵抗が低下するので，拡張期血圧は低下して，平均血圧はほとんど変化がない）
3) 心臓興奮作用（β_1作用）：心拍出量増大，心拍数増加

アナフィラキシーショックでは，血圧低下と気道狭窄を生じるため，α_1，β_1，β_2作用を併せもつアドレナリンを投与する．

副作用　アドレナリンの有効作用はアドレナリンα，βの両受容体に作用することによって出現するが，気管支平滑筋の拡張と心拍数の増加はβ作用で，皮膚粘膜の血管収縮はα作用と考えられている．しかし，アドレナリンの皮下注[*3]時には，β作用によって骨格筋の血管収縮が起こり，全身の血流が2倍近くになる．気管支喘息発作時は低酸素の強い状態にあり，全身に低酸素状態の血液がさらに強まって流れ，ショック状態をひき起こすことがあるので注意を要する．

b. ノルアドレナリン　主としてアドレナリンα受容体に作用し，心臓を

アドレナリン（adrenaline）：エピネフリンともいう．

[*2] 静注：静脈内注射の略．

[*3] 皮下注：皮下注射の略．

ノルアドレナリン（noradrenaline）：ノルエピネフリンともいう．

除いてアドレナリンβ受容体に対する作用は弱い．α作用もほとんどの臓器でアドレナリンより弱い．ノルアドレナリンとアドレナリンの薬理作用には，次のような差がある．心機能に対しては，心拍数は，ノルアドレナリンで減少，アドレナリンで増加，心拍出量は，ノルアドレナリンで減少または不変，アドレナリンで増加．血圧に対しては，収縮期血圧はともに増加，拡張期血圧はノルアドレナリンで増加，アドレナリンで不変．末梢血管抵抗は，ノルアドレナリンで増大，アドレナリンで不変である．ショック時にアドレナリンがまず使用されるのは，その強いβ作用を利用して心拍数と血圧を上げ，気管支を拡張させるためである．ノルアドレナリンもショック時に使用されるが，ショック時の循環動態とその薬理作用を十分理解して使用する必要がある．したがって，β作用の弱いノルアドレナリンはアナフィラキシーショックの初期治療に使われることはない．

*1 SBO 8・3・1 は日本アレルギー学会監修，"アナフィラキシーガイドライン"，p.13（2014）より許可を得て転載．

*2 筋注：筋肉内注射の略．

8・3 アナフィラキシーショックで用いられる処置と薬物治療

まず，原因物質（抗原，薬など）の除去や投与中止が必要である．

8・3・1 アナフィラキシーショックに対する救急処置（初期対応）*1

1）**バイタルサインの確認**
循環，気道，呼吸，意識状態，皮膚，体重を評価する．

2）**助けを呼ぶ**
可能なら蘇生チーム（院内）または救急隊（地域）．

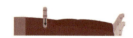

3）**アドレナリンの筋注***2
0.01 mg/kg（最大量：成人 0.5 mg，小児 0.3 mg），必要に応じて 5〜15 分ごとに再投与する．

4）**患者を仰臥位にする**
仰向けにして 30 cm 程度足を高くする．呼吸が苦しいときは少し上体を起こす．嘔吐しているときは顔を横向きにする．突然立ち上がったり座ったりした場合，数秒で急変することがある．

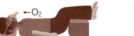

5）**酸素投与**
必要な場合，フェイスマスクか経鼻エアウェイで高流量（6〜8 L/分）の酸素投与を行う．

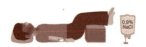

6）**静脈ルートの確保**
必要に応じて 0.9 %（等張/生理）食塩水を 5〜10 分の間に成人なら 5〜10 mL/kg，小児なら 10 mL/kg で投与する．

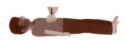

7）**心肺蘇生**
必要に応じて胸部圧迫法で心肺蘇生を行う．

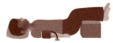

8）**バイタルサイン測定**
頻回かつ定期的に患者の血圧，脈拍，呼吸状態，酸素化を評価する．

8・3・2 アナフィラキシーショックに対する薬物治療とその使用上の注意

1) アナフィラキシーショック治療の第一選択薬：**アドレナリンの筋注**[*1] には，1 mg/2 mL（0.15 mg）製剤と 2 mg/2 mL（0.3 mg）製剤がある．推奨量は 0.01 mg/kg．患者の体重を考慮して 0.15 mg または 0.3 mg を筋注する[*2]．ハチ毒，食物および薬に起因するアナフィラキシー反応に対する補助治療薬である．

以下は血管（末梢静脈，中心静脈）を確保して行う．輸液を開始するが，ソルビトール加乳酸リンゲル液（電解質組成が組織外液に似ていて電解質・水分の補給を目的とする）を用いる．

2) **ヒドロコルチゾン**[*3]（100〜200 mg）の投与：速効性だが，作用時間が短い（6〜8時間間隔で点滴静注[*4]）．ケミカルメディエーター産生抑制，血管透過性抑制作用がある．

ヒドロコルチゾン　　　ドブタミン

3) 心拍出量の減少に対する**アドレナリンの持続投与**：1〜3 μg/(kg・分) より開始する．時に**ドブタミン**を併用することもある．
   心臓に作用して心拍出量を高める．呼吸心拍モニターを装着し，呼吸と心拍をモニターしながら使用する．

4) アシドーシスに対する**炭酸水素イオン**の投与：血液ガス（動脈血）検査を行い，予備アルカリ（HCO_3^-）の低下がある場合には，炭酸水素イオンの投与を考慮する．

アミノフィリン　　　ジアゼパム

5) 喘鳴・気道閉塞に対する**アミノフィリン**の投与：有効血中濃度近くまで上昇させた後は，血中濃度を測定しながら持続投与を行う．
6) 痙攣に対する抗痙攣剤（**ジアゼパム**）の投与
7) 脳浮腫を伴う意識消失に対する濃グリセロール，D-マンニトールの投与

[*1] **アドレナリン自己注射について**：アドレナリンが注射器と一体になった商品（エピペン®）が販売されており，アナフィラキシーショックを発症する危険性の高い人に処方される．原因物質の摂取などにより何らかの症状を感じたときに，直ちに太ももの前外側に筋注する．

アナフィラキシーは再発予防がきわめて重要である．可能な限り原因検索し，第三者にわかるように原因物質（食物,薬物,動植物）のカードによる明記が重要であり，この中にアドレナリン自己注射システムの導入・教育が行われるべきである．

[*2] SBO 8・3・1 の 3) 参照．

[*3] 注射薬としてはヒドロコルチゾンリン酸エステルナトリウム，ヒドロコルチゾンコハク酸エステルナトリウムが使用されている．

[*4] **点滴静注**：点滴内に加えて静脈内投与の略．

ドブタミン　dobutamine

アミノフィリン　aminophylline

ジアゼパム　diazepam

SBO 9 以下の疾患について，病態（病態生理，症状など）・薬物治療（医薬品の選択など）を説明できる．
E2(2)②6
尋常性乾癬，水疱症，光線過敏症，ベーチェット病

乾癬 psoriasis

9・1 尋常性乾癬
9・1・1 病態生理

＊角層が厚く蓄積して鱗状の白色片を形成したものを鱗屑といい，これが脱落する現象を落屑という．

IL: interleukin（インターロイキン）

銀白色の厚い鱗屑・落屑＊を伴う浸潤性紅斑を主要症状とし，慢性炎症と角化異常を本態とする皮膚疾患である．わが国では人口の 0.02〜0.1％が罹患するとされている．尋常性乾癬が約 90％と大多数を占める．約半数に掻痒を伴う．病因についてはなお不明な点が多いが，おもに自己免疫機序に基づく IL-23/Th17 軸を中心とした T 細胞免疫系の過剰反応と考えられる．IL-17 のほか IL-23，IL-22 の発現が亢進し，IL-22 を介した表皮細胞の Stat3 活性化により表皮肥厚を生じる．

9・1・2 薬物治療

尋常性乾癬治療の基本方針を乾癬治療ピラミッド計画（図 9・1）に示す．最初に行う基本的治療としては，抗炎症作用をもつ強力な副腎皮質ステロイド外用薬に表皮細胞の増殖抑制と分化誘導作用を主体とする活性型ビタミン D_3 外用薬を併用する．両剤の混合，重層塗布，時間あるいは曜日による塗分けなどが行われる．活性型ビタミン D_3 外用薬の副作用として，過剰使用や吸収過剰による高カルシウム血症に注意を要する．

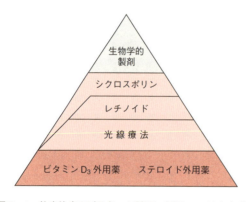

図 9・1 乾癬治療のピラミッド計画　飯塚 一，日本皮膚科学会雑誌，116，1285〜1293（2006）より一部改変．

エトレチナート
etretinate

エトレチナートは，ビタミン A と類似の構造をもつレチノイドの一種であり，外用療法や光線療法で十分な効果が得られない尋常性乾癬や膿疱性乾癬，乾癬性紅皮症に対し 0.5〜1.0 mg/(kg・日) が投与される．副作用として口唇炎が必発する．肝機能障害にも注意を要する．催奇形性に関する説明・同意は文書で行う．生殖年齢の患者については，投与中はもちろん，投与終了後も女性で 2 年間，男性で 6 カ月間の避妊が必要である．

治療に抵抗性を示す尋常性乾癬の患者，QOLが低下している患者，それまでの治療に満足が得られない患者には，**シクロスポリン MEPC 製剤***の内服が考慮される．血清クレアチニン値と血圧を定期的にモニターする．

ピラミッドの頂点に位置するのがTNF-α阻害薬，IL-17阻害薬をはじめとする生物学的製剤である．使用に際しては，日本皮膚科学会による使用指針および安全対策マニュアルに準拠する．副作用として最も警戒すべきは結核を中心とする感染症である．2カ月ごとに点滴静注する**インフリキシマブ**，2週ごとに皮下注射する**アダリムマブ**，3カ月ごとに皮下注射する**ウステキヌマブ**の3剤が保険適用されている．IL-17阻害薬としては**セクキヌマブ**と**ブロダルマブ**が保険適用されている．

9・2 水 疱 症
9・2・1 病態生理
水疱症には，遺伝子異常に基づく皮膚構成タンパク質の脆弱性により水疱を形成する先天性表皮水疱症と，皮膚構成タンパク質に対する自己抗体により水疱を形成する自己免疫性水疱症がある．

最も頻度が高い自己免疫性水疱症は水疱性類天疱瘡である．BP18（XVII型コラーゲン）・BP230に対する自己抗体により表皮下水疱を生じる．

尋常性天疱瘡は，表皮細胞の接着分子であるデスモグレイン1とデスモグレイン3に対する自己抗体により表皮内水疱を生じる疾患である．半数以上の症例で口腔粘膜に水疱・びらんが初発し，続いて皮膚に弛緩性水疱を多発する．

9・2・2 薬物治療
水疱性類天疱瘡の治療は副腎皮質ステロイド薬の内服が中心であり，難治例には血漿交換療法や免疫抑制薬が併用される．尋常性天疱瘡は一般に難治であり，高用量の副腎皮質ステロイド薬で治療を開始する．しばしば免疫グロブリン大量静注療法（IVIG），血漿交換療法，**アザチオプリン**などの免疫抑制薬の併用を要する．

9・3 光線過敏症
9・3・1 病態生理
太陽光線は過剰に当たれば誰にも日光皮膚炎を生じるが，少量当たっただけでも過剰反応を生じる場合を**光線過敏症**という．診断のポイントは，光線が当たる鼻部，頬部などに紅斑，丘疹，小水疱などの症状が強く，下顎の下面や耳後など光線が当たりにくい部位には皮膚症状を欠くことである．光線過敏症は外因性と内因性に分けられる．頻度が高いのは，外因性なかでも薬剤によるものである．頻度の高い原因薬剤として，ニューキノロン系抗菌薬，チアジド系降圧利尿薬，オキシカム系抗炎症薬などがある．作用機序としては光毒性と光アレルギー性がある．慢性多形日光疹，日光蕁麻疹，慢性光線性皮膚炎は，後天性に生じるが原因不明である．色素性乾皮症，骨髄性ポルフィリン症は遺伝性疾患である．

QOL：quality of life（生活の質）

シクロスポリン（ciclosporin）：構造式はp.21参照．

* MEPC（micro-emulsion pre-concentrate）製剤：親油性溶剤，親水性溶剤，界面活性剤などによりシクロスポリンをマイクロエマルジョン前濃縮物として含んでいるものをいう．水溶液中でマイクロエマルジョンを形成し，水溶液と同様の動態を示す．

TNF：tumor necrosis factor（腫瘍壊死因子）

インフリキシマブ infliximab

アダリムマブ adalimumab

ウステキヌマブ ustekinumab

セクキヌマブ secukinumab

ブロダルマブ brodalumab

ステム -mab：モノクローナル抗体

水疱 blister

IVIG：intravenous immunoglobulin

アザチオプリン azathioprine

光線過敏症 photodermatosis

9・3・2 薬 物 治 療

炎症症状には，ステロイド外用薬を中心に対症療法を行う．予防対策として，日傘，長袖長ズボン，帽子などによる物理的遮光とサンスクリーン剤による化学的遮光を指導する．

9・4 ベーチェット病
9・4・1 病 態 生 理

再発性口腔内アフタ，皮膚病変（結節性紅斑様皮疹，毛囊炎様皮疹など），外陰部潰瘍，眼病変を 4 大症状とする原因不明の炎症性疾患である．HLA-B51，HLA-A26 との相関が指摘されている．近年，IL-10，IL-23R/IL-12B2 の遺伝子多型の関与により T 細胞の異常反応を生じ，これに基づくサイトカイン産生により好中球機能が亢進して病態が形成されることが報告された．

HLA: human leukocyte antigen（ヒト白血球抗原）

9・4・2 薬 物 治 療

皮膚症状や口腔粘膜アフタに対してはステロイド外用療法が主体である．関節痛を伴う場合は，好中球機能を抑制する**コルヒチン**，**非ステロイド性抗炎症薬**（NSAID）の内服が行われる．ぶどう膜炎に対しては，シクロスポリンの内服やインフリキシマブの点滴静注が行われる．神経，血管，消化管病変には，重症度に応じてステロイド薬や免疫抑制薬の全身投与が行われる．

コルヒチン　colchicine

非ステロイド性抗炎症薬
nonsteroidal antiinflammatory drug, NSAID

> **SBO 10** 以下の臓器特異的自己免疫疾患について，治療薬の薬理（薬理作用，機序，おもな副作用），および病態（病態生理，症状など）・薬物治療（医薬品の選択など）を説明できる．
> E2(2)②7
> バセドウ病（重複*1），橋本病（重複*1），悪性貧血（重複*1），アジソン病，1型糖尿病（重複*1），重症筋無力症，多発性硬化症，特発性血小板減少性紫斑病，自己免疫性溶血性貧血（重複*1），シェーグレン症候群

10・1 バセドウ病（重複）*2

I. Roittの分類でV型アレルギー反応によって起こる自己免疫疾患である．自己抗体として**抗TSH（甲状腺刺激ホルモン）受容体抗体**が産生され，この抗体がTSHよりも長く作用してトリヨードチロニン（T_3），チロキシン（T_4）を分泌させるため，甲状腺機能亢進症となる．

10・2 橋本病（重複）*3

抗チログロブリン抗体や抗甲状腺ペルオキシダーゼ抗体などの自己抗体が産生される．初期には甲状腺細胞の破壊に伴うT_3・T_4の放出によって甲状腺機能亢進状態となるが，びまん性の甲状腺腫となって最終的には甲状腺機能が低下する慢性甲状腺炎である．

10・3 悪性貧血（重複）*4

巨赤芽球性貧血に含まれ，抗内因子抗体，抗胃壁抗体の産生によってビタミンB_{12}の吸収障害が起こり萎縮性胃炎（自己免疫疾患と考えられている）となる．このビタミンB_{12}は核分裂時のDNA合成に関与するため，胃粘膜の形成ばかりでなく芽球の生成にも影響する（このため貧血は巨赤芽球性貧血となる）．原因や治療法がわかるまでは致死的経過をたどっていたため，"悪性"とよばれていた．

10・4 アジソン病
10・4・1 病態生理

慢性に経過する原発性副腎皮質機能低下症で，副腎皮質ホルモンの分泌が低下した状態にある．病因は特発性（49％）と結核性（38％：結核菌の血行性散布によって，結核性肉芽腫が形成されることによる）が大半を占める．

10・4・2 臨床症候・診断

  a. 臨床症候*5

  1) 易疲労感，脱力感
  2) 悪心，嘔吐，食欲不振
  3) 耐寒性の低下
  4) 無気力，不安，性格の変化

---

*1 重複とある疾患については，それぞれの臓器別の薬理・病態・薬物治療の項でも解説している．ここでは自己免疫疾患という観点で扱う．

バセドウ病
Basedow disease

*2 バセドウ病については，詳しくは本シリーズ "第6巻 医療薬学Ⅲ" SBO 19 参照．

TSH: thyroid stimulating hormone

橋本病
Hashimoto disease

*3 橋本病については，詳しくは本シリーズ "第6巻 医療薬学Ⅲ" SBO 20 参照．

*4 SBO 26・2・2 参照．

アジソン病
Addison disease

*5 **身体所見**
  1) 色素沈着：全身皮膚，口腔粘膜，爪
  2) 体重増加不良（小児），体重減少（大人）
  3) 低血圧
  4) 低体温
  5) 月経異常
  6) 腋毛・陰毛の脱落（女性）

b. 診　断　以下の検査所見が診断のポイントとなる．

1) 低ナトリウム血症（アルドステロンの遠位尿細管での Na^+ 再吸収障害と K^+，H^+ の排泄障害による）
2) 低血糖（糖質コルチコイドの糖代謝障害による）
3) 低コレステロール血症（糖質コルチコイドの脂質代謝障害による）
4) 貧血（Hb 10 g/dL 以下）
5) 末梢血好酸球増多（8％以上）
6) 内分泌検査所見

- 血中副腎皮質刺激ホルモン（ACTH）値：高値（負のフィードバックによる）
- 血中アルドステロン値：低値
- 血中コルチゾール（CS）値：尿中 17-ヒドロキシコルチコステロイド（17-OHCS）値，尿中 17-KGS 値のいずれも低値
- 血中デヒドロエピアンドロステロン硫酸（DHEA-S）値：低値
- 迅速 ACTH 試験：血中コルチゾールが低値～無反応

Hb：hemoglobin（ヘモグロビン）

ACTH：adrenocorticotropic hormone

CS：cortisol

17-OHCS：17-hydroxycorticosteroid

17-KGS：17-ketogenic steroid

10・4・3 薬物治療

1) コルチゾールの 1 日基礎代謝分泌量 20 mg を指標として**糖質コルチコイド（ヒドロコルチゾン 20 mg）**の補充を行う．

   コルチゾールの日内変動に合わせて朝多めに投与する．また，結核性アジソン病でリファンピシンを投与するときには，薬物代謝酵素によるヒドロコルチゾンの薬効低下があるため，通常の 2 倍量を投与する．

2) 一般に鉱質コルチコイドと副腎アンドロゲンは補充されないが，低ナトリウム血症，低血圧などの塩分喪失症状のある場合には，**フルドロコルチゾン酢酸エステル** 0.05～1 mg を併用補充する．

   外傷，感染，出血，手術時などには，**副腎クリーゼ**の予防のために通常の 2～3 倍投与する．

糖質コルチコイド（glucocorticoid）：グルココルチコイドともいう．

ヒドロコルチゾン hydrocortisone

フルドロコルチゾン酢酸エステル fludrocortisone acetate

副腎クリーゼ（adrenal crisis）：未治療の患者や治療中で感染・外傷などのストレスが加わったときに，生体のステロイド需要が高まって発症する急性の副腎不全である．強い脱力感，悪心・嘔吐，下痢，脱水，血圧低下，発熱，低血糖，皮下出血などの症状を示し，処置しないとショックで死亡する．

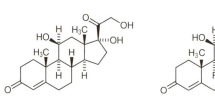

ヒドロコルチゾン　　　フルドロコルチゾン酢酸エステル

10・5　1 型糖尿病（重複）*

膵臓の β 細胞が破壊されて，インスリンの欠乏が生じることによって起こる糖尿病である．この型は多くの場合，自己免疫機序が関与して血中に膵ランゲルハンス島（抗原）に対する自己抗体（ICA）やグルタミン酸デカルボキシラーゼ（GAD）抗体が検出される．発症がインスリンの絶対的欠乏を基盤としている．

1 型糖尿病 type 1 diabetes mellitus

＊ 1 型糖尿病については，詳しくは本シリーズ "第 6 巻 医療薬学Ⅲ" SBO 15 参照．

ICA：islet cell antibody

GAD：glutamic acid decarboxylase

10・6 重症筋無力症
10・6・1 病態生理

骨格筋の神経・筋伝達は，神経筋接合部の神経終末から放出されるアセチルコリンが，シナプス後膜のアセチルコリン受容体に結合することによって行われる．しかし，**重症筋無力症**では**抗アセチルコリン受容体抗体**（自己抗体）が出現して受容体に結合し，受容体活性の阻害，受容体の崩壊，補体介在性終板膜の破壊が起こって，神経・筋伝達が正常に行われなくなる．すべての年齢層で認められ，10万人に4～6人の割合で発症する．

重症筋無力症（myasthenia gravis）: 本シリーズ "第6巻 医療薬学Ⅰ" SBO 36・3 参照．

10・6・2 臨床症候・合併症・診断

a. 臨床症候
1) 眼筋障害: 眼瞼下垂，複視，眼球運動障害
2) 嚥下障害
3) 構音障害*や四肢筋の易疲労性

* 発音・発声の障害.

b. 合併症
1) 胸腺腫，胸腺過形成
2) 甲状腺疾患

c. 診断（検査所見）
1) エドロホニウム（テンシロン）試験: コリンエステラーゼ阻害薬のエドロホニウム塩化物 10 mg（1 mL）を用意し，2 mg を15秒以上かけて静注する．30秒以内に効果がなければ，残り 8 mg を静注して，速やかに症状（筋力低下，眼瞼下垂など）の改善が認められたら，陽性と診断する．
2) 血中抗アセチルコリン受容体抗体の検出（80～90％陽性となる）
3) 末梢神経の反復刺激（2～3 Hz）を行い，4，5回目の刺激による複合筋活動電位の振幅が1回目の10％以上減衰する場合を陽性とする．また，エドロホニウム塩化物の静注で減衰現象がなくなる．

ピリドスチグミン

アンベノニウム

ネオスチグミン

ジスチグミン

10・6・3 薬物治療

a. コリンエステラーゼ阻害薬　コリンエステラーゼを阻害することによってアセチルコリンを終板に長くとどまらせる．下記①，③，④は経口薬，②は注射薬*．

* ①～④の構造式は p. 45 参照．

ピリドスチグミン
pyridostigmine

ネオスチグミン
neostigmine

アンベノニウム
ambenonium

ジスチグミン　distigmine

プレドニゾロン
prednisolone

メチルプレドニゾロン
methylprednisolone

① ピリドスチグミン
② ネオスチグミン
③ アンベノニウム
④ ジスチグミン

b. ステロイド性抗炎症薬

① プレドニゾロン
② ステロイドパルス療法: メチルプレドニゾロンを 15～30 mg/(kg・日)（3日間連続点滴静注）を1クールとして行う治療をいう．正式な保険適応はないが，診療報酬審査上，認められている．

プレドニゾロン　　　メチルプレドニゾロン

c. 免疫抑制薬

① カルシニューリン阻害薬（ステロイドの減量が期待できる）
・シクロスポリン
・タクロリムス

シクロスポリン(ciclosporin)：
構造式は p. 21 参照．

タクロリムス(tacrolimus)：
構造式は p. 21 参照．

アザチオプリン
azathioprine

ミコフェノール酸 モフェチル　mycophenolate mofetil

② 代謝拮抗薬
・アザチオプリン
・ミコフェノール酸 モフェチル: 保険適応なし

アザチオプリン　　　ミコフェノール酸 モフェチル

シクロホスファミド
cyclophosphamide

③ アルキル化薬
・シクロホスファミド

d. 免疫グロブリン静注療法　自己抗体産生抑制，サイトカイン産生抑制などの効果を求めて，大量のγグロブリン（1日 400 mg/kg，5日間）を用いて治療を行う場合がある．

e. 胸腺腫摘出術　重症筋無力症には胸腺腫や胸腺の過形成が高率に合併するが，この中で悪性度の高いものに対して胸腺摘出術が行われる．

f. 血漿交換療法　抗体の除去を目的に行われる．

10・7 多発性硬化症

多発性硬化症
disseminated sclerosis, multiple sclerosis

10・7・1 病態生理

髄鞘を自己抗原とする自己抗体が関与している．髄鞘の構成成分に反応するT細胞が細菌やウイルス感染によって活性化されて血液脳関門を通過して，髄鞘に存在する種々の抗原を認識すると，抗原抗体反応，補体の活性化，サイトカインの誘導，マクロファージの貪食などによって，脱髄が進行していく．病変は多巣性で長年にわたって出現し，多彩な神経症状を示す．

10・7・2 臨床症候・診断

a. 臨床症候　中枢神経系の脱髄病変によって，視力低下，運動麻痺，歩行障害，感覚障害，深部反射亢進，バビンスキー反射*などの症候を示す．

* バビンスキー反射：上位運動ニューロン（錐体路）が障害されたときに誘発される病的反応．

b. 検査所見　髄液中にオリゴクローナルバンド（髄液の電気泳動で認められる異常なIgGのバンド）が出現する．重症筋無力症でも50〜80％に認められる．

10・7・3 薬物治療

a. 急性増悪期の治療

1) メチルプレドニゾロンによるステロイドパルス療法が行われ，その後，経口ステロイド性抗炎症薬の経口漸減投与を行う．
2) 血漿交換療法

b. 再発・進行防止の治療

1) 再発予防として，インターフェロンβ-1a, 1b 製剤などの免疫療法
2) γグロブリンによる大量療法
3) 免疫抑制薬
   - ミトキサントロン
   - グラチラマー：グルタミン酸，リシン，アラニン，チロシンの4種のアミノ酸から成るランダムコポリマーで，T細胞の分布が炎症誘発性Th1細胞から炎症抑制性Th2細胞優位に変化する．

ミトキサントロン
mitoxantrone

グラチラマー
glatiramer

ミトキサントロン

フィンゴリモド

4) フィンゴリモド：患者の末梢を循環している自己反応性リンパ球をリンパ節内にとどめ，中枢神経への浸潤を抑制する．

フィンゴリモド
fingolimod

5) 分子標的薬
   - ナタリズマブ：ヒト化抗α4インテグリンモノクローナル抗体

ナタリズマブ
natalizumab

10・8 特発性血小板減少性紫斑病

特発性血小板減少性紫斑病
idiopathic thrombocytopenic purpura, ITP

10・8・1 紫斑病の鑑別

紫斑病とは紫斑（皮膚内の出血により出現して圧迫しても色が消失しない）が出現する疾患の総称で，表10・1に示す原因で出現する．

表10・1 紫斑病の鑑別

紫斑病の種類	原因
特発性血小板減少性紫斑病（ITP）	血小板減少
血友病 A, B	凝固因子の欠乏（Ⅷ，Ⅸ）
アレルギー性紫斑病 ＝血管性紫斑病 ＝ヘノッホ・シェーンライン紫斑病	アレルギー性血管炎
その他	血小板減少をひき起こす薬剤（免疫学的機序による） ・抗生物質・抗菌薬：ペニシリン，セファロスポリン，リファンピシン ・その他：アスピリン，ヘパリン，キニジン，メチルドパ

10・8・2 （急性）特発性血小板減少性紫斑病の病因と薬物治療

PA IgG: platelet-associated IgG

原因不明のことが多いが，ウイルス（風疹など）感染後に出現した抗体（PA IgG）が血小板と結合し，マクロファージによって処理されるため血小板減少が起こる．

薬物治療 1）抗体（PA IgG など）産生の抑制を目的に，プレドニゾロンを経口漸減投与する．
2）抗体の血小板への結合を抑制する目的で，γグロブリンを点滴静注する．

自己免疫性溶血性貧血
autoimmune hemolytic anemia, AIHA

10・9 自己免疫性溶血性貧血 （重複）：SBO 26・2・4 参照．

シェーグレン症候群
Sjögren syndrome

10・10 シェーグレン症候群

10・10・1 病態生理

IFN: interferon
IL: interleukin

原因は不明であるが，CD4 陽性 T 細胞や B 細胞が病態形成に関わっている．活性化された T 細胞から産生されるサイトカイン（IFN-γ, IL-6 など）が B 細胞を活性化したり（自己抗体の産生），キラー T 細胞を活性化して特に唾液腺・涙腺組織を破壊し，それらの組織を萎縮させる．

10・10・2 臨床症候

*1 dry mouth
*2 dry eye

a. 口腔内の乾燥[*1]によるもの　　嚥下困難，口臭，う歯，舌痛
b. 目の乾燥[*2]によるもの　　眼異物感，眼痛，眼精疲労
c. 腺外症候　　関節炎，筋炎，間質性肺炎，自己免疫性肝炎，末梢神経炎，血管炎，間質性腎炎

10・10・3 診　　断

1) 唾液腺・涙腺の組織生検（分泌腺の導管周囲にリンパ球浸潤を認める）
2) 唾液腺シンチグラフィー（機能低下の所見を認める）
3) シルマー試験（唾液分泌の低下を認める）
4) 抗SSA/Ro抗体もしくは抗SSB/La抗体*陽性

* 抗SSA/Ro抗体, 抗SSB/La抗体：SSはシェーグレン症候群（Sjögren syndrome）に由来し，ともにこの症候群で高頻度に認められる自己抗体である．

10・10・4 治　　療

a. 口腔内の乾燥に対して　　頻回のうがい，室内の湿気を保つなどを行い，乾燥がひどい場合には人工唾液（NaCl・KCl・$CaCl_2$配合）が使用される．

- セビメリン：唾液腺細胞のムスカリン性アセチルコリン受容体に作用して唾液分泌を促進する．
- ピロカルピン：作用はセビメリンと同様

セビメリン　cevimeline

ピロカルピン　pilocarpine

b. 眼の乾燥に対して　　おもに人工涙液による補充療法を行う．角膜上皮障害治療効果のあるヒアルロン酸を使用することもある．生理食塩液による洗眼を行ったりもする．

c. 腺外症候に対して

1) 関節痛や関節炎に対しては非ステロイド性抗炎症薬（NSAID）を使用する．
2) 他の症状に対しては，中等量以上の経口ステロイド性抗炎症薬（30〜60 mg/日）の投与
3) 難治例に対して，アザチオプリン，シクロホスファミドなどが使用されることがある．

NSAID：nonsteroidal antiinflammatory drug

> **SBO 11**
> E2(2)②8
>
> 以下の全身性自己免疫疾患について，治療薬の薬理（薬理作用，機序，おもな副作用），および病態（病態生理，症状など）・薬物治療（医薬品の選択など）を説明できる．
> 全身性エリテマトーデス，強皮症，多発筋炎/皮膚筋炎，関節リウマチ（重複*）

＊ 関節リウマチについては SBO 13 で解説する．

膠原病（collagen disease）：膠原病の概念は 1942 年に P. Klempere によって提唱された．病理組織学的な特徴は，フィブリノイド変性と結合組織の粘液性膨化で，このような結合組織の膠原物質の変化が全身に認められることから，これらの疾患を一連の同一系統疾患と考えて，膠原病とした．

自己免疫疾患（autoimmune disease）：本シリーズ"第4巻 生物系薬学Ⅲ"SBO 15 も参照．

11・1 自己免疫疾患（特に膠原病）の病態生理

通常，抗原抗体反応物（免疫複合体）が産生されると，網内系のマクロファージによって処理される．しかし，免疫複合体が過剰にできて処理されずに残ると，これが組織（腎臓，皮膚，関節，肺など）に沈着し，さらにこれに補体が結合して補体系が活性化される．活性化した補体は白血球走化性因子として働き，好中球や好塩基球を遊走して，これらの細胞から遊離されるヒスタミンやプロテアーゼが血管透過性の亢進や各組織の破壊を起こし，Ⅲ型アレルギー反応が出現する．このような機序で過剰に出現した自己抗体によって生じる疾患に**膠原病**がある（表 11・1）．その他，自己抗体が関与して起こる**自己免疫疾患**には表 11・2 に示すようなものがある．

表 11・1　膠原病と膠原病類縁疾患

	疾　　患
膠原病	関節リウマチ，全身性エリテマトーデス，全身性強皮症，多発筋炎/皮膚筋炎，リウマチ熱，結節性動脈周囲炎
膠原病類縁疾患	シェーグレン症候群，ベーチェット病など

表 11・2　膠原病以外の自己免疫疾患

おもな組織	疾　　患
血　　液	自己免疫性溶血性貧血，特発性血小板減少性紫斑病，無顆粒球症，再生不良性貧血
内分泌腺	橋本病，バセドウ病，特発性副甲状腺機能低下症，特発性アジソン病
性　　腺	男性不妊（自己免疫性無精子症）
胃	悪性貧血
大　　腸	潰瘍性大腸炎，クローン病
肝　　臓	ルポイド肝炎，原発性胆汁性肝硬変症
膵　　臓	1 型糖尿病
腎　　臓	糸球体腎炎，グッドパスチャー症候群
肺	グッドパスチャー症候群
筋　　肉	重症筋無力症
神　　経	多発性硬化症
皮　　膚	天疱瘡
眼	フォークト-小柳-原田症候群，水晶体誘発性ぶどう膜炎

11・2 全身性エリテマトーデス

11・2・1 病態生理

原因は不明であるが，何らかの原因で自己抗体（抗核抗体，抗二本鎖 DNA 抗

体，抗 Sm 抗体＊など）が産生されると免疫複合体が形成され，それが諸種の臓器に沈着して，前記機序によって炎症性の組織傷害を起こす．したがって，**全身性エリテマトーデス（SLE）の病変は多臓器にわたる**．頻度として 20～30 歳代の女性に多い．

2012 年版の SLICC の診断基準は，臨床症候の項目（表 11・3）と免疫学的項目（表 11・4）で構成されている．臨床 11 項目と免疫 6 項目からそれぞれ 1 項目以上，合計 4 項目以上該当で SLE と診断する．ただし，

- 項目が同時に出現する必要はない
- 腎生検で SLE に合致した腎症があり，抗核抗体か抗二本鎖 DNA 抗体が陽性であれば SLE とする．

＊ 抗 Sm 抗体: SLE 患者（Smith）の血清中から見いだされた抗体で，低分子リボタンパク質の一つである．

全身性エリテマトーデス
systemic lupus erythematosus, SLE

SLICC: Systemic Lupus International Collaborating Clinics

表 11・3 全身性エリテマトーデス（SLE）における臨床症候の項目[a]

臨床 11 項目		
1.	急性皮膚ループス	皮膚筋炎を除外．ループス頬部皮疹（頬部円板状皮疹は含まない），水疱性ループス，SLE に伴う中毒性表皮壊死症，斑状丘疹状ループス皮疹，光線過敏ループス皮疹，あるいは，亜急性皮膚ループス（瘢痕を残さずに治る非硬化性の乾癬状あるいは標状皮疹．炎症後の色素沈着異常や毛細血管拡張症を伴うことがある）．
2.	慢性皮膚ループス	古典的円板状皮疹: 限局（頸部より上）あるいは全身（頸部ならびに頸部以下），過形成（疣贅状）ループス，ループス脂肪織炎（深在性ループス），粘膜ループス，凍瘡状ループス，円板状ループスと扁平苔癬の重複など．
3.	口腔潰瘍	口蓋，頬部，舌，あるいは鼻腔潰瘍．ただし血管炎，ベーチェット病，ヘルペスなどの感染症，炎症性腸疾患，反応性関節炎，酸性食品など他の既知の病因を除く．
4.	非瘢痕性脱毛	びまん性に薄い，あるいは壊れた毛髪がみられる傷んだ毛髪．ただし円形脱毛症，薬剤性，鉄欠乏，男性ホルモンによる脱毛症など他の既知の病因を除く．
5.	滑膜炎	2 箇所以上の関節腫脹あるいは滑液貯留を伴う滑膜炎．または，2 箇所以上の関節痛と 30 分以上の朝のこわばり．
6.	漿膜炎	1 日以上続く典型的な胸膜炎，または胸水，胸膜摩擦音．1 日以上続く典型的な心外膜痛（臥位で痛み，前かがみ座位で軽減する），または心嚢液貯留，心外膜摩擦音，心エコーによる心外膜炎．ただし感染症，尿毒症，Dressler 心外膜炎など他の既知の病因を除く．
7.	腎症	尿タンパク/クレアチニン比（または 24 時間尿タンパク）で 1 日 500 mg の尿タンパクが推定される．または赤血球円柱．
8.	神経症状	痙攣，精神障害，多発単神経炎（血管炎など他の病因を除く），脊髄炎，末梢神経障害，脳神経障害（血管炎，感染症，糖尿病などの他の病因を除く），急性錯乱状態（中毒，代謝疾患，尿毒症，薬剤性などの他の病因を除く）．
9.	溶血性貧血	
10.	白血球減少，リンパ球減少	少なくとも 1 回は白血球＜4000 /mm³．ただしフェルティ症候群，薬剤性，門脈圧亢進など他の病因を除く．あるいは，少なくとも 1 回はリンパ球＜1000 /mm³．ただしステロイドによるもの，薬剤性，感染症など他の病因を除く．
11.	血小板減少	少なくとも 1 回は＜100,000 /mm³．薬剤性，門脈圧亢進症，血栓性血小板減少性紫斑病などの他の病因を除く．

a) SLICC の診断基準（2012 年版）

表 11・4 全身性エリテマトーデス（SLE）における免疫学的項目[a]

免疫 6 項目	
1.	抗核抗体（ANA）陽性
2.	抗二本鎖 DNA 抗体陽性．ELISA[†] では 2 回以上
3.	抗 Sm 抗体陽性
4.	抗リン脂質抗体 ループス抗凝固因子陽性 梅毒血性反応生物学的擬陽性 カルジオリピン抗体（2 倍以上・中高度以上） $β_2$ グリコプロテイン 1
5.	補体低値 低 C3 低 C4 低 CH50
6.	溶血性貧血がなく直接クームス試験陽性

a) SLICC の診断基準（2012 年版）
† ELISA: enzyme linked-immunosorbent assay（酵素免疫測定法）

a. 臨床症候　SLE は出現した自己抗体による免疫複合体が諸種の臓器に沈着するため，病変は多臓器（皮膚，関節，消化器，心臓，肺，腎臓，中枢神経など）に及ぶ．また，炎症によるサイトカインの産生（インターロイキン1，インターフェロンなど）によって発熱も生じる．

1) 全身症状：発熱
2) 皮膚・粘膜症状：蝶形紅斑，円板状ループス，光線過敏症，口腔・外陰部アフタ性潰瘍
3) 関節：関節痛，関節腫脹（骨破壊は伴わない）
4) 消化器：腹痛，吐気，肝脾腫
5) 心臓：心膜炎
6) 肺：胸膜炎，間質性肺炎
7) 腎臓：タンパク尿，血尿
8) 中枢神経：頭痛，めまい，痙攣
9) その他：全身リンパ節腫脹

b. SLE の予後を左右する症状　SLE は以下の 1)〜4) の症状により，予後が左右される．特に腎病変は 50% 以上の患者に認められ，腎障害の程度や中枢神経症状はステロイド性抗炎症薬（第一選択薬）の開始量にも影響する．

1) 腎障害（びまん性糸球体腎炎）
2) 全身性血管炎
3) 溶血性貧血
4) 神経障害（痙攣）

c. 予 後　5年生存率は 95% 以上である．死因は腎不全，中枢神経障害，感染症の順に多いが，b の 1)〜4) の症状が認められる場合は予後が悪い．

11・2・2　薬 物 治 療*

a. ステロイド性抗炎症薬

適応と投与量は臓器障害の程度による．特に腎障害の程度は予後を左右する．

1) 軽症（腎障害がないもの）：プレドニゾロン 15〜30 mg/日．
   非ステロイド性抗炎症薬を単独で使用することもあるが，少量でもステロイド性抗炎症薬を使用しなければならないことが多い．
2) 中等症（腎障害が中等症）：プレドニゾロン 30〜50 mg/日．
3) 重症（腎障害が高度，中枢神経症状のあるもの）：プレドニゾロン 50〜60 mg/日．

1〜4 週間使用して，臨床症状や検査所見に改善が認められたら，徐々に漸減して，少量の維持へと移行する．

活動性の腎病変や中枢神経病変など重篤な臓器障害がある症例では，ステロイドパルス療法〔メチルプレドニゾロン 15〜30 mg/(kg・日)，3 日間連続点滴静注を 1 クールとする〕を考慮する．

b. 免疫抑制薬

1) アザチオプリン：1〜3 mg/(kg・日)．T 細胞に作用して抗体産生を低下さ

---

* プレドニゾロン，メチルプレドニゾロン，アザチオプリンの構造式は p.46 参照，シクロスポリンの構造式は p.60 参照．

プレドニゾロン
prednisolone

メチルプレドニゾロン
methylprednisolone

ステム　(-)pred-: プレドニゾン/プレドニゾロン誘導体

アザチオプリン
azathioprine

2) アルキル化薬: シクロホスファミド 2〜5 mg/(kg・日). B 細胞に作用して抗体産生を低下させる.

3) シクロスポリン: ステロイド抵抗例に用いられる. T 細胞に作用して, インターロイキン 2 の産生を抑制する. 100〜150 mg/日 (TDM を行いながら, トラフ値[*1] 100 ng/mL 程度が目安).

4) リツキシマブ: キメラ型モノクローナル (CD20 に対する) 抗体で, 難治療 SLE で有効性が報告されている.

c. 血栓の予防対策　抗リン脂質抗体症候群に伴う血栓症では, 急性期に血栓溶解薬が投与される. 予防的にアスピリン・ダイアルミネート配合剤, 血栓発症例にワルファリンを投与する.

d. その他の治療

1) アフェレーシス療法[*2]:
  - 血漿交換療法: 流血中の自己抗体や免疫複合体の除去を目的に行う.
  - リンパ球除去療法: リンパ球を中心とする免疫異常に関わる免疫担当細胞の除去を目的に行う.

2) **胸管照射・全身放射線照射**: X 線照射による免疫担当細胞のヘルパーT 細胞の活性化抑制を狙って行われる (わが国では行われていない).

3) **γグロブリン大量療法**: 血小板減少症や糸球体腎炎の治療に用いられる.

シクロホスファミド cyclophosphamide

シクロスポリン (ciclosporin): 構造式は SBO 17 参照.

TDM: therapeutic drug monitoring (治療薬物モニタリング)

[*1] トラフ値: 次回投与前の最低血中濃度.

リツキシマブ rituximab

[*2] 成分除去療法ともいう.

11・3 強皮症

11・3・1 病態生理

皮膚やその他の臓器に線維化と末梢循環不全を呈する結合組織の疾患である. 皮膚の硬化が起こるため, 以前は進行性全身性硬化症とよばれた.

強皮症 dermatosclerosis, pachydermia, scleroderma, sclerodermia

11・3・2 臨床症候

1) 皮膚の硬化により皮膚が光沢をもつようになる.
2) 末梢循環不全によるもの
  ① **レイノー現象** (寒冷刺激や精神的な緊張によって, 手足の指が白色, 紫色, 赤色と色調変化する)
  ② 手指のむくみ (ソーセージ様手指)
  ③ 末梢循環不全による手指の潰瘍・壊疽
3) 肺病変
  ① 間質性肺炎
  ② 肺高血圧症
4) その他の症候
  ① 心筋傷害による (不整脈, 拡張型心筋症類似の心機能障害)
  ② 腎臓機能障害による (高血圧): 強皮症が原因で腎機能障害が出現した場合, 強皮症腎ということがある.

③ 消化管の線維化による

　消化管（食道，小腸，大腸）の蠕動低下（胃食道逆流現象，便通異常：下痢と便秘を繰返す），偽性腸閉塞，栄養の吸収障害による体重減少

④ 関節症状（関節炎，手指の屈曲拘縮）

11・3・3 薬物治療

1) ステロイド性抗炎症薬

　プレドニゾロンの少量～中等量（20 mg/日以下）経口投与

2) 免疫抑制薬

　シクロホスファミドの経口投与または静注（皮膚硬化や間質性肺炎に有効とされる）

3) ペニシラミン（コラーゲン架橋阻止作用をもつ）

　低用量（50 mg または 100 mg）連日経口投与

> ペニシラミン (penicillamine): 構造式はp. 63 参照.

11・4　多発性筋炎/皮膚筋炎

11・4・1 病態生理

多発性筋炎では CD8 陽性 T 細胞が自己の筋肉細胞に対して細胞傷害を起こし，**皮膚筋炎**では B 細胞と CD4 陽性 T 細胞が筋肉組織に浸潤をして組織傷害を起こす．

> 多発性筋炎　polymyositis
> 皮膚筋炎　dermatomyositis

11・4・2 臨床症候

1) 四肢近位筋，頸筋などの筋痛，筋力低下
2) 嚥下痛，嚥下困難
3) **ヘリオトロープ疹**（両上眼瞼の紫色皮疹）
4) **ゴトロン丘疹**（四肢，手，肘，膝伸側などに対称性に出現する桃色～紫色の隆起）
5) その他: 間質性肺炎など

11・4・3 検査所見

1) 筋組織の破壊により，血清クレアチンキナーゼ（CK），乳酸デヒドロゲナーゼ（LDH），ミオグロビンなどが上昇する．
2) 抗 Jo-1 抗体[*]の上昇（20～30 % の患者で認められる）
3) 画像診断（MRI）: 筋萎縮や脂肪組織による置換が認められる．
4) 筋電図: 筋線維数の減少によって，活動電位の持続時間と大きさが低下する．
5) 筋肉組織生検: 筋肉組織へのリンパ球浸潤と筋線維の変性や破壊が認められる．

> CK: creatine kinase
> LDH: lactate dehydrogenase
> [*] 抗 Jo-1 抗体: 多発性筋炎/皮膚筋炎に特異的な自己抗体として見いだされた，ヒスチジル tRNA シンテターゼに対する自己抗体と考えられている．

11・4・4 薬物治療

1) ステロイド性抗炎症薬
   ① 軽症の場合：プレドニゾロン〔0.5 mg/(kg・日)〕経口投与
   ② 治療抵抗例：ステロイドパルス療法（メチルプレドニゾロン 500〜1000 mg/日 3 日間の点滴静注投与）
2) 免疫抑制薬（ステロイド不応例）
   ① メトトレキサート（経口または筋注）
   ② アザチオプリン（経口）
   ③ シクロホスファミド（経口または点滴静注）
   ④ タクロリムス，シクロスポリン（経口または点滴静注）
3) γグロブリンの大量療法

メトトレキサート
methotrexate

シクロホスファミド
cyclophosphamide

タクロリムス(tacrolimus)：
構造式は SBO 17 参照．

11・5 関節リウマチ（重複）：SBO 13 参照．

> **SBO 12**
> E2(2)②9
>
> 臓器移植（腎臓，肝臓，骨髄，臍帯血，輸血）について，拒絶反応および移植片対宿主病（GVHD）の病態（病態生理，症状など）・薬物治療（医薬品の選択など）を説明できる．

*1 2010年7月に改正臓器移植法によって，本人の書面による意思表示がなくても，家族の承諾で移植が可能になった．

1990年に臨時脳死及び臓器移植調査会（脳死臨調）が設置され，1997年に臓器移植法が施行され*1，1998年に日本医師会が"脳死を人の死と認める"と公表した．臓器移植法に基づく最初の臓器移植は，1999年2月に行われた．この法律で，臓器とは，人の心臓，肺，肝臓，腎臓，その他厚生（労働）省令で定める内臓（膵臓および小腸）および眼球をいう．

12・1 臓器移植に関連した病態生理と免疫抑制薬*2

*2 臓器移植と免疫反応の関わりについては，本シリーズ"第4巻 生物系薬学Ⅲ" SBO 16参照．

12・1・1 臓器移植に関連した病態生理

主要組織適合遺伝子複合体（major histocompatibility complex, MHC）：自己，非自己を認識する最も重要な抗原遺伝子群で，ヒトのMHCは第6染色体短腕上にあり，ヒトではこれがHLAに相当する．HLAを合わせないと，レシピエントのリンパ球がドナーの組織（細胞）を異物と認識して生着不全（移植臓器が生着しない）が起こる．

上記の臓器〔他人（生体，死体），血縁者（親子，兄弟・姉妹（生体））などからの提供〕を移植する場合，**主要組織適合遺伝子複合体**（ヒトでは**ヒト白血球抗原，HLA**）を合わせる必要がある．また，臓器移植では，A, B, Hの血液型物質が血管内皮細胞にも存在するため，血管縫合を行って血流を確保するうえで，ドナーとレシピエントの血液型（ABO式）を一致もしくは適合させる必要もある*3．したがって，移植した臓器が生着不全（**拒絶反応**）を起こさないためにも，この主要組織適合遺伝子複合体とABO式血液型の一致が必要となってくる．

ヒト白血球抗原
human leukocyte antigen, HLA

12・1・2 臓器移植に用いられる免疫抑制薬

*3 臓器提供者をドナー，臓器提供を受ける者をレシピエントという．

臓器移植では，上記のようにHLA（A, B, DR遺伝子座）とABO式血液型が完全一致していても，A, B, DR以外の遺伝子座が一致していない場合があるため

・クラスⅠ抗原：A, B, C
・クラスⅡ抗原：DR, DP, DQ, DN

この中でA, B, DRの遺伝子座を一致させることが重要である．

表12・1 免疫抑制薬とその作用機序

免疫抑制薬	作用機序
シクロスポリン† タクロリムス†	ヘルパーT細胞におけるインターロイキン2（IL-2）の合成抑制 タクロリムスの作用はシクロスポリンを上回る
アザチオプリン ミゾリビン メトトレキサート ミコフェノール酸 モフェチル	リンパ球の核酸合成を阻害して免疫担当細胞の増殖を抑制
シロリムス	IL-2からの細胞内情報伝達を阻害
バシリキシマブ	ヒトIL-2受容体α鎖（CD25）に対するヒト/マウスキメラ型モノクローナル抗体
抗ヒト胸腺細胞ウマ免疫グロブリン 抗ヒトリンパ球ウマ免疫グロブリン	抗リンパ球抗体
グスペリムス	キラーT細胞，B細胞に作用して分化・増殖抑制

† シクロスポリン，タクロリムス：いずれも腎毒性が強いため，定期的に血中濃度の測定や腎機能検査が行われる．

(また，HLA が不一致でも移植が行われるため)，生着不全（**拒絶反応**）を起こさないように免疫抑制薬が用いられる（表 12・1）.

12・2 造血幹細胞移植に関連した病態生理と免疫抑制薬
12・2・1 造血幹細胞移植に関連した病態生理

造血幹細胞移植（療法）が必要となるのは，悪性腫瘍に対して強力な化学療法，放射線療法を行って腫瘍細胞の根絶を計ろうとすると，骨髄の幹細胞も傷害されて枯渇してしまい，自己の細胞（特に造血細胞）が産生されなくなってしまうためである*．また，造血幹細胞移植を成功させるためにはドナーの細胞を生着させる必要があり，生着不全を起こさなくするためには，自己の細胞（リンパ球など）をすべて除く必要がある．これを取除くために抗腫瘍薬や放射線を使用して破壊すると，それに変わる細胞の導入が必要となる．レシピエントのリンパ球が十分に破壊されていないと，このリンパ球がドナーの造血幹細胞を攻撃して生着不全を起こす．逆にドナーのリンパ球はレシピエントの組織を攻撃して，**移植片対宿主病**（GVHD）を起こす．この両者を防ぐために，造血幹細胞移植では免疫抑制薬（表 12・1）が使用される.

造血幹細胞（hematopoietic stem cell）: 骨髄幹細胞，末梢血幹細胞，臍帯血幹細胞など.

* **造血幹細胞移植療法の対象疾患**: 再生不良性貧血，難治性急性白血病，慢性骨髄性白血病，化学療法が効果のある固形腫瘍，先天性代謝疾患など.

移植片対宿主病（graft versus host disease, GVHD）: ドナーのリンパ球がレシピエントの組織を攻撃して，肝障害，皮疹，下痢などが出現する．重篤な場合には死亡することがある.

12・2・2 造血幹細胞移植に用いられる治療薬

1) 免疫抑制薬（シクロスポリン，タクロリムスが用いられる）
   生着不全，GVHD に対して用いられる.
2) リンパ球根絶療法
   ・抗腫瘍薬の投与（メルファランなどを使用する）
   ・放射線療法（全身放射線照射，全リンパ組織照射）
3) 感染予防・治療対策
   ・消化管殺菌〔バンコマイシン（消化管から非吸収性）の内服〕

バンコマイシン

アシクロビル

メルファラン

- 無菌食
- ニューモシスチス肺炎予防（ST 合剤*1 内服）
- 真菌感染：抗真菌薬の投与
- 単純ヘルペス・帯状疱疹ウイルス感染症：アシクロビルの投与
- 細菌感染予防・治療：G-CSF 製剤の投与，抗生物質の投与

12・3 輸血における移植片対宿主病（GVHD）とその予防対策・治療

12・3・1 輸血関連移植片対宿主病

輸血用血液には，少なからずドナーのリンパ球が含まれる．このリンパ球が輸血後，患者の組織を攻撃して GVHD をひき起こす．

a. 発症条件
① 輸血用血液に免疫担当細胞（リンパ球）が存在する．
② ドナーとレシピエントの組織適合抗原に差異がある．
③ レシピエントが輸血血液中の免疫担当細胞を拒絶できない．

b. 発症頻度　放射線照射を行わない場合，輸血の 0.1〜1.0％ に発症する．

c. 症　状
① 発　熱：輸血血液内のサイトカイン（発熱性発熱物質：IL-1, TNF, IFN, MIP-1 など）の放出による．
② 皮膚炎（紅皮症）：ドナーの免疫担当細胞がレシピエントの皮膚を攻撃することによる．
③ 肝障害：ドナーの免疫担当細胞がレシピエントの肝細胞を攻撃することによる．黄疸（血清ビリルビン値の上昇），アスパラギン酸アミノトランスフェラーゼ（AST）・アラニンアミノトランスフェラーゼ（ALT）の上昇がみられる．
④ 下　痢：ドナーの免疫担当細胞がレシピエントの腸管粘膜細胞を攻撃することによる．

d. 予防対策
① 輸血をなるべく行わない．
② 新鮮血を避ける．
③ できる限り自己血で対処する．
④ 放射線照射*2
　最低：15 Gy，通常：15〜50 Gy（30 Gy）を照射し，ドナーのリンパ球を不活化する．
⑤ 輸血時に白血球除去フィルター*3 を使用する．

e. 治　療
① ステロイドパルス療法（メチルプレドニゾロン*4 500〜1000 mg/日，3 日間の点滴静注）
② シクロスポリンの経口投与あるいは点滴静注
③ 抗リンパ球抗体（抗ヒト胸腺細胞ウサギ免疫グロブリン，抗ヒト T 細胞ウサギ免疫グロブリン）の投与

---

*1 **ST 合剤**：合成抗菌薬のスルファメトキサゾールとトリメトプリムを 5：1 の割合で合わせた製剤．

G-CSF：glanulocyte colony-stimulating factor（顆粒球コロニー刺激因子）

IL：interleukin（インターロイキン）

TNF：tumor necrosis factor（腫瘍壊死因子）

IFN：interferon（インターフェロン）

MIP：macrophage inflammatory protein

AST：aspartate aminotransferase

ALT：alanine aminotransferase

*2 輸血後 GVHD は日本赤十字社が放射線照射血液を供給開始した 1998 年以後は激減している．

Gy：gray（グレイ）

*3 **白血球除去フィルターのレシピエントに及ぼす効果**：フィルターを用いることによって，99.9〜99.99％ 白血球を除去できる．

*4 メチルプレドニゾロンの構造式は p.34 参照．

12・4 移植医療における免疫抑制薬
12・4・1 臓器移植に関して

表 12・2 に腎臓移植および肝臓移植における免疫抑制療法を示す．基礎維持免疫抑制として，腎臓移植にはシクロスポリン，アザチオプリン[*1]，ステロイド性抗炎症薬（ステロイド）を用い，肝臓移植にはタクロリムス，ステロイドが用いられる．また，心臓移植時にはステロイド性抗炎症薬，シクロスポリン，アザチオプリン，ミコフェノール酸 モフェチル[*1] などが用いられる．

[*1] アザチオプリン，ミコフェノール酸 モフェチルの構造は p.22 参照．

表 12・2 腎臓移植および肝臓移植におけるさまざまな免疫抑制療法の例

腎臓移植	基礎維持免疫抑制[†]	*シクロスポリンまたはタクロリムス水和物 ＋アザチオプリンまたはミコフェノール酸 モフェチル，ミゾリビン ＋ステロイド性抗炎症薬（ステロイド）
	急性拒絶反応時	ステロイドパルス療法 モノクローナル抗体（ムロモナブ-CD3）（ステロイドパルス無効例に） （このほかに抗リンパ球抗体やグスペリムスを用いる場合がある）
肝臓移植	基礎維持免疫抑制[†]	*シクロスポリンまたはタクロリムス水和物＋ステロイド
	急性拒絶反応時	ステロイドパルス療法 モノクローナル抗体（ムロモナブ-CD3）（ステロイドパルス無効例に）

[†] 基礎維持免疫抑制療法欄の * は，2016 年 12 月現在における一般的な療法を示す．

12・4・2 造血幹細胞移植に関して

造血幹細胞移植時には，移植後 1 日目よりシクロスポリンを 3 mg/kg 1 日 2 分割点滴静注法（1 回 4～6 時間）にて開始し，粘膜障害，消化器症状の消失する 3 週間前後より静注量の 2～4 倍量を 2 分割経口投与に変更する．移植後 50 日目前後以降，週に 5 % ずつ減量し，慢性 GVHD がなければ 6 カ月を目標に中止する．さらに，メトトレキサートが移植後 1 日目（10 mg/m^2），移植後 3，6，11 日目（7 mg/m^2）に投与される．

12・5 免疫抑制薬（シクロスポリン，タクロリムス）の投与設計と相互作用

シクロスポリン，タクロリムスともに，インターロイキン 2（IL-2）の産生を抑制することによって免疫抑制作用を示す．タクロリムスは，IL-2 の産生抑制作用がシクロスポリンの 200 倍あるといわれている．どちらの免疫抑制薬も，肝臓，膵臓，特に腎臓に対する毒性が問題となり，血圧が上昇したり，乏尿となったりする．毒性発現は血中濃度と相関しているため，治療薬物モニタリング（TDM）を必ず行う．トラフ値[*2] を測定して（シクロスポリンであれば 200～300 ng/mL，タクロリムス水和物であれば 3 カ月まで 10～20 ng/mL，6 カ月まで 10～15 ng/mL，6 カ月以降 8～12 ng/mL）有害事象の発現に注意を払う．また，いずれの薬物も CYP3A4 で代謝されるため，この酵素を阻害する薬物が相互作用上問題となる．シクロスポリンは低マグネシウム血症をきたすことがあるため，血中マグネシウム値にも注意を払う．

TDM: therapeutic drug monitoring

[*2] トラフ値: 次回投与前の最低血中濃度．

```
―Ala-D-Ala-MeLeu-MeLeu-MeVal―N―Abu-MeGly-MeLeu-Val-MeLeu―
```

Abu = (2S)-2-アミノ酪酸
MeGly = N-メチルグリシン
MeLeu = N-メチルロイシン
MeVal = N-メチルバリン

シクロスポリン

タクロリムス

12・6 移植医療における薬剤師の役割

1) SBO 12・2・2 に記してあるように，移植を成功（生着不全や GVHD 出現の回避）させるためにどのように薬物が使用されているか十分に理解し，医療チームの一員として，薬の専門家としての役割を果たす．

2) 生着不全の回避，GVHD 出現予防のために免疫抑制薬の投与はきわめて重要である．薬物動態学・薬物動力学の知識を十分に活用して治療に参画する．

3) ドナーは，言ってみれば "immunocompromised host（易感染者）" であり，このような状態の患者に服薬指導を行うことをよく理解しておく．

第3章 骨・関節・カルシウム代謝疾患の薬，病態，治療

SBO 13
E2(2)③1

関節リウマチについて，治療薬の薬理（薬理作用，機序，おもな副作用），および病態（病態生理，症状など）・薬物治療（医薬品の選択など）を説明できる．

13・1 関節リウマチの病態

　関節リウマチは原因不明の全身性，慢性炎症性疾患であり，特徴的な関節病変を示す．関節病変は手足の小関節に対称性に出現し，可動域の異常や減少，変形，亜脱臼などによる機能障害をもたらし，炎症に伴う疼痛とともに患者のQOLを著しく低下させる．また，発熱などの全身症状や関節外病変も認められる．患者の男女比は1:4で，30～50歳代の女性に好発するが，小児，高齢者にも認められる．患者家系では自己免疫疾患を発症する頻度が高く，複数の遺伝因子が発症に関わると推定される．遺伝的背景をもとに，細菌やウイルスの感染が契機となって関節滑膜組織にリンパ球，マクロファージなどの免疫担当細胞が集積し，腫瘍壊死因子α（TNF-α），インターロイキン6（IL-6）などの炎症性サイトカインを産生して関節症状を誘発するとされる．免疫複合体による補体の活性化，免疫複合体を貪食した好中球に由来するリソソーム酵素や活性酸素なども組織傷害に関与すると考えられる．炎症によって増殖した滑膜肉芽組織が，滑膜表面に広がるとともに軟骨から骨へと侵入し，軟骨と骨を破壊する．

　関節リウマチの疼痛は最も重要な炎症の徴候であり，手足の関節の圧痛が特徴的で，しばしば腫脹や熱感を伴う．障害される関節は手足，肘，肩，膝，股，顎，上部頸椎などさまざまで，手指では中手指節間関節[*1]および近位指節間関節[*2]が侵されやすい．起床時のこわばりは初期から認識される症状であり，滑膜内のうっ血，関節嚢の肥厚などが原因となる．長時間持続する場合には関節リウマチを疑う．疼痛，筋萎縮，腱や靭帯の断裂，弛緩などによって関節の可動域が変化するが，病状が進行すると関節面が結合組織や骨組織によって癒合し，スワンネック変形，ボタン穴変形，つち状趾，尺側偏位，外反母趾などの関節変形が出現し（図13・1），機能が大きく損なわれる．また，さまざまな関節に亜脱臼を生じ，腱鞘炎，ばね指，腱の障害，廃用性筋萎縮[*3]などもみられる．

関節リウマチ
rheumatoid arthritis, RA

QOL: quality of life（生活の質）

TNF: tumor necrosis factor
IL: interleukin

*1 中手指節間関節（metacarpophalangeal joint）：MCP関節（MCP joint）ともいう．

*2 近位指節間関節（proximal interphalangeal joint）：PIP関節（PIP joint）ともいう．

*3 廃用性筋萎縮：筋肉を使用しないことによって筋肉組織が退化，減弱した状態．

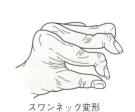 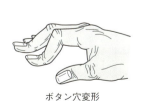 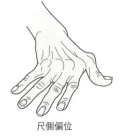 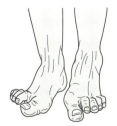

スワンネック変形　　ボタン穴変形　　尺側偏位　　外反母趾とつち状趾

図13・1　関節リウマチにみられる特徴的な関節変形　"Rheumatology: Diagnosis and Therapeutics", ed. by J. J. Cush, Williams & Wilkins (1999) より．

関節リウマチは全身性の疾患であり，関節外の合併症を生じやすいが，治療薬の副作用が関わる場合も多い．炎症が強い場合には，発熱，倦怠感，体重減少などが現れる．機械的な圧迫を受ける部位の皮下に無痛性の結節を生じ，体動制限，栄養，ステロイドなどの影響によって関節周囲および全身性に骨粗鬆症[*1]を生じる．間質性肺炎は呼吸不全の原因となる重要な病態であるが，関節リウマチに起因するリウマチ肺と薬剤性肺炎とが知られている．また，肺内にリウマトイド結節[*2]が認められることがある．眼では強膜炎，虹彩炎，虹彩毛様体炎を生じ，眼痛，結膜充血などの原因となる．貧血は患者の多くに認められるが，大部分は治療薬の副作用である．内臓病変を伴う重篤な病態を悪性関節リウマチとよぶ．

[*1] SBO 14 参照．

[*2] **リウマトイド結節**：結合組織内にフィブリノイド変性が起こり，リンパ球や組織球が浸潤したもの．

13・2　関節リウマチ治療薬の薬理

　関節リウマチは慢性炎症性自己免疫疾患であり，TNF-α，IL-6 などの炎症性サイトカインが関与する．したがって，免疫機能の異常を是正することが必要であり，炎症性サイトカインの働きを制御することも治療につながる．また，関節の炎症に伴う疼痛は重要な臨床症状であり，疼痛の緩和には非ステロイド性抗炎症薬（NSAID）が汎用される．一方，炎症の抑制には糖質コルチコイド[*3]が著効を示すが，関節破壊の進行を遅らせる効果については十分には確立されていない．関節リウマチの治療の中心は抗リウマチ薬（疾患修飾性抗リウマチ薬，DMARD）であり，作用機序が必ずしも明確ではないが免疫異常を是正することが期待される免疫調節薬，作用機序が明確な免疫抑制薬，標的分子が明確な生物学的製剤の3群が含まれる．免疫抑制薬である**メトトレキサート**が治療に用いられるようになって治療成績が向上し，メトトレキサートが第一選択薬となった．早期診断と早期からの有効性の高い薬物による治療が勧められる．抗リウマチ薬の種類と分類および副作用を表 13・1 に示す．

NSAID: nonsteroidal antiinflammatory drug

[*3] グルココルチコイドともいう．

DMARD: disease modifying anti-rheumatic drug

13・2・1　免疫調節薬

　免疫調節薬は異常な免疫応答を是正することが期待できる薬物と考えられるが，作用機序については不明な点が多い．関節リウマチの炎症には効果を示すが，他の炎症には効果を示さない．効果発現に時間を要し，効果発現が不確実で，効果が得られない場合もある．また，継続使用中に効果が減弱するエスケープ現象がみられる．完全緩解はほとんど望めないが，関節破壊の進行を遅らせる効果が期待できる場合がある．副作用も多く，血液障害，腎障害，肝障害，間質性肺炎などがみられる（表 13・1）．

金チオリンゴ酸ナトリウム
sodium aurothiomalate

　金チオリンゴ酸ナトリウムは古くから用いられてきた注射用金製剤であり，有効性が高く，緩解例もみられる．好中球の遊走やリソソーム酵素に対する抑制作用，マクロファージを介する免疫抑制作用などが示唆されている．効果発現に数カ月を要することがある．経口金製剤の**オーラノフィン**は金チオリンゴ酸ナトリウムよりも効力は弱く，下痢などの消化器の副作用が多い．

オーラノフィン
auranofin

ペニシラミン
penicillamine

　ペニシラミンは重金属のキレート薬で，ヘルパーT細胞の機能を抑制して抗体産生を低下させる．関節破壊の進行を遅らせる効果が示唆されているが，多彩な

表 13・1　抗リウマチ薬の種類と分類および副作用 [a]

	薬　物	主要な副作用
免疫調節薬	金チオリンゴ酸ナトリウム	腎障害，血液障害，間質性肺炎
	オーラノフィン	下痢，血液障害，肝障害
	ペニシラミン	血液障害，肝障害，腎障害
	ブシラミン	腎障害，血液障害，間質性肺炎
	ロベンザリット	腎障害
	アクタリット	腎障害，肝障害，血液障害
	サラゾスルファピリジン	肝障害，血液障害，重症の皮膚粘膜症状
	イグラチモド	肝障害，血液障害，消化性潰瘍
免疫抑制薬	ミゾリビン	感染症，血液障害
	メトトレキサート	感染症，血液障害，腎障害，肝障害，間質性肺炎
	レフルノミド	感染症，下痢，間質性肺炎，皮疹，脱毛，肝障害
	タクロリムス	感染症，消化管症状，腎障害，高血圧，糖尿病
	トファシチニブ	感染症，好中球減少，脂質異常症，肝障害，悪性腫瘍
生物学的製剤	インフリキシマブ	感染症，アナフィラキシー，頭痛，発熱
	エタネルセプト	感染症
	アダリムマブ	感染症
	ゴリムマブ	感染症
	トシリズマブ	感染症，アナフィラキシー，頭痛，発熱，腸肝穿孔
	アバタセプト	感染症，アナフィラキシー，頭痛
	セルトリズマブペゴル	感染症

a) 参考文献: 浦部晶夫, 島田和幸, 川合眞一 編集, "今日の治療薬 2016" p. 298, 南江堂 (2016).

金チオリンゴ酸ナトリウム　　オーラノフィン　　D-ペニシラミン

副作用を発現する．注射用金製剤との併用は禁忌である．**ブシラミン**はペニシラミン類似の SH 化合物で，比較的切れ味がよく，ペニシラミンよりも副作用が少ない．メトトレキサートとの併用の有用性が示されている．

ロベンザリットは抑制性 T 細胞を活性化して自己抗体の産生を抑制するとされるが，効力は弱い．また，腎障害を誘発するため，あまり用いられない．

アクタリットは抑制性 T 細胞の分化誘導を促進し，B 細胞の抗体産生細胞への分化を抑制するとされる．効力は弱く，腎，肝，血液に対する副作用が知られている．

サラゾスルファピリジンはサルファ薬の一つで，スルファピリジンとアミノサリチル酸を結合させた化合物である．切れ味に優れ，強力で早期に効果が得られ

ブシラミン　bucillamine

ロベンザリット
lobenzarit

アクタリット　actarit

サラゾスルファピリジン
salazosulfapyridine

る例が多い．アデノシン放出促進作用や葉酸代謝抑制作用などの関与が示唆されている．皮膚症状や血液障害は使用開始から3カ月の間に多くみられ，時に重症化する．

イグラチモド　iguratimod

NF-κB: nuclear factor κB

イグラチモドは2012年に承認された薬物で，サラゾスルファピリジンと同等の効果が期待できる．B細胞に作用して抗体産生を抑制し，単球，マクロファージに作用して炎症性サイトカインの産生を抑制する．NF-κBの活性化抑制が関わっていると推定される．NSAIDは併用注意，ワルファリンは併用禁忌である．十分な知識，経験をもつ医師が使用することとなっている．

ロベンザリットナトリウム　　　　アクタリット

サラゾスルファピリジン　　　　イグラチモド

13・2・2　免疫抑制薬

関節リウマチ治療に用いられる免疫抑制薬は，ミゾリビン，メトトレキサート，レフルノミド，タクロリムスおよびトファシチニブの5種であり，ミゾリビン以外の4種の薬物については十分な知識と治療経験のある専門医が使用することとされている．共通する副作用として感染症があげられるが，他に血液障害，腎障害，肝障害などが認められる（表13・1）．

ミゾリビン　mizoribine

ミゾリビンはイミダゾール系プリン誘導体で，プリン代謝を阻害する．活動性が低い例，他の薬物が使用できない例に適用する．単独での著効例は少ない．毒性はアザチオプリンよりも低い．

メトトレキサート　methotrexate

メトトレキサートは有効性の高い抗リウマチ薬であり，骨破壊進行抑制効果，生活機能改善効果，生命予後改善効果が示されており，第一選択薬として治療初期から用いられる．1週間分を2～3回に分け，12時間間隔で服用後，休薬し，週ごとにこれを繰返す．低用量の場合には週1回の服用も行われる．2011年，週16 mgまでの増量が認められた．生物学的製剤との併用効果の有効性も示されている．葉酸誘導体であり，葉酸代謝に拮抗すると考えられるが，抗リウマチ作用は抗がん作用よりも低用量で発現することから，アデノシン受容体を介する抗炎症作用なども想定されている．間質性肺炎，骨髄障害，肝障害などの副作用は時に重篤となる．週1日，投与の24～48時間後に葉酸を併用することで副作用を軽減することができるが，効果も低下する．

第 3 章 骨・関節・カルシウム代謝疾患の薬, 病態, 治療

レフルノミドはイソキサゾール系化合物で, 活性代謝物がピリミジンの代謝を阻害する. メトトレキサートと同様の有効性が期待できる. 活性代謝物の血漿タンパク質結合率が高く, 腸肝循環のため, 血中半減期はきわめて長い. 副作用には感染症, 骨髄抑制, 間質性肺炎などがある. 重篤な副作用が出現した場合には, 使用を中止するとともに, コレスチラミンを用いて腸肝循環を断ち, 血中濃度の低下を促す.

レフルノミド　leflunomide

ミゾリビン　　メトトレキサート　　レフルノミド

タクロリムスはカルシニューリンを阻害して T 細胞の活性化を抑制する. 抗リウマチ効果は確実で, 比較的早期から効果が発現する例もある. 骨髄抑制はないが, 腎障害, 糖尿病, 高血圧, 感染症などに注意が必要である.

タクロリムス　tacrolimus

トファシチニブは 2013 年に承認された分子標的薬であり, 生物学的製剤に匹敵する有効性を示す経口薬である. サイトカイン刺激を受けた免疫細胞内のシグナル伝達分子であるヤヌスキナーゼ (JAK) を阻害する. 副作用も生物学的製剤に類似し, 感染症が多い. また, 悪性腫瘍の発症に関わる可能性が示唆されており, 既存治療で十分な効果が得られない患者に用いる.

トファシチニブ
tofacitinib

JAK: Janus kinase

タクロリムス　　トファシチニブ

13・2・3　生物学的製剤

関節リウマチ治療に用いられる生物学的製剤には, TNF-α に対する抗体, TNF-α 受容体の構造を修飾したタンパク質, IL-6 受容体に対する抗体, T 細胞膜表面に発現する CD28 に類似する分子 (CTLA-4) を修飾したタンパク質がある. いずれも関節破壊阻害効果が認められるが, 感染症が最も注意すべき副作用であり (表 13・1), 十分な知識, 経験をもつ医師が使用することとなっている. また, いずれの製剤も既存の治療によって十分な効果が得られない場合に用いることとされている. 製剤の特徴を表 13・2 に示す.

CTLA-4: cytotoxic T-lymphocyte-associated protein 4

表 13・2　関節リウマチ治療に用いられる生物学的製剤の特徴

一般名	標的分子	性状	注射法	自己注射	メトトレキサート併用
インフリキシマブ	TNF-α	キメラ抗体	点滴	不可	必須
エタネルセプト	TNF-α	融合タンパク質 (TNF-αR + Fc)[†1]	皮下	可	可
アダリムマブ	TNF-α	完全ヒト化抗体	皮下	可	可
ゴリムマブ	TNF-α	完全ヒト化抗体	皮下	不可	可
トシリズマブ	IL-6R	ヒト化抗体	点滴, 皮下	可 (皮下)	可
アバタセプト	CD80/CD86[†2]	融合タンパク質 (CTLA-4 + Fc)[†3]	点滴, 皮下	可 (皮下)	可
セルトリズマブ ペゴル	TNF-α	PEG 結合ヒト化抗体 Fab[†4]	皮下	可	可

[†1] R: 受容体, Fc: 抗体分子の定常領域の断片.
[†2] CD80/CD86: 抗原提示細胞に発現する T 細胞活性化に関与する共刺激分子.
[†3] CTLA-4: cytotoxic T-lymphocyte-associated protein 4 の略. 活性化 T 細胞に発現し, 抗原提示細胞の CD80/CD86 に結合して T 細胞活性化を制御する分子.
[†4] PEG: ポリエチレングリコール, Fab: 抗体分子の抗原結合領域を含む断片.

インフリキシマブ
infliximab

インフリキシマブは TNF-α に対するキメラ型モノクローナル抗体であり, TNF-α の働きを阻止する. 抗原結合に関わる可変領域がマウス由来であるため, 免疫応答を誘発する. 効果の増強およびインフリキシマブに対する免疫反応を抑制するためにメトトレキサートと併用する. 有効性は高く, 関節破壊抑制効果も知られている. 結核再燃などの感染症, アナフィラキシーなどが副作用としてあげられる.

エタネルセプト　etanercept

エタネルセプトは TNF-α 受容体の一部と免疫グロブリン IgG の Fc 領域を融合したヒト型タンパク質であり, TNF-α の受容体への結合を阻害する. メトトレキサートとの併用によって効果が増強される. 関節破壊抑制効果が示されている.

アダリムマブ　adalimumab

アダリムマブは TNF-α に対するヒト型モノクローナル抗体であり, TNF-α の働きを阻止する. 単独使用で高率に抗アダリムマブ抗体が検出される. メトトレキサートとの併用が勧められる. **ゴリムマブ**もヒト型抗 TNF-α モノクローナル抗体であるが, アダリムマブが隔週投与であるのに対し, 月 1 回皮下投与する.

ゴリムマブ　golimumab

トシリズマブ　tocilizumab

ステム -mab: モノクローナル抗体

トシリズマブは IL-6 受容体に対するヒト型モノクローナル抗体であり, IL-6 の受容体への結合を阻止する. 関節破壊阻害効果が示されている. メトトレキサートとの併用も有効である. 作用機序のため, 血中 C 反応性タンパク質濃度の上昇や発熱が起こりにくく, 感染症の発見が遅れる可能性がある.

アバタセプト　abatacept

ステム -cept: 受容体分子

アバタセプトは T 細胞の細胞膜表面に発現する CD28 に類似する分子 (CTLA-4) の細胞外領域と免疫グロブリン IgG の Fc 領域を融合したヒト型タンパク質であり, CD28 と抗原提示細胞の CD80/CD86 の結合による活性化補助シグナルの導入を阻害して T 細胞活性化を抑制する. 効果発現は TNF-α 阻害薬よりもやや遅いが, 副作用は少ない傾向にある.

セルトリズマブ ペゴル
certolizumab pegol

セルトリズマブ ペゴルはヒト化抗 TNF-α モノクローナル抗体の Fab 断片にポリエチレングリコールを結合させたもので, Fc 領域をもたないため補体を活性化せず, 組織や細胞を傷害する危険性が小さい. また, 胎盤透過性も小さい.

ポリエチレングリコールを結合するため効果の持続が期待できる．活動性関節リウマチの症状，徴候を速やかに改善し，骨破壊の進展を予防すること，患者QOLを改善することが確認されている．

13・2・4 抗リウマチ薬以外の薬物

関節リウマチでは手足の関節を中心に強い疼痛を伴う炎症をきたすため，疼痛に対する対症療法は重要である．

NSAID は鎮痛，解熱，抗炎症作用を示す．慢性の関節炎に伴う疼痛，腫脹を主訴とする関節リウマチでは初期から汎用される．シクロオキシゲナーゼ（COX）の働きを阻害してプロスタグランジン（PG）の産生を抑制し，速やかに鎮痛効果を発現するが，抗炎症作用の発現には 1〜2 週間を要する．疼痛の軽減に汎用されるが，病状の進行を阻止したり，関節破壊を防止する効果は期待できない．また，プロスタグランジンは胃酸分泌抑制，胃粘膜保護などにも関わっており，プロスタグランジン産生抑制によって胃腸障害を生じやすい．

COX: cyclooxygenase
PG: prostaglandin

ステロイド性抗炎症薬は関節リウマチの炎症を速やかかつ効果的に抑制し，活動性の病変をもつ患者の QOL を著明に改善するが，長期大量投与によっても根治に導くことは困難である．ステロイド薬の使用を開始すると，炎症抑制効果が顕著であるために患者に依存を生じ，離脱が困難となり，重篤な副作用につながる可能性があるため，積極的には用いられなかった．近年，ステロイド性抗炎症薬の少量投与が関節破壊を抑制し，投与中止が関節障害を増強することが報告され，また，メトトレキサートをはじめとする新しい抗リウマチ薬との併用により，以前に比し，離脱も必ずしも困難ではなくなってきたとされる．内服あるいは関節腔内注射で用いる．**プレドニゾロンファルネシル酸エステル**は皮膚から吸収されて関節内へ到達する．

プレドニゾロンファルネシル酸エステル
prednisolone farnesylate

13・3 薬 物 治 療

関節リウマチは全身性の慢性炎症性疾患であり，疼痛を伴う強い関節の炎症によって不可逆的な関節変形を生じ，患者 QOL を著しく低下させる．薬物治療の目標は，骨，軟骨の破壊を抑制し，関節機能，生活動作を維持し，生命予後を改善することである．近年，有効性の高い薬物がつぎつぎと導入され，薬物療法の考え方も大きく変化した．

従来，薬物治療の主体をなしてきた免疫調節薬は遅効性であり，薬物によっては確実な治療効果が得られない場合がある．薬物治療では副作用の少ない薬物を用いた治療を先行させ，効果不十分の場合に強力な薬物を使用することが一般的であり，1999 年にメトトレキサートが関節リウマチ治療へ導入された当初も，免疫調節薬を用いた治療によって十分な効果が得られない場合に使用することとされていた．メトトレキサートの臨床使用が積み重ねられ，高い有効率，優れた骨破壊進行抑制効果，QOL 改善効果，生命予後の改善効果などが確認され，第一選択薬として，また，早期から使用されるようになった．長期にわたる有効性と安全性，他の薬物との併用の有用性から，メトトレキサートは関節リウマチ治

療における基本薬物に位置づけられている．

　薬物治療の早期開始が緩解導入や関節破壊の進行防止に有効であることが明らかにされており，発症早期からの有効性の高い薬物を用いた積極的な治療が勧められるようになった．2014年に出版された"関節リウマチ診療ガイドライン2014"[*1]は，急速に進歩する関節リウマチ診療において最新の情報を活用することを目的としており，関節炎をできるだけ速やかに鎮静化させて寛緩に導入し，寛緩を長期間維持すること，病態の適切な管理と薬剤の適正使用によって有害事象の発現を予防あるいは低減し，生じた場合には適切に対応すること，などを方針として示している．また，治療アルゴリズムではメトトレキサートを第一選択薬とし，以下のPhase I〜IIIのアルゴリズムにしたがって，第2段階では，生物学的製剤（TNF阻害薬，IL-6阻害薬，T細胞阻害薬）の追加投与を推奨している．

Phase I：メトトレキサートが禁忌（妊婦または妊娠している可能性のある婦人，骨髄抑制のある患者，慢性肝疾患のある患者，腎障害のある患者，授乳婦，胸水・腹水のある患者，活動性結核の患者など）でない場合は，メトトレキサートを第一選択とする．効果が不十分な場合は，従来型抗リウマチ薬を併用する．短期間のみ少量のステロイドの追加も考える．

Phase II：前述の治療で効果が不十分または副作用で継続できない場合で予後不良因子を有する場合（RF/ACPA陽性，特に高値で非常に疾患活動性が高い）は，生物学的製剤（TNF阻害薬またはトシリズマブまたはアバタセプト）を追加投与する．

Phase III：前述の治療で効果不十分または副作用で継続できない場合は，別の生物学的製剤と従来型抗リウマチ薬を併用する．

　近年導入された免疫抑制薬や生物学的製剤は，いずれも高い有効性を発揮するが，同時に重篤な副作用を発現する危険性をもつ．したがって，これらの薬物は経験をもつ専門医が使用することとなっている．また，日本リウマチ学会では薬物使用に関するガイドラインを提示，改訂を繰返し，適切な薬物治療の実施を図っている[*2]．早期の診断および早期からの有効性の高い薬物治療により，不可逆的な変化を生じる前に病勢をコントロールできるようになったと考えられるが，薬物治療は治癒を期待できるものではなく，緩解状態を維持するための薬物治療を考慮することも必要である．

[*1] 日本リウマチ学会編，"関節リウマチ診療ガイドライン2014"，メディカルレビュー社（2014）．

[*2] 適切で効果的な治療を確保するため，日本リウマチ学会より，"関節リウマチ（RA）に対するTNF阻害薬使用ガイドライン（2015年改訂版）"，"関節リウマチ（RA）に対するトシリズマブ使用ガイドライン"（2014年改訂版）および"関節リウマチ（RA）に対するアバタセプト使用ガイドライン（2014年改訂版）"，"全例市販後調査のためのトファシチニブ使用ガイドライン（2014年改訂版）"，"関節リウマチ治療におけるメトトレキサート（MTX）診療ガイドライン（2016年改訂版）"，"関節リウマチ（RA）に対するアダリムマブ使用ガイドライン（2008年版）"が公表されている．

SBO 14 骨粗鬆症について，治療薬の薬理（薬理作用，機序，おもな副作用），および病態（病態生理，症状など）・薬物治療（医薬品の選択など）を説明できる．

E2(2)③2

骨粗鬆症は，"低骨量と骨組織の微細構造の異常を特徴とし，骨*¹ の脆弱性が増大し，骨折の危険性が増大する疾患"であると世界保健機関（WHO）で定義されている．日本の骨粗鬆症患者数は1300万人にものぼり，近年の高齢者人口の増加に伴い1年間の骨粗鬆症発生数は97万人と推定され，社会的に大きな問題となっている．骨粗鬆症は，**原発性骨粗鬆症**と**続発性骨粗鬆症**に大別される．"骨粗鬆症の予防と治療ガイドライン2015年版"*² によると，原発性骨粗鬆症とは低骨量をきたす疾患から骨量減少症と続発性骨粗鬆症を除いた疾患である．

14・1 骨粗鬆症の病態

14・1・1 骨粗鬆症の病態生理

骨密度の著しい増加は，1～4歳と12～17歳の二つの時期に起こる．特に思春期の増加が著しく，大腿骨頸部の**骨密度**（BMD）は18歳時に最大値になる．また，腰椎のBMDは29歳時に最大値となるが，その99.8%は18歳時に獲得される（図14・1）．そして，20歳から40歳までは高い骨密度が維持され，この期間の骨密度値を若年成人平均値（YAM）とよび診断の基準値（100%）となる．

学童期から思春期には骨吸収に比べ骨形成が上回っているため骨は成長し，骨密度も増加するが，成人期以降は，加齢や閉経に伴い破骨細胞による骨吸収が骨芽細胞による骨形成を上回ると，骨密度は低下する*³（図14・1）．原発性骨粗鬆症には，閉経後骨粗鬆症，男性骨粗鬆症そして特発性骨粗鬆症が含まれる．閉経後骨粗鬆症は，閉経により女性ホルモンのエストロゲンが少なくなることが原因で急に骨量が減る病気である．男性骨粗鬆症は，男性ホルモンが少なくなるこ

*¹ 骨の構造については本シリーズ"第4巻 生物系薬学Ⅱ" SBO 7・3・2，SBO 12，SBO 13 参照．

WHO: World Health Organization

*² 骨粗鬆症の予防と治療ガイドライン作成委員会（日本骨粗鬆症学会，日本骨代謝学会，骨粗鬆症財団）編，"骨粗鬆症の予防と治療ガイドライン2015年版"，ライフサイエンス出版（2015）．

骨密度（bone density）: bone mineral density ともいい，BMD と略される．単位面積当たりの骨量のこと．

YAM: young adult mean の略．若年成人平均値は，腰椎では20～40歳，大腿骨近位部では20～29歳の平均値が使われる．

*³ 骨組織は生体を形づくるための構造体としての働きのほかに，カルシウムの貯蔵庫としての働きをもつため，骨は形成と吸収というまったく異なる反応を繰返すことになる．骨は，骨リモデリングとよばれる新陳代謝機構によりしだいに骨量が減少する．

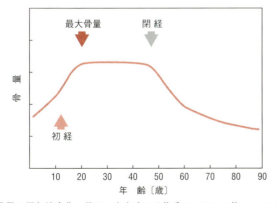

図14・1 骨量の経年的変化 骨は，出生時には体重の1/100の約30gであるが，その後学童期から思春期にかけて形態学的成長とともに量的にも増加する．20歳前後で最大値を示すようになり，骨量は比較的安定に推移する．女性においては50歳前後で閉経に伴う女性ホルモン（エストロゲン）の急激な枯渇に伴い，閉経後10年ほどの間に骨量は著しく減少し，骨量減少あるいは骨粗鬆症と判断される領域へと進行することになる．鈴木隆雄，日臨床，62（増2），p.225～232（2004）．

とが原因で発症し，閉経後骨粗鬆症より高い年齢で症状が出る．特に，閉経後骨粗鬆症は閉経に伴うエストロゲン欠乏によって破骨細胞が活性化されるため，皮質骨の厚さは薄く，海綿骨*1 では骨小柱幅や骨小柱数が減少し，骨強度は著しく低下する．特発性骨粗鬆症には，思春期前期に原因不明で発症した後3～4年で自然に症状が軽くなる若年性骨粗鬆症と，妊娠後の胎児による母胎からのカルシウムの大量摂取や，出産後の急速なエストロゲン分泌の低下が原因で起こる妊娠後骨粗鬆症が含まれるが，どちらも症状が出るのは非常にまれである．

一方，続発性骨粗鬆症の特徴は，内分泌性の疾患である甲状腺機能亢進症や副甲状腺機能亢進症などの病気やステロイド性抗炎症薬などの治療薬が原因の場合のほか，カルシウム，ビタミンDなどのミネラル不足や胃切除後による栄養素の吸収阻害，先天的な遺伝子疾患など原因が特定できることである．ステロイド性抗炎症薬の使用により発症する骨粗鬆症は特に重症化しやすいので，注意が必要である*2．

*1 海綿骨の容積は皮質骨の1/4と少ないが，表面積が大きく（皮質骨の10倍），エストロゲン欠乏によって減少が著しい．

*2 日本骨代謝学会ステロイド性骨粗鬆症の管理と治療ガイドライン改訂委員会編，"ステロイド性骨粗鬆症の管理と治療ガイドライン：2014年改訂版"，大阪大学出版会（2014）．

14・1・2 骨粗鬆症の臨床症候・診断

骨粗鬆症の診断は，腰背痛などの有症者，検診での要精検者などを対象に原発性骨粗鬆症の診断基準にしたがって行う．わが国の骨粗鬆症の診断基準では，脆弱性骨折のある例では骨折リスクが高いという事実を取入れ，脆弱性骨折のある例では骨密度が若年成人平均値（YAM）の80％未満，脆弱性骨折のない例ではYAMの70％未満が骨粗鬆症と診断される（図14・2*3）．骨密度の測定は，二強度X線吸収測定法（DXA）を用いて，腰椎と大腿骨近位部の測定から骨塩量を測定する．さらに，骨粗鬆症と診断された患者においては，骨代謝マーカーの測定が治療薬の選択に有効となる場合がある（図14・3）．骨代謝マーカーには，骨吸収マーカーと骨形成マーカーの2種類がある．血清骨吸収マーカーとしては，破骨細胞に特異的な酸ホスファターゼ活性（酒石酸抵抗性酸ホスファターゼ5b分画），コラーゲン分解物であるⅠ型コラーゲン架橋N-テロペプチドやⅠ型コラーゲン架橋C-テロペプチド，デオキシピリジノリンがある．一方，骨形成マーカーには，骨型アルカリホスファターゼ，低カルボキシ化オステオカルシン，およびⅠ型プロコラーゲン-N-プロペプチドがある*4．

骨組織はコンクリートのように硬くて細胞機能とは縁がないように考えられがちであるが，破骨細胞による**骨吸収**と骨芽細胞による**骨形成**によって常につくり替えられているダイナミックな組織であり，この改造現象を**骨リモデリング**とよぶ．

骨粗鬆症は，骨吸収と骨形成のアンカップリングにより骨量が減少して脆弱化骨折のリスクが高くなる疾患と定義されている．従来，成長が終了した後の骨組織で起こる骨リモデリングでは骨量のバランスはゼロになると考えられていたが，現在はわずかに骨吸収が上回りそのバランスが負に傾くと考えられている．すなわち，常に骨形成量が骨吸収量に追いつかず，骨リモデリングが起これば起こるほど骨量がしだいに減っていくことになる．閉経後間もない女性では骨リモデリングが亢進（高代謝回転化）するため，急速な骨量減少が生じると認識されている．

*3 図14・3（左側，下部）のFRAXとは，WHOが公表している絶対骨折発生危険率を簡便に算定できるツール（fracture risk assessment tool）のことで，今後10年間に骨粗鬆症骨折が生じる確率（％）を算出できる．

DXA: dual-energy X-ray absorptiametry

*4 わが国では骨代謝マーカーの測定が保険適用になっている．そして，その測定目的の一つが適切な骨粗鬆症治療薬の選択である．

骨吸収　bone resorption
骨形成　bone formation

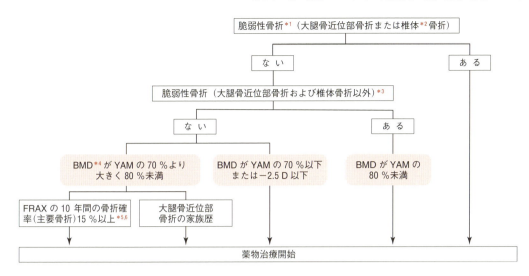

図 14・2　原発性骨粗鬆症の薬物治療開始基準　BMD：骨密度，YAM：若年成人平均値．骨粗鬆症の予防と治療ガイドライン作成委員会，"骨粗鬆症の予防と治療ガイドライン 2015 年版", p.63, ライフサイエンス出版 (2015) より許可を得て転載．

*1　軽微な外力によって発生した非外傷性骨折．軽微な外力とは，立った姿勢からの転倒か，それ以下の外力をさす．
*2　形態椎体骨折のうち，3分の2は無症候性であることに留意するとともに，鑑別診断の観点からも脊椎X線像を確認することが望ましい．
*3　その他の脆弱性骨折：軽微な外力によって発生した非外傷性骨折で，骨折部位は肋骨，骨盤（恥骨，坐骨，仙骨を含む），上腕骨近位部，橈骨遠位端，下腿骨．
*4　骨密度は原則として腰椎または大腿骨近位部骨密度とする．また，複数部位で測定した場合にはより低い％値またはSD値を採用することとする．腰椎においてはL1〜L4またはL2〜L4を基準値とする．ただし，高齢者において，脊椎変形などのために腰椎骨密度の測定が困難な場合には大腿骨近位部骨密度とする．大腿骨近位部骨密度には頸部またはtotal hip (total proximal femur) を用いる．これらの測定が困難な場合は橈骨，第二中手骨の骨密度とするが，この場合は％のみ使用する．
*5　75歳未満で適用する．また，50歳代を中心とする世代においては，より低いカットオフ値を用いた場合でも，現行の診断基準に基づいて薬物治療が推奨される集団を部分的にしかカバーしないなどの限界も明らかになっている．
*6　この薬物治療開始基準は原発性骨粗鬆症に関するものであるため，FRAX® の項目のうち糖質コルチコイド，関節リウマチ，続発性骨粗鬆症に当てはまる者には適用されない．すなわち，これらの項目がすべて"なし"である症例に限って適用される．

14・2　薬　　理

骨粗鬆症では，生体のカルシウムバランスが負に陥ることが原因であるため，カルシウムの十分な摂取が基本となる．食事に関しては"日本人の食事摂取基準 2015 年版"で推奨されている 650〜800 mg/日カルシウム摂取が骨粗鬆症の予防には重要である*．

* 推奨量は年齢・性別で異なり，女性の推奨量を示したが，成人女性では 650 mg/日である．

また，食事により十分なカルシウムを摂取することが困難な場合には，カルシウム薬の摂取が必要になる（食品から 700〜800 mg/日のカルシウムの摂取が推奨されるが，1回に 500 mg 以上を摂取しないように注意が必要）．骨の粗鬆化による骨折リスクを低下させるためには，最大骨量（PBM）を若年時に高めておくことが大切である．

PBM: peak bone mass

14・2・1　カルシウム製剤

カルシウムは骨の構成成分であり，不足すると副甲状腺ホルモン（PTH）の分泌が亢進して骨吸収が増加し骨量が減少する．一方，カルシウムが充足していれ

PTH: parathyroid hormone

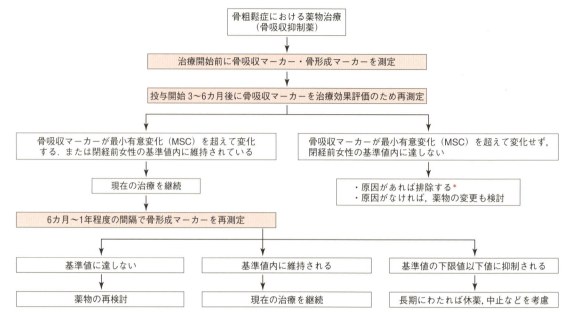

図 14・3　骨吸収マーカーを用いた骨吸収抑制薬の治療効果判定　MSC：最小有意変化（minimum significant change）．日本骨粗鬆症学会 骨代謝マーカー検討委員会，'骨粗鬆症診断における骨代謝マーカーの適正使用ガイドライン'，*Osteoporo. Jpn.*, 20, p. 33-55（2012）より改変．

結合型エストロゲン

（conjugated estrogen）：エストロン硫酸ナトリウム，エクイリン硫酸エステルナトリウム，17α-ジヒドロエクイリン硫酸エステルナトリウムの混合剤．

エストラジオール
estradiol

ステム　(-)estr-：卵胞ホルモン（エストロゲン）類

＊ 活性型ビタミン D_3 は，ステロイドホルモンの1種で，その標的組織である小腸，副甲状腺，腎臓，骨などの細胞内にあるビタミン D_3 受容体（VDR）との結合を介して作用を発揮する．活性型ビタミン D_3 は小腸でのカルシウムとリンの能動的吸収を促し，副甲状腺に対しては副甲状腺ホルモンの合成・分泌を抑制する．"第4巻 生物系薬学 I" SBO 11・4・2 も参照．

ば，PTH の分泌が抑制され，骨吸収も低下する．カルシウム製剤の頻度の高い副作用は胃腸障害である．カルシウム吸収能を超えてカルシウム製剤が投与されると便秘となるので，投与量を減らす目安となる．

14・2・2　女性ホルモン製剤

　女性ホルモン製剤は，閉経後の骨量減少がエストロゲンの欠乏に起因することから，骨粗鬆症の有効な治療法である．また，本剤は若年無月経女性や早発閉経者に用いると骨粗鬆症の予防薬にもなる．**結合型エストロゲン**は骨粗鬆症の治療には保険適用外であるが，骨密度上昇効果，椎体・非椎体・大腿骨近位部の骨折抑制効果をもつ（表 14・1）．**エストラジオール**は骨密度の上昇効果はあるが，骨折抑制効果は認められていない．閉経後骨粗鬆症の治療薬としての副作用は，乳房不快感，乳頭痛，性器分泌物の増加，乳房痛などであった．エストラジオールの重大な副作用である静脈血栓塞栓症や血栓性静脈炎が現れることもあるので，観察を十分に行うことが重要である．

14・2・3　活性型ビタミン D_3 製剤

　骨粗鬆症は，生体のカルシウムバランスが負に陥ることが原因で発症するため，小腸からのカルシウム吸収を促進する**活性型ビタミン D_3 製剤**＊が治療薬として用いられる（図 14・4）．ビタミン D は食物として摂取する以外に皮膚で生合成

表 14・1　骨粗鬆症治療薬の有効性の評価一覧[a), †1]

分類	薬物名	骨密度	椎体骨折	非椎体骨折	大腿骨近位部骨折
カルシウム製剤	L-アスパラギン酸カルシウム	B	B	B	C
	リン酸水素カルシウム	B	B	B	C
女性ホルモン製剤	エストリオール	C	C	C	C
	結合型エストロゲン[†2]	A	A	A	A
	エストラジオール	A	B	B	C
活性型ビタミンD_3製剤	アルファカルシドール	B	B	B	C
	カルシトリオール	B	B	B	C
	エルデカルシトール	A	A	B	C
ビタミンK_2製剤	メナテトレノン	B	B	B	C
ビスホスホネート製剤	エチドロン酸	A	B	C	C
	アレンドロン酸	A	A	A	A
	リセドロン酸	A	A	A	C
	ミノドロン酸	A	A	C	C
	イバンドロン酸	A	A	B	C
選択的エストロゲン受容体モジュレーター (SERM)	ラロキシフェン	A	A	B	C
	バゼドキシフェン	A	A	B	C
カルシトニン製剤[†3]	エルカトニン	B	B	C	C
	サケカルシトニン	B	B	C	C
副甲状腺ホルモン製剤	テリパラチド（遺伝子組換え）	A	A	A	C
	テリパラチド酢酸塩	A	A	A	C
抗RANKL[†4]抗体製剤	デノスマブ（遺伝子組換え）	A	A	A	A
その他	イプリフラボン	C	C	C	C
	ナンドロロン	C	C	C	C

a) 出典: 骨粗鬆症の予防と治療ガイドライン作成委員会，"骨粗鬆症の予防と治療ガイドライン2015年版", p.158, ライフサイエンス出版 (2015) より改変，許可を得て転載．

†1 薬物に関する"有効性の評価 (A, B, C)"

骨密度上昇効果	骨折発生抑制効果（椎体，非椎体，大腿骨近位部それぞれについて）
A: 上昇効果がある	A: 抑制する
B: 上昇するとの報告がある	B: 抑制するとの報告がある
C: 上昇するとの報告はない	C: 抑制するとの報告はない

†2 骨粗鬆症は保険適用外．
†3 疼痛に関して鎮痛作用を有し，疼痛を改善する（グレードA）
†4 RANKL: receptor activator for NF-κB ligand

*1 $1α, 25(OH)_2D_3$, カルシトリオールともいう．
*2 図16・1 (p.86) 参照．

アルファカルシドール
alfacalcidol

カルシトリオール
calcitriol

エルデカルシトール
eldecalcitol

ステム (-)calci-: 卵ビタミンD類縁体/誘導体

される．ビタミンDは肝臓で側鎖の25位がヒドロキシ化され，25-ヒドロキシビタミンD_3〔$25(OH)D_3$〕に代謝され，その後，腎臓の近位尿細管で25-ヒドロキシビタミンD_3-1α-ヒドロキシラーゼによりA環の1α位がヒドロキシ化されて活性型ビタミンD_3とよばれる（$1α,25$-ジヒドロキシビタミンD_3[*1]）へと変換される[*2]．現在，骨粗鬆症の治療に用いられるビタミンD_3製剤は，**アルファカルシドール**，**カルシトリオール**と**エルデカルシトール**の3種類である（表14・

1）．エルデカルシトールはわが国で開発された活性型ビタミン D_3 製剤で，これまで使用されていた活性型ビタミン D_3 製剤に比べ骨密度上昇作用が強い．また，活性型ビタミン D_3 製剤は転倒の抑制などの効果を発揮することから高齢者での使用が推奨されている．

副作用　活性型ビタミン D_3 製剤は，高齢者への使用が推奨されるが，高カルシウム血症には注意する必要がある．活性型ビタミン D_3 製剤は，小腸からのカルシウム吸収を著しく促進するため，血清カルシウム上昇作用による高カルシウム血症が現れることがある．また，高カルシウム血症に基づくと考えられる症状（倦怠感，いらいら感，嘔気，口渇感，食欲減退，意識レベルの低下など）の発現に注意する．血清カルシウム上昇を伴った急性腎不全が現れることがあるので，血清カルシウム値および腎機能を定期的に観察し，異常が認められた場合には投与を中止し，適切な処置を行うこと．尿中へのカルシウムの排泄が増加するため，尿路結石が現れることもある．

14・2・4　ビタミン K_2 製剤

> メナテトレノン
> （menatetrenone）：構造式は p. 153 参照．
>
> * メナテトレノンの骨密度上昇作用は，骨基質タンパク質の一種である，オステオカルシンの4-カルボキシ化（グラ化）の促進によるカルシウムの増加である．
> 　グルタミン酸のグラ化はビタミン K 依存的で，グラ化されたグルタミン酸はカルシウムイオンと結合する．

メナテトレノンの骨代謝改善作用は，骨基質タンパク質であるオステオカルシンの産生とグルタミン酸残基の γ-カルボキシ化（グラ化*）反応の促進を介して発現していると考えられる．ビタミン K 摂取不足の高齢者では大腿骨近位部骨折の発生率が高く，骨粗鬆症性骨折の既往のある患者や椎体骨折のある女性では血中ビタミン K_1（フィロキノン）濃度が低い．

副作用　胃部不快感，腹痛，下痢，悪心，口内炎，食欲不振，消化不良，便秘，口渇，舌炎，嘔吐などの副作用が報告されている．本剤はビタミン K_2 製剤で，併用によりワルファリンの作用を減弱させるため，ワルファリン療法を必要とする患者の場合は，本剤の投与を中止する．

14・2・5　ビスホスホネート製剤

ビスホスホネート製剤には，第一世代から窒素を含む第二，第三世代を合わせると5種類がある（表14・1）．第一世代のエチドロン酸は，骨吸収抑制効果と

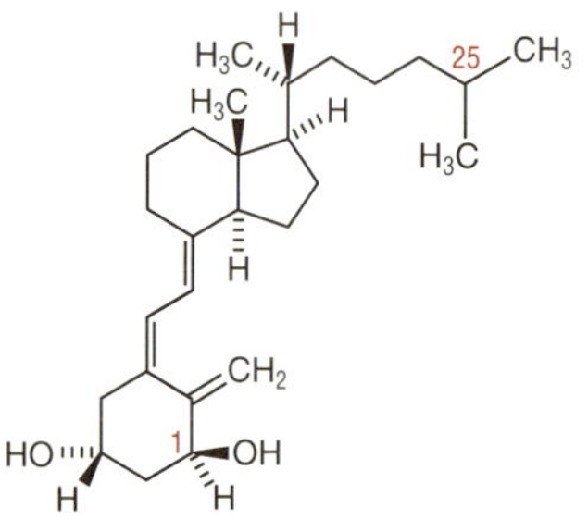

アルファカルシドール 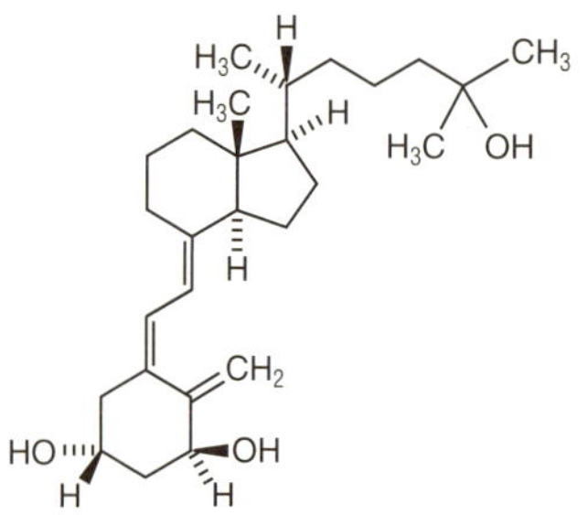　　　カルシトリオール 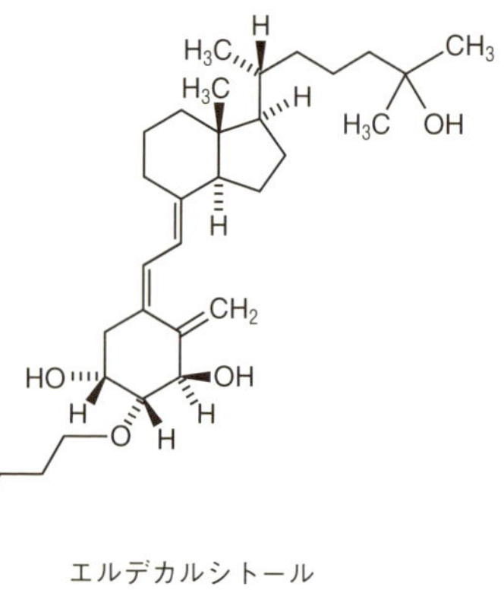　　　エルデカルシトール

図 14・4　活性型ビタミン D_3 製剤の構造式

骨形成阻害効果が現れる血中濃度の差に開きが少なく安全域が狭いため，周期的間歇投与法に従う投与上の注意が必要である．側鎖に窒素を含む第二世代のビスホスホネート製剤の**アレンドロン酸**，イバンドロン酸は，骨形成抑制作用が現れる 1/600 の濃度で骨吸収抑制効果が現れることから安全域が広く，単独投与以外に骨折リスクの高い患者に対しては活性型ビタミン D_3 製剤（図 14・4）との併用投与も推奨されている．そして，第二世代と第三世代のビスホスホネート製剤は，第一世代と比較すると約 1000 倍から 1 万倍骨吸収機能の抑制能力が高いと報告されている．**リセドロン酸**と**ミノドロン酸**は側鎖にそれぞれピリジニル基あ

アレンドロン酸ナトリウム　　リセドロン酸ナトリウム　　ミノドロン酸

るいはイミダゾピリジン基をもつビスホスホネート製剤で，破骨細胞に取込まれるとメバロン酸/コレステロール生合成経路上のファルネシル二リン酸シンターゼに作用し，ゲラニルゲラニル二リン酸の生成抑制を介して細胞骨格の再構成や細胞内小移動を制御する Rho，Rac，Cdc42，Rab などの GTP 結合タンパク質のプレニル化を抑制し，アポトーシスに依存せずに破骨細胞の骨吸収機能を抑制すると考えられている．窒素残基をもたない第一，第二世代のビスホスホネート製剤は破骨細胞に取込まれたあと，エネルギー代謝の根幹で働く ATP のアナログを形成して，細胞毒として働くと考えられている．一方，窒素残基をもつ第二と第三世代のビスホスホネートは，破骨細胞でのアポトーシス関連酵素を誘導する．さらに，第三世代のビスホスホネートは，メバロン酸からコレステロールが合成される経路を抑制する作用ももつ．この経路からは破骨細胞の機能に必要とされるファルネソールやゲラニルゲラニオールといった疎水性の物質が合成されることから，リセドロン酸やアレンドロン酸の窒素残基をもつ第三世代のビスホスホネートはこの合成を阻害することにより複数のメカニズムで骨吸収を抑制し，骨量を増加させると考えられている．

副作用　ビスホスホネートの副作用としては，上部消化管障害が報告されている．したがって，コップ 1 杯の水で服用し，飲んでから 30 分間は横にならないよう十分に指導することが重要である．また，ビスホスホネート製剤の服用者は高齢者が多いため，服薬順守不良の場合が多い．アレンドロン酸は連日 5 mg 錠あるいは週 1 回 35 mg 錠を服用する製剤があり，リセドロン酸とミノドロン酸については，連日，週 1 回，月（4 週）1 回の 3 剤形が用意されているので服薬の回数を患者の状況に合わせることが重要である．ビスホスホネートの経口製剤は，生体利用率が 1% 未満と低いため，十分な治療効果が得られない例がある．このような患者や経口投与が困難な患者にはアレンドロン酸の点滴製剤，イバンドロン酸の静脈内投与製剤が臨床応用されている．さらに，近年ではアレンドロン酸のゼリー製剤も開発されている．窒素含有ビスホスホネートを服用して

アレンドロン酸
(alendronic acid)：ビスホスホネート製剤を長期（5 年以上）使用している患者において，非外傷性の大腿骨転子下および近位大腿骨骨幹部の非定型骨折が発現したとの報告がある．

リセドロン酸
risedronic acid

ミノドロン酸
(minodronic acid)：ミノドロン酸は，ビタミン K_2 および活性型ビタミン D_3 と併用した場合，これら薬物の作用を打消すことなく相加的に作用することも報告されている．

ステム -dronic acid：カルシウム代謝調節薬

いる患者について注意を払わなければならないこととして，抜歯などの侵襲的歯科治療を行った場合に顎骨壊死*が発症する可能性について説明する必要がある．

* 顎骨壊死は，特に注射剤で治療している患者で頻度が高い．抜歯などの外科的侵襲処置が必要である場合は，外科的処置後の創傷治癒が完全に確認されるまで経口ビスホスホネート製剤の投与開始は延期するのが望ましい．休薬の期間は定まっていないが，3ヵ月間が推奨されている．

14・2・6 選択的エストロゲン受容体モジュレーター

選択的エストロゲン受容体モジュレーター（SERM）とは，一部の組織ではエストロゲン様作用を示すものの，他の組織ではエストロゲン作用を阻害する薬物のことで，乳癌の予防・治療に使用されていた**タモキシフェン**が第一世代に該当する．非ステロイド性抗エストロゲン薬として使用されていたタモキシフェンに骨密度の維持効果や LDL コレステロール低下作用というエストロゲン様作用を示すことが確認され，その後の第二世代である**ラロキシフェン**の開発へとつながった．そして，よび名も抗エストロゲン薬から選択的エストロゲン受容体モジュレーター（SERM）となった．そして，現在では第三世代の**バゼドキシフェン**も臨床応用されている．

選択的エストロゲン受容体モジュレーター　selective estrogen receptor modulator, SERM

タモキシフェン　tamoxifen

ラロキシフェン　raloxifene

バゼドキシフェン　bazedoxifene

ラロキシフェン，バゼドキシフェンはいずれも閉経後の骨粗鬆症の予防と治療に使用されている．ラロキシフェンは浸潤性乳癌の発症リスクを低減させることが報告され，米国では乳癌の予防・治療薬としても追認されている．バゼドキシフェンも破骨細胞の分化と機能を調節するサイトカインを介して，エストロゲンアゴニスト活性を示す．また，ラロキシフェン同様，乳癌細胞の増殖抑制活性ももつことが認められた．

副作用　副作用として静脈血栓塞栓症が報告されている．したがって，深部静脈血栓症，肺塞栓症，網膜静脈血栓症などの静脈血栓塞栓症のある患者またはその既往歴のある患者に投与すると症状が増悪することがある．

タモキシフェン　　　　ラロキシフェン　　　　バゼドキシフェン

14・2・7 カルシトニン製剤

カルシトニン（calcitonin）: 本シリーズ"第4巻 生物系薬学Ⅱ" SBO 30・6 参照．

カルシトニンは，甲状腺の傍濾胞細胞から分泌される32個のアミノ酸から成るペプチドホルモンであり，血清カルシウム濃度の上昇を介して分泌が促進される．カルシトニンは破骨細胞や前破骨細胞の細胞膜に存在するカルシトニン受容体と結合した後，サイクリック AMP（cAMP）の上昇を介して骨吸収を抑制する．またカルシトニンには，おもに中枢セロトニン神経系を介した鎮痛作用がある．このことから，骨粗鬆症性骨折発生直後や椎体骨折に伴う姿勢変形などが生じた症例に対し，疼痛緩和を期待して最初に選択される薬物である．現在，国内で使用可能なカルシトニン製剤は，サケカルシトニンおよびウナギカルシトニン

合成誘導体のエルカトニンの筋注製剤である．

副作用　副作用のおもなものは，顔面潮紅，注射部疼痛，悪心である．エルカトニンはポリペプチド製剤であるため，重大な副作用として，アナフィラキシー様症状，低カルシウム血症性テタニーをまれに誘発する場合もある．

14・2・8　副甲状腺ホルモン製剤

副甲状腺ホルモン製剤には，**副甲状腺ホルモン**（PTH）[*1]とその誘導体が知られているが，わが国で使用されている PTH 製剤は，天然の 84 個のアミノ酸から成る PTH，N 末端から 34 番目までのアミノ酸から成るヒト PTH (1-34)（**テリパラチド**）[*2]である．テリパラチドは，骨密度低下が著しい骨粗鬆症や，すでに骨折を生じている重篤な骨粗鬆症に適応となっている．

テリパラチドの骨形成促進機序としては，骨梁ならびに皮質骨の内膜および外膜面における骨芽細胞機能の活性化のほか，骨芽細胞前駆細胞から骨芽細胞への分化の促進ならびに骨芽細胞のアポトーシス抑制が知られており，破骨細胞による骨吸収を上回る骨新生が誘発されると考えられる．

副作用　テリパラチドの副作用は，PTH がカルシウム濃度の恒常性を調節するホルモンであることから，高カルシウム血症である．また，骨肉腫発生のリスクが高いと予想される疾患を有する患者には投与を控える．

14・2・9　抗 RANKL 抗体製剤

デノスマブ（遺伝子組換え）は，骨芽細胞ならびに骨髄間質細胞の膜に発現しているタンパク質，receptor activator for nuclear factor-κB ligand（RANKL）に対するヒト型 IgG2 モノクローナル抗体である．

デノスマブは RANKL に結合することにより，骨吸収をつかさどる破骨細胞およびその前駆細胞の表面に発現する RANK を介した情報伝達を阻害し，破骨細胞形成の抑制と骨吸収の抑制をもたらす．その結果，皮質骨および海綿骨の骨量を増加させ，骨強度を増強させると考えられる．

副作用　重大な副作用として，骨吸収を強力に抑制するため，痙攣，しびれ，失見当識などの臨床症状を伴う**低カルシウム血症**が現れることがある[*3]．また，顎骨壊死・顎骨骨髄炎が現れることもあるので，観察を十分に行う必要がある．

14・3　骨粗鬆症の薬物治療
14・3・1　骨粗鬆症の治療方針

骨粗鬆症の治療は，"骨粗鬆症の予防と治療ガイドライン 2015 年版"の基準に沿って行われる．薬物治療の目的は，骨粗鬆症性骨折を予防し，QOL の維持・向上を目指すことである．したがって，骨粗鬆症と診断された患者は薬物治療を実施すべきであり，骨粗鬆症と診断されていない骨量減少の段階でも，骨粗鬆症患者と同レベルの骨折リスクがあると判断される場合は薬物治療を受けるべきである．また，薬物治療の目的は，骨密度あるいは骨強度を高めることにより骨折リスクを患者と同年代のレベルにまで低下させることである．

副甲状腺ホルモン（parathyroid hormone）: 副甲状腺ホルモンは 84 個のアミノ酸から成るペプチドホルモンで，N 末端から 34 個のアミノ酸ですべての作用を示し，テリパラチドとよばれる．遺伝子組換えにより創生したテリパラチドはフォルテオ，化学合成で創生されたテリパラチドはテリボンの商品名で使用されている．

[*1] 副甲状腺ホルモンについては本シリーズ"第 4 巻 生物系薬学 II" SBO 23・3，SBO 30・6 参照．

テリパラチド　teriparatide

ステム -tide: ペプチド/糖ペプチド

[*2] テリパラチドによる骨形成の促進は，I 型プロコラーゲン-N-プロペプチド（P1NP）の上昇によって評価された．

デノスマブ　denosumab

ステム -mab: モノクローナル抗体

[*3] 低カルシウム血症が認められた場合には，カルシウムおよび活性型ビタミン D_3 の補充に加えて，緊急時には，カルシウムの点滴投与を併用するなど，適切な処置を速やかに行う必要がある．

14・3・2 薬 物 治 療

　現在，臨床で使用されている薬物は，カルシウム製剤，女性ホルモン製剤，活性型ビタミン D_3 製剤，ビスホスホネート製剤，SERM，カルシトニン製剤，副甲状腺ホルモン製剤と生物学的製剤であり，薬物の作用点ならびに対象細胞が多岐にわたる．表 14・1 に骨粗鬆治療薬の薬物名と医薬品別の有効性に関する評価を示す[*1]．

　あらゆる生活習慣病がそうであるように，骨粗鬆症もまた，決して単一の疾患ではなく，その病態は多様である．骨折は骨粗鬆症治療の防止すべき最終的なアウトカム（結果・効果）と定義される．したがって，骨粗鬆症の病態と病期を知り，正しい薬物選択が求められる．薬物の選択に関しては，"骨粗鬆症の予防と治療ガイドライン 2015 年版" に示されたエビデンスによると，椎体骨折，非椎体骨折，および大腿骨近位部骨折のそれぞれのリスクが高い患者に対してはアレンドロン酸，リセドロン酸のビスホスホネート製剤が第一選択薬であり，副甲状腺ホルモン薬は骨折の高リスク例に，SERM は椎体骨折の高リスク例に第一選択薬となると報告されている．

14・3・3 薬物治療上の注意点

　骨粗鬆症治療薬は，これまで骨吸収抑制薬のみで構成されていたが，最近になって骨形成促進薬や，骨吸収を強力に抑制するものの骨形成の抑制作用の弱い薬剤が登場してきている．したがって，骨代謝マーカーの測定は，患者の骨量減少機序が骨吸収の亢進によるものか骨形成の低下によるものかを明らかにすることで，適切な治療薬の選択を可能にする（表 14・1）．骨粗鬆症の薬物治療において注意が求められるのは血清カルシウム濃度の変動である．従来より，活性型ビタミン D 製剤は小腸からのカルシウム吸収の促進作用による抗くる病薬として用いられている．したがって，治療期間を通して血清カルシウム濃度の測定がきわめて重要である．また，骨折リスクの高い骨粗鬆症患者に適応されるテリパラチド[*2]は，強力な骨吸収促進作用をもつ PTH の活性領域（N 末端から 34 番目のアミノ酸）から成るペプチドであるため，連続投与すると高カルシウム血症を示す．デノスマブ[*3]とビスホスホネート製剤は両者とも破骨細胞の機能を抑制することにより骨吸収による骨量減少を抑える薬剤である．両者とも骨吸収抑制効果が強力であるため，低カルシウム血症によるテタニーの発症などに注意が求められる．デノスマブは血清カルシウム濃度が正常化している患者に投与することが重要である．カルシウム製剤には L-アスパラギン酸カルシウムやリン酸水素カルシウムがあり，ビスホスホネート製剤などの骨吸収抑制薬と併用されることが多い．一方，ビスホスホネート製剤のアレンドロン酸は活性型ビタミン D_3 との併用がより効果的に椎体骨折の発生を抑えるとの報告があり，カルシウム濃度上昇作用をもつ薬剤との併用～が推奨される．また，両剤とも，顎骨壊死・顎骨骨髄炎が現われたとの報告があるため，抜歯などの顎骨に対する侵襲的な歯科処置を行う必要がある場合は休薬が必要である．さらに，5 年以

[*1] 2011 年版のガイドラインでは，薬物の推奨グレードとして示されていたが，2015 年版では推奨の表現は使われず，有効性が A, B, C の 3 段階で表記された．また，治療薬の服薬方法などが異なる複数の薬剤が使用可能になっていることも確認をして欲しい．

[*2] わが国では使用されているテリパラチドは遺伝子組換えにより生成したペプチドと化学合成により作成したペプチドの 2 種類である．医師，看護師などによる外来指導の後，連日自己注射用製剤であるが，化学合成のテリパラチドは，56.5 μg を 1 週間に 1 回皮下注射する．本剤の投与は 72 週間までとなっている．一方，遺伝子組換えのテリパラチドは，1 日 1 回 20 μg を皮下に注射する．なお，本剤の投与は 24 カ月間までとなっている．

[*3] 成人にはデノスマブ（遺伝子組換え）として 60 mg を 6 カ月に 1 回，皮下投与する．

上のビスホスホネートの継続投与は，非定型的大腿骨折と顎骨壊死の割合を3～4倍増大させるとの報告があり，さらなる検討が求められる．イプリフラボンとタンパク質同化ステロイドのナンドロロンはこれまでに骨折予防効果を示したエビデンスはなく，骨粗鬆症治療薬としてはほとんど使用されなくなってきている．

> **SBO 15** 変形性関節症について，治療薬の薬理（薬理作用，機序，おもな副作用），および病態（病態生理，症状など）・薬物治療（医薬品の選択など）を説明できる．
> E2(2)③3

変形性関節症
arthrosis deformans

変形性関節症は，関節軟骨やその直下にある軟骨下骨に変性と摩耗が生じることによって発症する疾患であり，高齢者の関節疾患の中で最も頻度が高い疾患である．変形性関節症は全身のあらゆる関節で起こるが，発症すると日常生活に支障を起こしやすいのは，体を支え体重の負荷がかかっている膝，股の関節症であり，それぞれ，**変形性膝関節症**，**変形性股関節症**とよばれる．関節表面を覆う関節軟骨には血管や神経線維の分布はなく，軟骨細胞と関節外のⅡ型コラーゲンとプロテオグリカン（糖タンパク質）を主成分として構成されている．

変形性膝関節症
gonarthrosis

変形性股関節症
coxarthrosis

15・1 病　態

15・1・1 変形性関節症の病態生理

機械的影響
mechanical effect

変形性関節症は，特別の原因がなく関節の加齢現象に**機械的影響**が加わって発症する一次性（原発性，真性）と，先天性あるいは後天的に関節の異常形態，外傷，疾患，代謝異常など明らかな原因によって発症する二次性に区別される．

関節の中では，荷重のかかる膝関節に変形が起こりやすく，変形性膝関節症の多くは，膝の酷使や加齢による筋肉の衰えによって関節軟骨や半月板が摩耗・損傷して発症する．膝関節に関節症変化が認められる割合は，40歳で約60％，60歳で約80％であり，80歳ではほぼ全員に変化がみられ，性別では1：4で女性に多い．

15・1・2 臨床症候・診断

変形性膝関節症は，膝関節の疼痛，運動時痛や階段昇降時，起立時の痛みを訴えての受診が多く，進行すると関節水腫（膝が腫れている）や膝関節の可動域制限（正座ができない，膝が伸びないなど）が起こる．診断は，臨床症状とX腺写真で行う．関節軟骨がすり減って，関節のすき間が狭くなる（関節裂隙の狭小化）とともに，関節の変形によるO脚化がみられる．また，関節の辺縁に骨のトゲのような骨棘ができる（骨棘形成）．補助診断としてⅡ型コラーゲン，MMP（マトリックスメタロプロテアーゼ），TIMP（メタロプロテアーゼ組織インヒビター），COMP（血清軟骨オリゴメリックマトリックスプロテイン）などの関節症マーカーの測定が実施されることがある．

MMP：matrix metalloprotease

TIMP：tissue inhibitor of metalloprotease

COMP：cartilage oligomeric matrix protein

一方，変形性股関節症は，股関節の骨頭軟骨および臼蓋軟骨に変性が生じ，軟骨が剥離・消失してしまう疾患である．剥離した軟骨は滑膜炎を誘発し，軟骨の変性へと進行する．股関節症全体の90％は，先天性股関節脱臼の後遺症や股関節の形成不全といった子供のときの病気や発育障害の後遺症がおもな原因である（二次性）．最近では，明らかな原因となる病気にかかったことがない，加齢に伴う一次性の股関節症が高齢者で増加している．診断は，骨頭がきれいに臼蓋

に納まっているか，あるいは少し脱臼（亜脱臼）しているか，臼蓋の形成不全がないかを単純X線撮影で調べることにより行う．

15・2 治療薬の薬理

変形性関節症の患者の多くは，膝または股関節の疼痛，特に運動時痛や階段昇降時，起立時の痛みを訴えることが多いため，薬物としては非ステロイド性抗炎症薬（NSAID）の内服薬または外用薬が処方される．また，ヒアルロン酸やステロイド性抗炎症薬の関節腔への投与が行われる．

NSAID: nonsteroidal antiinflammatory drug

a. 非ピリン系解熱鎮痛薬[*1]　欧米を中心に使用されていた**アセトアミノフェン**が，変形性関節症の鎮痛薬としてわが国でも使用されるようになった．アセトアミノフェンのプロスタグランジン合成阻害活性は，体温中枢ではアスピリンと同程度と考えられているが，末梢におけるプロスタグランジン合成阻害活性はアスピリンに比べてきわめて弱い．アセトアミノフェンの鎮痛作用は，脳内に多く存在するCOX-3がアセトアミノフェンにより特異的に阻害されることに関連しているという説がある．

[*1] SBO 1・3 参照.

アセトアミノフェン
acetaminophen

副作用　アナフィラキシー（呼吸困難，全身潮紅，血管浮腫，蕁麻疹など），中毒性表皮壊死症，皮膚粘膜眼症候群，急性汎発性発疹性膿疱症が現れることがある．喘息発作の誘発，劇症肝炎，肝機能障害，顆粒球減少症にも注意が必要である．

[*2] SBO 1・2・2 参照.

COX: cyclooxygenase の略．本シリーズ"第4巻生物系薬学Ⅱ" SBO 31・2 参照.

b. シクロオキシゲナーゼ阻害薬[*2]　シクロオキシゲナーゼ（COX）はアラキドン酸からのプロスタグランジンやトロンボキサンなどのプロスタノイド合成に関与する酵素で，三つのアイソザイムがあり，それぞれCOX-1，COX-2，COX-3とよばれている．**ロキソプロフェン**は経口投与されたとき，胃粘膜刺激作用の弱い未変化体のまま消化管より吸収され，その後速やかにCOX阻害作用の強い活性代謝物 *trans*-OH体（SRS配位）に変換されて作用する[*3]．ロキソプロフェンや**ジクロフェナク**はCOX-1とCOX-2の両者を阻害する非選択性の

ロキソプロフェン
loxoprofen

ステム -profen: イブプロフェン系抗炎症薬

[*3] 本シリーズ"第3巻化学系薬学Ⅱ" SBO 23・1 参照.

ジクロフェナク diclofenac

ロキソプロフェンナトリウム

ジクロフェナクナトリウム

セレコキシブ

エトドラク

ヒアルロン酸ナトリウム

COX 阻害薬である.

セレコキシブやエトドラクは，COX-2 を選択的に阻害することにより，抗炎症・鎮痛作用を示すと考えられる．メロキシカムは COX-1 と COX-2 の両者を阻害し，特に COX-2 に対してより強い阻害活性を示す．

セレコシキブ celecoxib
ステム -coxib：シクロオキシゲナーゼ阻害薬

エトドラク etodolac

副作用 下痢・便秘・腹部不快感・悪心などの消化器症状が現れることがある．

ヒアルロン酸 hyaluronic acid

c. 関節機能改善剤 ヒアルロン酸の作用は，軟骨組織にヒアルロン酸が結合して表面を被覆することによる関節軟骨保護作用（変性抑制作用，修復作用）と粘弾性および潤滑作用である．また，滑膜細胞，軟骨細胞および好中球やマクロファージといった炎症性細胞より産生される発痛増強物質の抑制にも関与していると考えられる．

副作用 ショック症状が現れることがあるので，観察を十分に行い，異常が認められた場合には投与を中止して適切な処置を行う．また，発疹，投与部位の疼痛，腫脹，関節液貯留，熱感などが副作用として現れることがある．

15・3 治　　療

15・3・1 治療方針

変形性膝関節症の治療に関しては，Osteoarthritis Research Society International（OARSI）のエビデンスに基づいたガイドラインが，新しい変形性膝関節症の治療ガイドラインとしてインターネット上[*]に掲載されている．関節症の治療は，患者の年齢や活動性などを考慮して選択する．

[*] T. E. McAlindon et al., 'OARSI guidelines for the non-surgical management of knee osteoarthritis', Osteoarthr. Cartil., 22, 363-388 (2014).

15・3・2 保存療法

標準体重を超過する患者には減量を指導し，適正な体重の維持に努めるよう指導する．正座や階段の昇降時に疼痛を訴える場合は，その動作を減じるよう指導．歩行時の疼痛に関しては，杖の使用や足底板や各種装具の使用を勧める．

15・3・3 薬物療法

a. 内服薬による治療 一般的に非ステロイド性抗炎症薬（NSAID）が内服薬として用いられる．しかし，胃・十二指腸潰瘍などの上部消化管障害の合併症が懸念されるため，プロトンポンプ阻害薬もしくは抗 NSAID 潰瘍薬のミソプロストールを併用投与する．また，欧米では NSAID に比べ，非ピリン系解熱鎮

ミソプロストール misoprostol
ステム -prost(-)：プロスタグランジン類

ミソプロストール

痛薬のアセトアミノフェンが使用される割合が多く，消化器系障害，腎障害，出血傾向，心血管障害などの副作用リスクが低いとされている．わが国では，アセトアミノフェンが鎮痛目的に処方されることは少なかったが，2011 年 1 月にア

セトアミノフェンの承認用量が海外同様の水準に拡大されたことから，アセトアミノフェンによる鎮痛効果を得ることが容易になっている．

b. 外用薬による治療　NSAID の貼布剤が広く処方されている．経皮的に吸収されるため，炎症局所に作用して消化管障害が起こりにくい．経口鎮痛薬/抗炎症薬で治療中の膝関節症患者への追加または代替薬として有用とされている．

c. 注 射 薬　ヒアルロン酸ナトリウムやステロイド性抗炎症薬を関節腔内に注射する．注射時には厳密な無菌操作が必要で，膝蓋骨の近位で外側から穿刺する．関節水症が強ければ，排液後に薬剤を投与する．ヒアルロン酸は軟骨成分の一つで，人工的につくられた分子量 190 万のヒアルロン酸製剤は，生体内のヒアルロン酸に近く粘性や弾性に優れている．膝の関節内に直接注入することにより，軟骨の修復を促して，その潤滑機能により膝の動きを改善する．穏やかな効き目で，定期的に注入できるのが利点である．ただし，ステロイド性抗炎症薬については長期投与を避ける．

15・3・4　手 術 療 法

保存療法を行っても症状が改善されない場合，手術療法が検討される．年齢や進行度により手術方法が選択され，関節鏡視下手術，骨切り術，人工関節置換術などによる外科的手術が施行される．

15・3・5　薬物治療上の注意点

消化管リスクの高い患者では，非選択的 NSAID か選択的 COX-2 阻害薬かを問わず，NSAID は注意して使用すべきである．選択的 COX-2 阻害薬または非選択的 NSAID を投与する場合は，プロトンポンプ阻害薬，ヒスタミン H_2 受容体アンタゴニストもしくはミソプロストールの併用投与を考慮すべきである．しかし，ヒスタミン H_2 受容体アンタゴニストによる消化管保護のエビデンスは認められず，また，ミソプロストールが下痢の発現リスクを上昇させるとの報告もあるので，薬剤選択を慎重に行う必要がある．選択的 COX-2 阻害薬および非選択的 NSAID のどちらでも，プロスタグランジン生合成阻害作用に基づく Na^+・水分貯留傾向が起こるため，心機能不全を悪化させることがあるので注意する．

> **SBO 16** カルシウム代謝の異常を伴う疾患（副甲状腺機能亢進（低下）症，骨軟化症（くる病を含む），悪性腫瘍に伴う高カルシウム血症）について，治療薬の薬理（薬理作用，機序，おもな副作用），および病態（病態生理，症状など）・薬物治療（医薬品の選択など）を説明できる．
>
> E2(2)③4

副甲状腺ホルモン
parathyroid hormone, PTH

カルシトニン calcitonin

活性型ビタミン D：ビタミンと名がついているが，ステロイドホルモンの一種で，ビタミンD受容体とレチノイドX受容体がヘテロ二量体を形成してホルモンが結合することにより遺伝子発現を制御する．

ヒドロキシアパタイト
(hydroxyapatite)：$Ca_{10}(PO_4)_6(OH)_2$．したがって，骨の石灰化にはカルシウムとリン酸が必要である．

高カルシウム血症
hypercalcemia

低カルシウム血症
hypocalcemia

生体のカルシウム（Ca^{2+}）濃度の恒常性は，**副甲状腺ホルモン**（PTH），**カルシトニン**ならびに**活性型ビタミン D_3** の 3 種類のホルモンによって厳格に 9〜10 mg/100 mL（約 2.5 mmol/L）の範囲に調節されている．血清 Ca^{2+} 濃度が正常値より低下すると副甲状腺より副甲状腺ホルモンが分泌され，骨組織を破壊（骨吸収とよぶ）して血液中に Ca^{2+} を供給する．一方，Ca^{2+} が十分存在するとカルシトニンが破骨細胞に作用して骨吸収を抑制し，さらなる Ca^{2+} 濃度の上昇を防止する．そして，骨組織より失われた Ca^{2+} は，活性型ビタミン D_3 の働きによって食事中に含まれる Ca^{2+} が小腸より吸収され，骨組織にヒドロキシアパタイトの結晶で蓄積される．したがって，生体の Ca^{2+} バランスを正にするためには，小腸からの Ca^{2+} の取込みを促進するビタミンDが重要である．

16・1 病　態

16・1・1　カルシウム代謝異常の病態

カルシウム代謝異常をきたす疾患には，副甲状腺機能亢進症（低下症），ビタミンD欠乏症，ビタミンD依存症，悪性腫瘍に伴う**高カルシウム血症**，慢性腎不全，Ca^{2+} 感知受容体の変異による**高（低）カルシウム血症**などが知られている．Ca^{2+} は生体内で多彩な作用を果たしているため，高カルシウム血症では筋，神経，心臓などの機能に影響を及ぼし，低カルシウム血症では手足のしびれ感，全身痙攣などのテタニーが起こる．

16・2　副甲状腺機能亢進（低下）症

16・2・1　副甲状腺機能亢進（低下）症の病態

副甲状腺機能亢進症は，原発性と続発性に大きく分類される．原発性は，副甲状腺自体の病変が原因で，腺腫，過形成，がんなどにより副甲状腺ホルモン（PTH）の産生が増加し，高カルシウム血症・低リン血症，消化器症状，骨病変など多彩な症状を示す．続発性副甲状腺機能亢進症は，副甲状腺以外の病変に由来する低カルシウム血症のため PTH の分泌が持続的に亢進する病態である．一方，**副甲状腺機能低下症**は，PTH の分泌不全が原因の特発性・続発性副甲状腺機能低下症と，PTH に対する不応性が原因と考えられる偽性副甲状腺機能低下症に分けられる．

16・2・2　治療薬の薬理

PTH は，副甲状腺の細胞膜に局在するカルシウム感知受容体（CaSR）を介した情報伝達により分泌される 84 個のアミノ酸から成るペプチドホルモンである．

PTHは，標的細胞の膜に発現しているGタンパク質共役型受容体であるPTH/PTH関連ペプチド（PTHrP）受容体と結合して作用を発揮する．

PTHrP: parathyroid hormone related protein

16・2・3　薬物治療

原発性副甲状腺機能亢進症では，腺腫の摘出，過形成では全亜摘または全摘後に一部を皮下に移植するなどの外科的処置が行われる．続発性（二次性）副甲状腺機能亢進症では，慢性腎不全に伴うビタミンDの作用不全が原因でPTHの分泌亢進が起こる場合が圧倒的に多い．そのため，**カルシトリオール**の経口薬，**マキサカルシトール**の注射薬などの活性型ビタミンD_3製剤のほか，骨吸収抑制のため**ゾレドロン酸**などのビスホスホネート製剤[*1]が用いられる．

副甲状腺機能低下症は，特発性と続発性のどちらもPTHの作用不足による低カルシウム血症が起こるので，活性型ビタミンD製剤が投与される．痙攣やテタニーが頻発する際にはCa^{2+}の静注を行うが，尿中Ca^{2+}の異常な高値をきたしやすいため，血清Ca^{2+}濃度が正常下限で維持されるよう注意が必要である．

カルシトリオール (calcitriol)：構造式は図16・1参照．

マキサカルシトール maxacalcitol

ゾレドロン酸 zoledronic acid

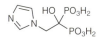

[*1] SBO 14 参照．

16・3　くる病と骨軟化症
16・3・1　くる病と骨軟化症の病態

くる病の歴史は古く，その発見はローマ時代にさかのぼる．最初にくる病 (rickets) の言葉が書き記されたのは1632年であり，活字として書物に記されたのは1634年である．また，くる病とビタミンDとの関連が明らかになったのは，1919年に英国のE. Mellanbyが，子イヌに実験的くる病を発症させることに成功したことによる．くる病および**骨軟化症**は骨基質の**石灰化**障害により，**類骨組織**[*2]が過剰となる疾患である．

くる病　rickets, rachitis

成長期以降の成人に発症する骨軟化症は，現在では症例数が少ない．一方，成長期の小児に発症するくる病は，近年増加傾向にある．発症の原因が両疾患で同じであることから，以下ではくる病について述べる．くる病は大きく分けて，ビタミンDの不足により発症する場合と，リンの排泄増加による場合がある．

骨軟化症　osteomalacia

[*2] 類骨とは，骨芽細胞がつくる骨組織で，石灰化した部分と骨芽細胞の間に存在する未石灰化の部分のこと．

16・3・2　臨床症候・診断

くる病には，栄養性の**ビタミンD欠乏性くる病**と遺伝性のくる病がある．ビタミンD欠乏性くる病は，身体徴候として内反膝（O脚）・外反膝（X脚）などの下肢変形，脊柱の弯曲，頭蓋癆，肋骨念珠，横隔膜付着部肋骨の陥没，成長障害などの臨床症候と，血清25-ヒドロキシビタミンD_3〔$25(OH)D_3$〕の低値，手関節および膝関節の単純X線撮影像の結果から診断される．また，くる病患者の血清生化学的検査では，低カルシウム血症または低リン血症，アルカリホスファターゼ（ALP）と副甲状腺ホルモンなどが高値を示す．遺伝性のものにビタミンD依存性くる病Ⅰ型（25-ヒドロキシビタミンD_3-1α-ヒドロキシラーゼの異常によるビタミンDの活性化障害）・Ⅱ型（ビタミンD受容体の異常），**低リン血症性くる病**があり，通常のビタミンD投与で治癒しない抵抗性が示された場合には遺伝子の解析が求められる．

ALP: alkaline phosphatase

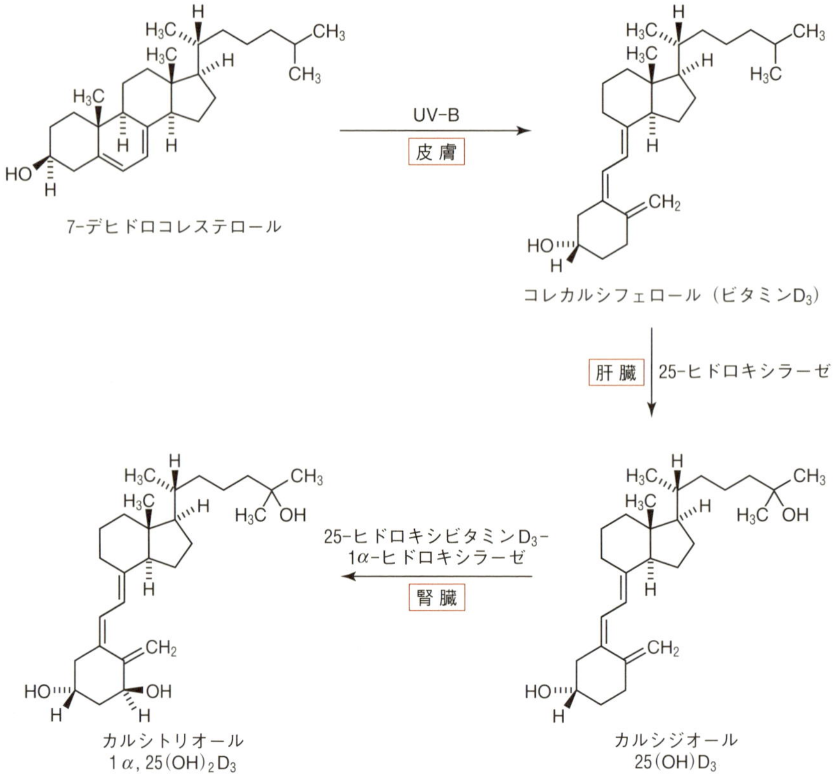

図 16・1 ビタミン D_3 の生合成と代謝活性化

16・3・3 治療薬の薬理

ビタミン D は，食物から摂取されるほか，皮膚でも合成される．ビタミン D は作用を発現する前に，まず肝臓で 25-ヒドロキシビタミン D_3〔25(OH)D_3〕に代謝され，さらに腎臓近位尿細管で 25-ヒドロキシビタミン D_3-1α-ヒドロキシラーゼ（CYP27B1）により，活性型ビタミン D_3〔1α, 25(OH)$_2$$D_3$〕に変換される．生合成された活性型ビタミン D は，標的組織（腸管・腎・骨・副甲状腺など）の細胞内にあるビタミン D 受容体（VDR）に結合して，標的遺伝子プロモーター上のビタミン D 応答配列に結合して作用を発揮する．くる病ならびに骨軟化症は，ともにビタミン D の摂取不足あるいは生合成の低下によって発症する疾患であるため，ビタミン D または活性型ビタミン D_3 製剤が用いられている．

VDR: vitamin D receptor

16・3・4 薬物治療

a. 治療方針 くる病に関しては，日本小児内分泌学会のホームページに掲載されている"ビタミン D 欠乏性くる病・低カルシウム血症の診断の手引き"に沿って診断された疾患別に，以下の薬剤により治療を開始する．

b. 薬物治療

・ビタミン D 製剤：ビタミン D 欠乏性くる病は，活性型ビタミン D 産生のもととなるビタミン D の不足により発症する．治療には，天然型のビタミン

D$_3$（ビタミン D$_2$ 製剤もヒトでは同じ効果を示す）製剤が用いられる．ビタミン D$_{3(2)}$ は肝臓と腎臓で 2 段階のヒドロキシ化を受けて活性型のビタミン D となって作用する（図 16・1）．

- **活性型ビタミン D$_3$ 薬**: ビタミン D 依存性くる病 I 型の患者では，25-ヒドロキシビタミン D$_3$-1α-ヒドロキシラーゼ（CYP27B1）の遺伝子に変異が生じて，ビタミン D からの活性型ビタミン D の生合成が著しく低下あるいは障害されているため，1α-ヒドロキシビタミン D（**アルファカルシドール**）あるいは 1α, 25-ジヒドロキシビタミン D$_3$〔1α, 25(OH)$_2$D$_3$；カルシトリオール〕が用いられる．

アルファカルシドール（alfacalcidol）: 構造式は p. 73 参照．

ビタミン D$_3$ 製剤の副作用は，搔痒感，食欲不振，嘔気，下痢などである．重篤な副作用として，血清 Ca^{2+} 値上昇を伴った急性腎不全が現れることがあるので，血清 Ca^{2+} 値および腎機能を定期的に観察し，異常が認められた場合には，投与を中止するなどの適切な処置を行うことが求められる．

16・3・5 骨軟化症とくる病の薬物治療上の注意点

ビタミン D 依存性くる病 II 型の治療には，大量の活性型ビタミン D$_3$ としてアルファカルシドールあるいはカルシトリオールの服用が必要となる．また，活性型ビタミン D$_3$ に対する反応性が症例によってかなり異なることから，反応性が低い場合は，カルシウム製剤の併用が必要になることもある．

低リン血症性くる病では，血清リン濃度 2.5 mg/dL 前後を目安として，活性型ビタミン D$_3$ 製剤を単独，または中性リン製剤と併用投与する．活性型ビタミン D$_3$ 製剤を投与期間中は，治療により高カルシウム血症や腎石灰化が起こる可能性があるので，血清 Ca^{2+} 濃度，血清リン濃度，尿中 Ca^{2+}/Cr（0.3 未満），腎エコーなどを測定して投与必要量を調節する．

16・4 悪性腫瘍に伴う高カルシウム血症

悪性腫瘍に伴う高カルシウム血症は，以下の四つが原因で起こる．① 局所で破骨細胞を活性化するサイトカインの産生亢進が原因の局所性骨溶解性高カルシウム血症（高カルシウム血症の原因の 20% 程度），② 腫瘍細胞が骨吸収活性をもつ PTH 関連ペプチド（PTHrP）を合成・分泌することが原因で高カルシウム血症を示す腫瘍随伴体液性高カルシウム血症（高カルシウム血症の原因の 80% 程度），③ 異所性の活性型ビタミン D 産生が原因で高カルシウム血症を示すホジキンリンパ腫，④ 肺癌や甲状腺乳頭癌などでみられる異所性 PTH 産生が原因の高カルシウム血症が代表的である．

悪性腫瘍による高カルシウム血症の治療には，ビスホスホネート製剤あるいは RANKL に対するモノクローナル抗体（抗 RANKL 抗体薬）が用いられる．ビスホスホネート製剤では，急性腎不全，間質性腎炎などの腎障害（1〜10% 未満）が現れることがあるので，観察を十分に行う必要がある．また，抗 RANKL 抗体薬の場合，骨吸収の抑制効果が強力であるため，低カルシウム血症ならびにテタニーに注意が必要である．

RANKL: receptor activator of NF-κB ligand

第4章 化学構造と薬効

> **SBO 17**
> E2(2)④1
> 免疫・炎症・アレルギー疾患に用いられる代表的な薬物の基本構造と薬効（薬理・薬物動態）の関連を概説できる．

ヒドロコルチゾン
(hydrocortisone)：コルチゾール (cortisol) ともいう．

プレドニゾロン
prednisolone

デキサメタゾン
dexamethasone

* **ステロイド**：シクロペンタノペルヒドロフェナントレン（ステロイド核，$C_{17}H_{28}$）をもつ化合物の総称．

シクロスポリン ciclosporin

タクロリムス tacrolimus

アザチオプリン azathioprine

レフルノミド leflunomide

メトトレキサート methotrexate

17・1 免疫抑制作用を示す主要な薬物の構造と薬効

ヒドロコルチゾンは体内でもつくられるが，鉱質コルチコイド作用ももち，副腎不全，ショックなどに用いられる．合成糖質コルチコイドである**プレドニゾロン**も鉱質コルチコイド作用をもつが，扱いやすい半減期のため臨床で汎用される．強い糖質コルチコイド作用を示す**デキサメタゾン**はほとんど鉱質コルチコイド作用を示さない．ステロイド*骨格の1位への二重結合の導入，9位へのハロゲンの導入，16位へのメチル基の導入は糖質コルチコイド作用を増強し，6位へのメチル基の導入は鉱質コルチコイド作用を低減する．

ヒドロコルチゾン　　　プレドニゾロン　　　デキサメタゾン

真菌由来の疎水性環状ポリペプチドである**シクロスポリン**および放線菌由来のマクロライド骨格をもつ**タクロリムス**は，異なった結合タンパク質を介してカルシニューリンを阻害し，T細胞の活性化を抑制する．**アザチオプリン**，**レフルノミド**および**メトトレキサート**は，構造の類似性から，それぞれプリン，ピリミジ

Abu ＝ (2S)-2-アミノ酪酸
MeGly ＝ N-メチルグリシン
MeLeu ＝ N-メチルロイシン
MeVal ＝ N-メチルバリン

シクロスポリン　　　　　　　　　　　　　タクロリムス

アザチオプリン　　　　　　レフルノミド

ンおよび葉酸の代謝に拮抗して，また，**シクロホスファミド**はグアニンのアルキル化によってDNA複製を阻害して，細胞の分裂増殖を抑制する．

シクロホスファミド
cyclophosphamide

メトトレキサート　　シクロホスファミド

17・2　抗炎症作用を示す主要な薬物の構造と薬効

酸性非ステロイド性抗炎症薬の主要な標的はシクロオキシゲナーゼ（COX）であるが，多様な基本骨格をもつ薬物が開発されており，化学構造のみで各薬物の特徴を説明することは困難である．COX-1とCOX-2はいずれも約70 kDaのタンパク質であり，一次構造の相同性は61 %である．385番目のチロシンが活性の中心であり，120番目のアルギニンが酸性非ステロイド性抗炎症薬の効果発現に重要とされる．523番目のアミノ酸はCOX-1ではイソロイシン，COX-2ではバリンであり，COX-2選択的な阻害に重要とされる．最も古い薬物である**アスピリン**はCOXの活性中心をアセチル化して不可逆的に阻害する．インドール酢酸系薬の**インドメタシン**は最も強力な薬物の一つである．また，最も使用されている薬物の一つである**ロキソプロフェン**はプロドラッグである．

セレコキシブはCOX-2選択的な阻害薬であり，COX-2阻害にはピラゾール環1位の4-スルファモイルフェニル基が必要であり，3位のトリフルオロメチル基は優れた選択性と作用強度を与えるという．

COX: cyclooxygenase

アスピリン　aspirin

インドメタシン
indometacin

ロキソプロフェン
loxoprofen

セレコキシブ　celecoxib

アスピリン　　インドメタシン　　ロキソプロフェンナトリウム　　セレコキシブ

17・3　主要な抗アレルギー薬の構造と薬効

抗アレルギー薬には，ケミカルメディエーター遊離抑制薬（クロモグリク酸，トラニラストなど），第二世代抗ヒスタミン薬，抗ロイコトリエン薬（プランルカストなど），トロンボキサン阻害薬（ラマトロバンなど），Th2サイトカイン阻害薬（スプラタストなど）が含まれる．ケミカルメディエーター遊離抑制薬は標

クロモグリク酸ナトリウム
sodium cromoglicate

トラニラスト　tranilast

プランルカスト　pranlukast

ラマトロバン　ramatroban

スプラタスト　suplatast

ケミカルメディエーター遊離抑制薬

クロモグリク酸ナトリウム　　トラニラスト

第二世代抗ヒスタミン薬

ケトチフェン　　ロラタジン　　フェキソフェナジン

抗ロイコトリエン薬

プランルカスト

トロンボキサン阻害薬

ラマトロバン

Th2サイトカイン阻害薬

スプラタスト

ロラタジン　　loratadine
エピナスチン　epinastine
ケトチフェン　ketotifen
フェキソフェナジン
　　　　　　　fexofenadine
エバスチン　　ebastine
オキサトミド　oxatomide
セチリジン　　cetirizine

的分子が明瞭ではなく，また，多様であることも想定されるため，薬物間で化学構造に基づいて薬効を議論することは難しい．第二世代抗ヒスタミン薬は化学構造から，三環構造をもつもの（ロラタジン，エピナスチンなど），三環構造とピペリジン骨格をもつもの（ケトチフェン），ピペリジン骨格をもつもの（フェキソフェナジン，エバスチンなど），ピペラジン骨格をもつもの（オキサトミド，セチリジンなど），などに分けることができるが，抗ヒスタミン作用に加え，中枢抑制作用や抗コリン作用の強度も考慮することが必要である．三環構造をもつロラタジンおよびピペリジン構造をもつフェキソフェナジンは，中枢抑制による眠気をほとんど誘発しない．

第II部 循環器系・血液系・造血器系・泌尿器系・生殖器系の疾患と薬

一般目標：循環器系・血液系・造血器系・泌尿器系・生殖器系に作用する医薬品の薬理および疾患の病態・薬物治療に関する基本的知識を修得し，治療に必要な情報収集・解析および医薬品の適正使用に関する基本的事項を修得する．

循環器系疾患では，薬物治療を要する代表的な疾患として，不整脈（SBO 18），心不全（SBO 19），虚血性心疾患（SBO 20），高血圧症（SBO 21）の病態，作用する医薬品の薬理，薬物治療およびその適正使用について学ぶ．不整脈については，脳塞栓症の原因として重要な心房細動，致死的不整脈である心室細動をひき起こし，薬剤の副作用としても頻度の高いQT延長症候群薬剤などについての理解が重要である．

そのほかに知っておくべき疾患として，閉塞性動脈硬化症，心原性ショック，弁膜症，先天性心疾患（SBO 22）について学ぶ．また，循環器系薬剤の効果の動物実験での測定（SBO 23）を修得する．

血液・造血器系疾患に関する薬として，止血薬（SBO 24），抗血栓薬，抗凝固薬（SBO 25）はさまざまな血栓や出血をひき起こす疾患での治療・予防に使われており，その薬理および臨床適応を学ぶには血液凝固・線溶系の理解が重要である．近年，ワルファリンに変わる新規経口抗凝固剤が開発され臨床応用されている．

血液・造血器系疾患としては，貧血（SBO 26），播種性血管内凝固症候群（SBO 27），血友病，血栓性血小板減少性紫斑病，白血球減少症，血栓塞栓症（SBO 28）の病態，作用する医薬品の薬理および薬物治療について学ぶ．

泌尿器系疾患では，代表的疾患として腎不全（SBO 30），ネフローゼ症候群（SBO 31），過活動膀胱および低活動膀胱（SBO 32），慢性腎臓病，糸球体腎炎，糖尿病性腎症，薬剤性腎症，尿路結石（SBO 33）の病態，作用する医薬品の薬理および薬物治療について学ぶ．

利尿薬（SBO 29）は泌尿器系疾患のみならず，心不全，高血圧などの循環器疾患や肝硬変の腹水治療，脳卒中の脳浮腫改善などにおいても重要な薬剤であり，その薬理を学ぶには腎臓での尿の濃縮機構の理解が重要である．

生殖器系疾患では，前立腺肥大症，子宮内膜症，子宮筋腫（SBO 34）の病態，作用する医薬品の薬理および薬物治療と妊娠・分娩・避妊に関連する薬物の薬理と薬物治療（SBO 35）について学ぶ．また，異常妊娠，異常分娩，不妊症についての知識（SBO 36）を修得する．

（酒井郁也）

第5章 循環器系疾患の薬，病態，治療

> **SBO 18**
> E2(3)①1
> 以下の不整脈および関連疾患について，治療薬の薬理（薬理作用，機序，おもな副作用），および病態（病態生理，症状など）・薬物治療（医薬品の選択など）を説明できる．
> 不整脈の例示：上室性期外収縮（PAC），心室性期外収縮（PVC），心房細動（Af），発作性上室頻拍（PSVT），WPW 症候群，心室頻拍（VT），心室細動（VF），房室ブロック，QT 延長症候群

* 心臓については本シリーズ"第4巻 生物系薬学Ⅱ" SBO 15 参照．

心拍数 cardiac rate

洞房結節 sinoatrial node, SA node

房室結節 atrioventricular node, AV node

ヒス束 His bundle, bundle of His

プルキンエ線維 Purkinje fiber

心臓*は単位時間当たり（1分間当たりで評価），一定数の収縮弛緩を行う．これを**心拍数**とよぶ．この収縮弛緩は，右心房にある**洞房結節**から始まる刺激伝導系を介した制御を受ける．心筋組織を構成する心筋細胞は，その機能から2種類の細胞に分類される．心臓の収縮弛緩を担い，心臓の血液循環ポンプ能を発揮させるのが固有心筋細胞である．この固有心筋細胞の調和のとれた収縮弛緩を可能にしているのが特殊心筋細胞である．特殊心筋細胞は，刺激伝導系を構成し，心臓の収縮弛緩の調律をとる役割を果たす．刺激伝導系は，洞房結節から始まり，**房室結節**および**ヒス束**を経て**プルキンエ線維**に至る．この刺激伝導系を介した収縮弛緩のための信号の伝達および固有心筋細胞による心筋の収縮弛緩運動は，い

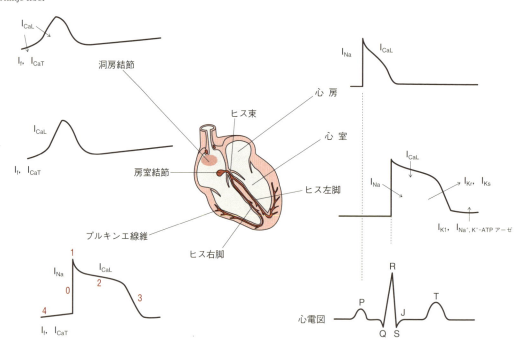

図 18・1 心筋細胞の活動電位，膜電流，心電図の関係 中央に示す心臓の模式図中の赤色は刺激伝導系．左は刺激伝導系の特殊心筋（洞房結節，房室結節，プルキンエ線維）細胞の活動電位（細胞内記録）．右は固有心筋（心房，心室）細胞の活動電位（細胞内記録）と心電図（細胞外記録）を示す．活動電位の一部には各相（0～4）の番号をつけ，イオンチャネル電流名と電流の向きを矢印で示す．洞房結節の活動電位は心房筋→房室結節→ヒス束→プルキンエ線維→心室筋の順に伝播する．心房筋細胞と心室筋細胞の活動電位の立ち上がり時期は，心電図のP波やQRS波に一致し，活動電位の再分極時期はT波に一致する．プルキンエ線維の活動電位各相と心電図各波の名称を示す．

ずれも細胞膜の電気的な興奮によって成されている．この心筋組織での電気的な変動は，**心電図**として記録され，心機能を評価する手段として汎用されている．

通常，ヒト（成人）の場合，心拍数は60〜80回/分で，心臓は規則正しい収縮弛緩を行っている（正常洞調律）．心臓を収縮弛緩させるための刺激は，洞房結節から発せられる．心筋細胞とよばれる心筋組織を形成する主たる細胞群は，いずれも自動能とよばれる収縮弛緩を発揮する能力をもつ．理論的には，心筋組織のどの部分でも収縮弛緩のための刺激を発することが可能である．しかしながら，実際には洞房結節が心臓全体の洞調律を決定している．これは，洞房結節の自動的興奮の間隔が1分間当たり60〜80回で，他の心筋細胞のそれよりも早いため，心臓の収縮弛緩の調律をとる事実上のペースメーカーとなっている（図18・1）．

不整脈とは，正常洞調律が保たれていない状態（異常調律）と定義される．心拍数が著しく増加した場合は**頻脈性不整脈**（いわゆる**頻脈**，図18・2），その逆

心電図(electrocardiograph, ECG)：本シリーズ"第6巻 医療薬学I" SBO 20 参照．

不整脈　arrhythmia, irregular arrhythmia

(a) 自動能亢進

アドレナリンβ受容体アゴニスト

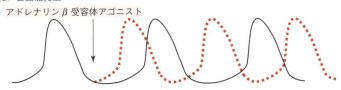

(b) 異常自動能

遅延後脱分極（DAD）　　　　　　早期後脱分極（EAD）

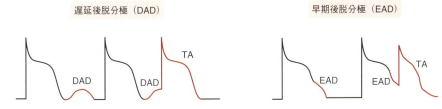

(c)

A　プルキンエ線維　　　　　　B　　　　　　　　　　C

一方向ブロック
緩徐伝導
心室固有筋
心房粗動　心房細動
房室結節，ヒス束　副伝導路

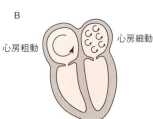
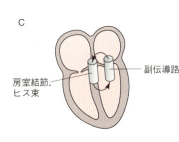

図18・2　頻脈性不整脈の機序
(a) **自動能亢進**：洞房結節細胞の膜電位記録を示す．正常な自動能（——）の洞房結節細胞にアドレナリンβ受容体アゴニストが作用すると4相の脱分極が亢進（----）し頻脈を発生する．
(b) **異常自動能**：心筋に発生する異常自動能として，再分極の終了後に出現する遅延後脱分極（DAD）と，再分極の途中から出現する早期後脱分極（EAD）とがある．これらは細胞内カルシウム濃度の上昇によって出現するといわれているが，異常活動電位を誘発し，撃発活動（TA）とよばれる．
(c) **リエントリーによる不整脈**：A．梗塞などにより正常方向への興奮伝導が障害され，逆方向への伝導の存在により，リエントリーが形成される．B．心房への過負荷により自動能が亢進し，リエントリー回路が多数形成される．右心房には心房粗動，左心房には心房細動が発生する．心室にはさまざまな原因で心室細動が発生する．C．ウォルフ・パーキンソン・ホワイト（WPW）症候群では，異常な副伝導路と房室結節の間でリエントリー回路が形成され頻脈を発生する．

の減少した場合は**徐脈性不整脈**（いわゆる**徐脈**）とよばれる．心拍数は正常値の範囲にあるものの，収縮弛緩の間隔が不規則になる場合も不整脈とされる．期外収縮は異常な刺激が発生することにより誘発される．異常な刺激が発生する部位が，心房に起因する場合は心房性期外収縮，心室によるものは心室性期外収縮とよばれる．なお，房室結節に起因する期外収縮の意義は心房性期外収縮とほとんど同じため，通常これら二つを合わせて上室性期外収縮とよばれる．不整脈はさらに，調律異常の時間が一時的なもの，持続するもの，心電図波形に規則性があるものとそれがないものなど多種多様に分類される．患者が不整脈を自覚するものと，そうでないものもある（図 18・2）．

心房細動
atrial fibrillation, Af

心房粗動　atrial flutter, AF

上室性期外収縮
premature supraventricular contraction, PAC

発作性上室性頻拍
paroxysmal supraventricular tachycardia, PSVT

18・1　病　態
18・1・1　上室性頻脈（心房細動，心房粗動，上室性期外収縮，発作性上室性頻拍）

上室性頻脈には，**心房細動**（Af），**心房粗動**（AF），**上室性期外収縮**（PAC）および**発作性上室性頻拍**がある（表 18・1）．

表 18・1　不整脈の種類

上室性頻脈	心房細動	450～600 回/分の細かい基線の振れ（f 波）と R-R 間隔の不整
	心房粗動	250～350 回/分の心房粗動波（のこぎりの歯状の F 波）が発現．R-R 間隔一定
	上室性期外収縮	上室性に発生する異常興奮
	発作性上室性頻拍	突然発生し 130～230 回/分で幅狭い QRS 波の規則的な頻拍
心室性頻脈	心室性期外収縮	心室性に発生する異常興奮
	心室頻拍	70～180 回/分の頻脈が発生．先行する P 波を認めない．心室細動に移行しやすい
	心室細動	心室全体が無秩序に高い頻度で興奮する．数秒で意識喪失，3～5 分で脳の不可逆的障害をきたす．細動波（150～500 回/分）が発現
徐脈性不整脈	洞性徐脈	60 回/分以下の洞性調律
	房室ブロック	心房から心室間の刺激伝導系の伝導遅延あるいは遮断により発生
その他	洞結節不全症候群	洞結節の障害により著しい徐脈，あるいは心停止が起こる
	WPW 症候群†	房室間の伝導が副伝導路の存在により促進される．早期興奮が発生
	洞性頻脈	100 回/分以上の洞性調律

† WPW 症候群：ウォルフ・パーキンソン・ホワイト症候群．副伝導路症候群ともいう．

a．心房細動　　心房細動は心電図の P 波は観察されず基線が細かく振動する f 波が観察される．心房から心室へ伝わる興奮が不規則となるため，R-R 間隔は完全に不規則である．これは洞結節の刺激を介する調律制御が不能となり，心房内で無秩序な刺激が発生している状態によるものである．

b．心房粗動　　心房粗動では，P 波は観察されず基線がのこぎりの歯状に規則正しく振動する状態が持続する（F 波）．心房から心室への興奮が一定の間隔で伝わるため R-R 間隔は一定となる．

c．上室性期外収縮　　上室性期外収縮は，心房での異所性の興奮が通常の洞調律の周期よりも早期に出現するので，心電図上は次に来るべき P 波より早

くP波が現れる．その後のQRS波の波形は正常な心電図のそれと同じになる．肺循環に障害がある場合（肺うっ血など），上室性期外収縮が発症しやすくなり，心房細動へと進展するおそれが高くなる．

d．発作性上室性頻拍　発作性上室性頻拍は，本来は1本であるはずの房室結節内の伝導路が2本以上存在し，房室結節内でリエントリーが形成される場合と，ウォルフ・パーキンソン・ホワイト症候群*など心房と心室間の電気的な副伝導路が存在する場合に，心房と心室間でリエントリーが形成されて誘発されるものが大半を占める．突然，心拍数が200回/分以上に増加する．このときの心電図の波形は，正常な状態のものが時間軸に対して短縮されたものとなる．

＊ SBO 18・1・5参照．

18・1・2　心室性頻脈（心室性期外収縮，心室頻拍，心室細動）

心室性頻脈には，**心室性期外収縮**（PVC），**心室頻拍**（VT）および**心室細動**（Vf）がある．

a．心室性期外収縮　心室性期外収縮は，心収縮の引き金となる刺激が心室で発生するので，P波がなくQRS波に続く逆向きの大きなT波が観察される．このQRS波は，正常心臓でのそれよりも幅広になる．これは，刺激が心室全体へ伝導されるのに時間がかかるためとされる．QRS波の波形が異なる場合，刺激の発生する場所が複数あることを示す．この刺激が多発する場合は，心筋が非常に興奮しやすくなっており，心室頻拍あるいは心室細動へ移行しやすい状態である．先行T波の頂点付近で期外収縮が発生すると心室細動が発生しやすくなる．このように，QRS波とT波が重なる状態をR on Tとよぶ．特に，重症心不全，心筋梗塞の急性期およびジギタリス中毒などの致死的な有害事象の発生期に観察される．その一方で，重篤な心疾患がない場合は経過観察とよばれ，特別な治療は行われない．

b．心室頻拍　心室頻拍は，心室性期外収縮が引き金となり，心室でのリエントリーや心筋細胞の自動能が亢進することで発生する．発作が30秒以上続くものを持続性心室頻拍とよび，発作が30秒以内に収まるものを非持続性心室頻拍とよぶ．この非持続性心室頻拍は，健常人でも発生することがある．

c．心室細動　心室細動は，明確な心電図波形が認められない状態で，"基線が不規則に揺れている"と表現される．急性心筋梗塞，ブルガダ症候群[*1]，QT延長症候群[*2]，ジギタリス中毒のような薬物による有害事象，低カリウム血症などの血清電解質異常などが誘因とされる．摘出灌流心臓でこの心室細動が起こると，心臓が細かく震える状態が観察される．

心室性期外収縮
premature ventricular contraction, PVC

心室頻拍　ventricular tachycardia, VT

心室細動　ventricular fibrillation, Vf

[*1] コラム 18・2 (p.97) 参照．

[*2] SBO 18・1・4参照．

18・1・3　徐脈性不整脈（洞性徐脈，房室ブロック）

徐脈性不整脈には，**洞性徐脈**，**房室ブロック**などがある．

a．洞性徐脈　洞性徐脈は迷走神経の興奮による心拍数減少に起因し，睡眠時あるいは加齢とともに発症しやすくなる．通常，生理的な範囲で生じるので，治療の対象とはならない．

b．房室ブロック　房室ブロックは，心房から心室への刺激伝導に障害が

洞性徐脈
sinus bradycardia

房室ブロック
atrioventricular block

あるときに誘発される．加齢とともに房室伝導時間（PQ 間隔）が延長される．単にこの PQ 間隔が延長される場合（I 度房室ブロック）は，その後の QRS 波は正常なので，治療の対象とはならない．心房と心室の間の刺激伝導が不完全で刺激伝導が時々断たれる状態を II 度房室ブロックとよぶ．この II 度房室ブロックは大きく 2 種類に分けられ，対処法が異なる．Mobitz I 型は，別名ウェンケバッハ型ともよばれ，PQ 間隔が徐々に延長して QRS 波が脱落する，という周期を繰返す．予後は比較的良好である．Mobitz II 型は，I 型とは異なり，PQ 間隔が一定にも関わらず突然 QRS 波が脱落する．重篤な場合は房室伝導が回復しないので心停止状態が持続する．治療にはペースメーカーが用いられる．さらに III 度房室ブロックは，心房から心室への刺激伝導が完全に遮断された状態のため，心房と心室がまったく無関係に収縮弛緩する．徐脈，心停止による失神（アダムス・ストークス症候群*）を認めることも多くペースメーカーが必要となる．

* アダムス・ストークス症候群（Adams-Stokes syndrome）：房室ブロック・洞不全症候群・250 回/分以上の頻拍発作・心室細動などの不整脈により，心拍出量の急激な低下が起こると，それに伴い脳血流量が減少する．この脳血流量の減少によりひき起こされる意識消失，痙攣などの脳虚血症状をさす．24 時間心電図を用い，発作時の不整脈の有無を明らかにすることで診断される．

洞結節不全症候群
sick sinus syndrome, SSS

洞停止　sinus arrest

洞房ブロック
sinoatrial block

徐脈頻脈症候群
bradycardia-tachycardia syndrome

> **コラム 18・1　洞結節不全症候群**　発展
>
> 頻脈性不整脈と徐脈性不整脈の症状を同時に示す不整脈もある．**洞結節不全症候群**（SSS）は，その典型的なものである．
>
> 洞結節不全症候群は，洞結節の機能障害に起因するもので，洞徐脈，高度の洞不整脈，洞停止は徐脈性不整脈の症状を示す．その一方で，重篤化すると発作性心房細動あるいは発作性心房頻拍などの頻脈性不整脈の症状も示す．Rubenstein による I〜III 型の分類が行われる．I 型は，洞徐脈によるものである．II 型は**洞停止**または**洞房ブロック**により誘発されるもので，いずれも P 波が観察されない．これは，洞結節からの刺激発生の消失（洞停止）あるいは心房全体への刺激の伝導不全（洞房ブロック）で心房が収縮しないためである．一方 III 型は，**徐脈頻脈症候群**との別名があるように，心房細動などの頻脈と高度の徐脈が交互に観察される症状である．この不整脈では，アダムス・ストークス発作に注意しなければならない．頻脈による頻回刺激の直後に洞結節細胞の自動能が低下するため，頻脈から徐脈に移行するとき，長時間の心停止が起こりやすくなる．

18・1・4　QT 延長症候群

トルサード・ド・ポアンツ（torsade de Pointes, TdP）：倒錯型心室頻脈ともいう．

心電図上 T 波の頂点付近は心室の受攻期とよばれる．この時期に期外収縮を誘発するような刺激を受けると**トルサード・ド・ポアンツ**（TdP）とよばれる QRS 波の電気的な軸が周期的（5〜20 心拍ごと）かつ規則的にずれることにより心室頻脈と心室粗動の中間的な心電図波形を示す．この不整脈は QT 延長症候群で発生しやすく，心室細動に移行する危険性がきわめて高い．QT 延長症候群では，QT 延長に起因する不整脈の結果，失神発作が繰返される．この QT 延長は，先天的な要因と後天的な要因により誘発される．

先天的な要因は，心筋細胞膜にあるイオンチャネルの異常によるものが発見されている．変異型のチャネルが心室内に不均等に分布するためにリエントリー性の不整脈が起こりやすくなると考えられている．自律神経系の異常によるものも発見されており，心臓交感神経支配（分布）の不均衡が，不整脈の発生に

関与していると考えられている．一方，後天的な要因には，薬物（毒物）による
イオンチャネルへの作用のほか，低カリウム血症のような電解質異常により，
QT 延長が誘発される場合がある．特に，医薬品開発で新たな医薬品候補となる
化合物の安全性を試験する際，その化合物の QT 延長作用の有無は，医薬品とし
て開発を進めるか否かの重要な評価点となる．

18・1・5　ウォルフ・パーキンソン・ホワイト症候群

　ウォルフ・パーキンソン・ホワイト（WPW）症候群では房室結節を介する刺
激伝導系以外に心房と心室を電気的に結ぶケント束とよばれる副伝導路が先天的
に存在する．心電図では PQ 間隔の短縮に加え，デルタ波（QRS 波の始まり部
分の緩やかなカーブ）とよばれる特徴ある波形を生じ QRS 波幅の拡大が観察さ
れる．このデルタ波は，心房で生じた刺激の一部が副伝導路を経由して刺激が伝
わり，副伝導路経由の刺激の方が正常経路のそれよりも速く心室に到達するため
に形成される．普段は無症状であるが，発作性上室性頻拍や心房細動などの頻拍
性不整脈を起こしやすい．WPW 症候群における発作性上室性頻拍は，正常な刺
激伝導系と副伝導路を通じて心房と心室の間でリエントリーが形成されることに
より生じるもので，房室回帰頻拍とよばれる．副伝導路を逆伝導する順方向性と
順伝導する逆方向性がある．順方向性では心房からの刺激は房室結節を経て心室
へ刺激が伝導されるためデルタ波は消失するが，逆方向性では心房からの刺激は
副伝導路を介して心室へ伝導されるためデルタ波が認められる．

　心拍数は 200 回/分前後に達し，動悸および胸痛だけでなく，心不全に進展す
ることもあるが，この頻拍発作から直接心室細動へ移行することはない．一方，
心房細動発作では，心房からの頻回の刺激が刺激を通しやすい副伝導路を通り心
室へと伝わる．心室への刺激は副伝導路経由で伝わるため，このときはデルタ波
が観察される．心電図の RR 間隔は不整になるので，発作性上室性頻拍と鑑別で
きる．デルタ波があるために，発作時の QRS 幅が広く，一見，心室頻拍のよう
に見えることから**偽性心室頻拍**ともよばれる．心拍数は非常に多く，300 回/分
以上になり，心室細動に移行しやすくなるので非常に危険である．通常の心房細
動のときに使用されるジギタリス製剤は副伝導路の不応期を短くするために頻拍
の度合いを高めるので，WPW 症候群に合併した心房細動発作には禁忌である．

ウォルフ・パーキンソン・
ホワイト（WPW）症候群
Wolff-Parkinson-White
syndrome

偽性心室頻拍　pseudo
ventricular tachycardia

コラム 18・2　ブルガダ症候群　発展

　心筋細胞膜の Na^+ チャネル α サブユニットの変異などに起因し，非発作時心電
図で ST 上昇（V_1 および V_2），右脚ブロックおよび正常 QTc 間隔の特徴をもつ．こ
の変異により，右室心外膜における活動電位時間が顕著に短縮され，貫壁性の再分
極状態のばらつきが大きくなるので，心室細動の発症頻度が上昇すると考えられて
いる．心電図異常を示す場合でも不整脈を発症しない患者がおり，無症候性ブルガ
ダ症候群（無症候群）とよばれる．一方，症候性ブルガダ症候群（有症候群）では
心室細動発作を繰返し起こすので，埋込み型除細動器が用いられる．

ブルガダ症候群
Brugada syndrome

表 18・2 抗不整脈薬の Vaughan-Williams と Sicilian Gambit による分類

Vaughan-Williams分類			薬物名	イオンチャネル[†1]				受容体[†2]				ポンプ	臨床効果			心電図所見			副作用		
クラス		作用・性質		Na+ 速い / 中間 / 遅い			Ca²⁺	K⁺	α	β	M₂	A₁	Na⁺,K⁺ ATPアーゼ	左室機能	洞性調律	心外性[†3] 副作用	PR	QRS	JT[†4]	催不整脈[†3]	抗コリン性（口渇・排尿困難など）	その他
I	Ia	APD延長 伝導抑制	プロカインアミド	●A				○						→	→		↑	↑	↑	●		SLE、無顆粒球症
			ジソピラミド	●A				○				△		↓	→		↑	↑	↑	●	●●●	血圧低下、無顆粒球症
			キニジン	●A			△	○	△			△		↓	↑	○	↑	↑	↑	●	●●●	腎障害がある場合要注意
			シベンゾリン	●A			△	○				△		↓	→	○	↑	↑	↑	●	●●●	腎障害がある場合要注意
			ピルメノール	●A				○				△		↓	→	○	↑	↑	↑	●	●●●	
	Ib	APD短縮 伝導不変	リドカイン	△I										→	→	△				○		
			メキシレチン	△I										→	→	△				○		無顆粒球症、肝機能障害
			アプリンジン	○I			△	△						→	↓	○	↑		↓	○		
	Ic	APD不変 強い伝導抑制	プロパフェノン	●A						●				↓	↓	△	↑	↑		●		β遮断に起因する副作用
			フレカイニド	●A										↓	→	△	↑	↑		●		
			ピルジカイニド	●A										→	→	△	↑	↑		●		
II		アドレナリン β受容体遮断	ナドロール							●●				↓	↓		↑		↓	洞房ブロック・洞不全		β遮断に起因する副作用
			プロプラノロール	△						●●				↓	↓		↑		↓	洞房ブロック・洞不全		β遮断に起因する副作用
III		K⁺チャネル遮断 不応期延長	ソタロール					●●		●				↓	↓		↑		↑	洞房ブロック・洞不全		β遮断に起因する副作用
			アミオダロン	△I			△	●●	○	○				↓	↓	●	↑	↑	↑	●		間質性肺炎、肝障害
			ニフェカラント					●●						→	→				↑	●		
IV		Ca²⁺チャネル 遮断	ベラパミル	△			●	○	○					↓	↓		↑			徐脈、房室ブロック		血圧低下
			ジルチアゼム				●							↓	↓		↑			徐脈、房室ブロック		血圧低下
			ベプリジル	△I			●	○						?	↓		↑		↑	徐脈、房室ブロック		
その他			アトロピン								●			?	↑		↓				●	脱力感、悪心
			ATP									◆		?	↓							嘔気、嘔吐
			ジゴキシン									◆	●	↑	↓		↑			徐脈,房室ブロック		抗コリン作用に起因

APD: action potential duration（活動電位持続時間）

[†1] Na⁺チャネル遮断作用について：
   Na⁺チャネルとの結合・解離の程度を解離時定数より三つ（速い、中間、遅い）に分類．
   Na⁺チャネル遮断作用の相対強度（●: 強、○: 中間、△: 弱）
   薬物が結合する Na⁺チャネルの状態 A: 活性化状態のチャネルに結合（活性化チャネル遮断薬）、I: 不活性化状態のチャネルに結合（不活性化チャネル遮断薬）

[†2] 受容体と薬物との相互作用：α: α受容体、β: β受容体、M₂: M₂受容体、A₁: アデノシン A₁受容体
   受容体遮断作用の相対強度（●: 強、○: 中間、△: 弱）●: 作動物質（ジゴキシンには房室結節の迷走神経刺激作用があるので、M₂作動薬として表示）

[†3] 副作用：心外性（心臓以外の）副作用は有効血中濃度域で認められるもの．催不整脈作用はすべての薬物が該当する．

[†4] 心電図所見：JT（JT時間）S波の終わりからT波の終わりまでの時間．

18・2 薬　理
18・2・1 Na$^+$チャネル遮断薬

Na$^+$チャネルを遮断することにより，上室性および心室性の頻脈性不整脈を抑制する．Vaughan-Williams 分類ではクラス I 型の抗不整脈薬になり，**有効不応期**を延長，短縮および不変でサブグループ Ia，Ib および Ic に細分化される（表 18・2）．この有効不応期への作用は K$^+$ チャネルへの作用で Ia が遮断，Ib が開口するとされる．

有効不応期 effective refractory period

a. Na$^+$チャネル遮断薬のクラス Ia 群

プロカインアミド: 活性化状態の Na$^+$ チャネルに結合する．チャネルからの薬物の解離速度は中間的である（**キニジン**も同様）．生体内で，N-アセチルプロカインアミド（NAPA）になり，この代謝物もプロカインアミドと同等の抗不整脈作用を発揮する．上室性・心室性期外収縮，急性心筋梗塞での心室性不整脈，上室性・心室性発作性頻拍に用いられる．特に，WPW 症候群では，第一選択薬として用いられる．

プロカインアミド procainamide

ステム -cain-: プロカインアミド系およびリドカイン系のクラス I 抗不整脈薬．

キニジン quinidine

NAPA: N-acetyl procainamide

ジソピラミド: プロカインアミドと同様の作用を発揮する．プロカインアミドよりも，Na$^+$ チャネルからの解離が遅いので，リエントリー性の不整脈の誘発（催不整脈作用）に注意しなければならない（**シベンゾリン**および**ピルメノール**も同様）．プロカインアミドよりも抗コリン作用が強い．期外収縮，発作性上室性頻拍，心房細動・心房粗動に用いられる．

ジソピラミド disopyramide

シベンゾリン cibenzoline

ピルメノール pirmenol

プロカインアミド　　キニジン　　ジソピラミド　　シベンゾリン

b. Na$^+$チャネル遮断薬のクラス Ib 群

リドカイン: 不活性化状態の Na$^+$ チャネルに作用し，心室細動への域値を高める．Na$^+$ チャネルからの解離が速く，心機能低下作用も Na$^+$ チャネル遮断薬の中で最も弱い．自律神経系への作用も弱いので，薬用量では血圧への影響はない．局所麻酔薬としても有用な薬物である．経口投与できないので，静脈内投与で用いられる．心室性頻拍および心筋梗塞後の心室性期外収縮では第一選択薬と

リドカイン lidocaine

リドカイン　　メキシレチン　　アプリンジン

して用いられる．ジギタリス性不整脈にも有効で，上室性不整脈よりも心室性不整脈に用いられることが特徴である．

メキシレチン　mexiletine

メキシレチン：リドカインは，心室性不整脈，特に致死性の不整脈に有効な薬物であるが，経口摂取できないという短所がある．この短所を改善したのがメキシレチンで，経口投与が可能な薬物である．作用機序および薬効はリドカインと同じである．ただし，重篤な伝導障害をもつ患者には禁忌である．内服では，食道内に錠剤が貯留すると，その部位で食道潰瘍を誘発するので，大量の水での内服を指導しなければならない．

アプリンジン　aprindine
フェニトイン　phenytoin

クラス Ib 型の抗不整脈薬には，このほかに**アプリンジン**および**フェニトイン**がある．

c. Na^+ チャネル遮断薬のクラス Ic 群

フレカイニド　flecainide

フレカイニド：活性化状態の Na^+ チャネルに作用し，Na^+ チャネルからの解離が遅い．刺激伝導系のヒス束と心室間の伝道を遅延させる．心機能抑制作用も強力な抗不整脈薬の一つである．クラス Ic 型の薬物は，クラス I 型の薬物の中で最も強い抗不整脈作用を発揮するので，上室性および心室性不整脈に有効な薬物である．その一方で Na^+ チャネルからの解離が遅いことと QT 間隔の延長作用をもつため，うっ血性心不全および高度の洞房あるいは房室ブロックでの不整脈には使用できない．特に，心筋梗塞後の無症候性心室性期外収縮および非持続型心室頻拍に用いると，突然死を誘発する危険性が高くなる．逆の言い方をすると，虚血性心疾患を基礎疾患としない不整脈には，非常に効果の高い薬物である．

ピルシカイニド
pilsicainide

プロパフェノン
propafenone

その他の薬物に**ピルシカイニド**および**プロパフェノン**がある．

フレカイニド　　　　ピルシカイニド　　　　プロパフェノン

18・2・2　アドレナリン β 受容体アンタゴニスト

Vaughan-Williams の分類ではクラス II の抗不整脈薬に分類される．その作用機序は，心筋細胞のアドレナリン $β_1$ 受容体を遮断することにより，心筋細胞の運動能および刺激伝道を抑制し，抗不整脈作用を発揮する．洞性頻脈，発作性上室性頻脈，発作性心房細動，除細動後の洞調律不安定状態に用いられる．加えて，アドレナリン $β_1$ 受容体アンタゴニストは，ジェルベル・ランゲ-ニールセン症候群およびロマノワード症候群の先天的 QT 延長症候群での致死性不整脈を防止にも有効である．一方，WPW 症候群では，刺激伝導系の伝導速度を鈍化させるので，その症状を悪化させる．アドレナリン $β_1$ 受容体を遮断する薬物の中でも，心臓への選択性の高い薬物が使用される．**アセブトロール**，**アテノロール**，**ナドロール**などが用いられる．

アセブトロール　acebutolol
アテノロール　atenolol
ナドロール　nadolol

アセブトロール　　　アテノロール　　　ナドロール
　　　　　　　　　　　　　　　　　　　－OH は cis 配置

メトプロロール，ビソプロロールおよびカルベジロール：アドレナリン β_1 受容体アンタゴニストは，慢性心不全での期外収縮に起因する致死性不整脈の防止に有効とされる（突然死の予防）．そのため，心不全を有する場合，プロプラノロールのような心機能抑制の強い薬物は使用すべきではない．心不全患者には，大規模臨床試験の結果から，メトプロロールおよびビソプロロールが推奨される．アドレナリン $\alpha\beta$ 受容体アンタゴニストのカルベジロールも推奨される．これらアドレナリン β 受容体アンタゴニストの心室性不整脈予防作用は，心室細動および粗動による突然死を減少させることにより，慢性心不全の予後改善にも寄与している．その一方で，アドレナリン β_1 受容体遮断作用以外の心筋保護の機序も報告されている．特に，カルベジロールはアドレナリン $\alpha\beta$ 受容体遮断だけでなく，活性酸素種を消去するラジカル消去薬の機能も寄与すると考えられている．

メトプロロール　metoprolol
ビソプロロール　bisoprolol
カルベジロール　carvedilol

ステム -olol-：アリールオキシアミノアルコール構造をもつアドレナリン β 受容体アンタゴニスト

メトプロロール　　　ビソプロロール
カルベジロール

なお，喘息をもつ患者あるいは冠動脈攣縮をもつ患者への適用は，アドレナリン β_2 受容体への影響を考慮しなければいけない．つまり，アドレナリン β_2 受容体遮断が，これら疾患の症状を増悪させる．理論的にはアドレナリン β_1 受容体アンタゴニストを使用すればよいこととなる．しかしながら，薬物のアドレナリン β_2 受容体への影響を完全に除外できないため，安全性について最大限の注意が求められる．

18・2・3　K^+ チャネル遮断薬

Vaughan-Williams の分類ではクラスIIIの抗不整脈薬に分類される．心筋細胞膜の K^+ チャネルを遮断することにより，心筋細胞膜が脱分極した後の再分極過

程を遅延させる．理論的には，上室性および心室性の不整脈に有効であるが，臨床では，その有害事象への対処から，他の薬物では十分な治療効果が得られない予後不良の心室性不整脈（心室細動を含む）および肥大型心筋症に合併する心房細動に使用される．遅延整流 K^+ チャネル（I_{Kr}）を遮断することで，著明な QT 間隔を延長する．そのため，重篤な心室性不整脈（トルサード・ド・ポアンツ）による突然死を誘発することがある．代表的な薬物には，アミオダロン，ニフェカラントおよびソタロールがある．これらの使用には，致死性不整脈に関する十分な臨床経験が求められる．

アミオダロン amiodarone

アミオダロン: 主たる作用機序は，K^+ チャネル遮断作用であるが，このほかに強力ではないものの Na^+ チャネルおよび Ca^{2+} チャネル遮断作用をもつ．さらにアドレナリン α および β 受容体への遮断作用を発揮するので，多岐にわたる作用機序をもつ薬物である．薬用量では，直接的な心機能抑制作用を示さないので，心機能が低下した状態での心室性不整脈，すなわち急性心筋梗塞後および拡張型心筋症での心室性不整脈に用いられる．心肺蘇生時の心室性不整脈への緊急対応にも用いられる．薬物による有害事象では，重篤な催不整脈作用（トルサード・ド・ポアンツ）以外に，甲状腺機能障害，肝障害，色素沈着，肺線維症を誘発する危険性が高い．さらに，心不全を増悪させる作用ももつ．

ニフェカラント nifekalant

ニフェカラント: K^+ チャネルへの指向性が高いことが特徴である．そのため，薬用量では Na^+ チャネル，Ca^{2+} チャネルおよびアドレナリン受容体への作用はほとんどない．アミオダロンと同様に，ニフェカラント自体が心機能を低下させることはない．

ソタロール sotalol

ソタロール: K^+ チャネル遮断作用のほかに，アドレナリン β 受容体遮断作用をもつ．このアドレナリン β 受容体への作用は非選択的で，アドレナリン β_1 受容体遮断作用はプロプラノロールのそれの約 1/100 といわれている．ニフェカラントと同様に薬用量では Na^+ チャネルあるいは Ca^{2+} チャネルへの遮断作用はないとされる．

アミオダロン

ニフェカラント

ソタロール

18・2・4　Ca^{2+} チャネル遮断薬（カルシウム拮抗薬）

Vaughan-Williams 分類のクラス IV に属する薬物で，L 型 Ca^{2+} チャネル遮断薬である．この L 型 Ca^{2+} チャネル遮断薬は，化学構造で，ジヒドロピリジン系，

ベンゾチアゼピン系およびフェニルアルキルアミン系に大別される．ジヒドロピリジン系の薬物は，心筋細胞膜のCa^{2+}チャネルのN site*に結合する．心筋細胞のように脱分極と再分極を短時間のうちに繰返す環境では，ジヒドロピリジン系薬物はN siteへの結合を維持することができないので，Ca^{2+}チャネルを持続的に遮断することができない．心筋細胞のL型Ca^{2+}チャネルに作用するのは，ベンゾチアゼピン系およびフェニルアルキルアミン系の薬物である．ベンゾチアゼピン系薬物はCa^{2+}チャネルのD site*に，フェニルアルキルアミン系薬物はV site*に結合し，心筋細胞膜のチャネルを遮断する．その結果，これら薬物は，Ca^{2+}活動電位を抑制することで，洞房結節および房室結節の興奮性および伝導速度を低下させ，心拍数を減少および異所性興奮を抑制する．Ca^{2+}チャネル遮断薬は，刺激伝導系の伝道速度を低下させるので，WPW症候群に合併する心房細動では逆に症状を増悪させることとなる．

* L型Ca^{2+}チャネルへのチャネル遮断薬の結合部位について，ニフェジピンが結合する部位をN site，ジルチアゼムが結合する部位をD site，ベラパミルが結合する部位をV siteとよぶ．

ジルチアゼムおよびベラパミル：ジルチアゼムは，ベンゾチアゼピン系薬物で，ベラパミルはフェニルアルキルアミン系薬物である．L型Ca^{2+}チャネル遮断作用の強さおよび心機能抑制作用は，ベラパミルの方がジルチアゼムよりも強力である．ジルチアゼムは，Ca^{2+}チャネルのD siteに，ベラパミルはV siteに結合する．両者ともに心機能抑制作用を発揮するので，うっ血性心不全での不整脈に適用すると，不整脈は抑制できても心機能をさらに低下させるので使用できない．

ジルチアゼム diltiazem
ベラパミル verapamil

ベプリジル：主たる作用機序はL型Ca^{2+}チャネル遮断作用である．このほかに，T型Ca^{2+}チャネルを遮断する作用ももつが，この作用が抗不整脈作用に及ぼす効果は不明である．Ca^{2+}チャネルのほかにK^+チャネルに加えNa^+チャネル遮断作用も示し，いわゆるマルチチャネル遮断薬の機能をもつ薬物である．さらに，Na^+/Ca^{2+}交換系を阻害する能力を発揮することも報告されている．

ベプリジル bepridil

ジルチアゼム　　ベラパミル　　ベプリジル

18・2・5 強心配糖体

ジギタリス製剤の**ジゴキシン**が代表的な薬物である．ジゴキシンは，迷走神経の興奮をひき起こす．アセチルコリンM_2受容体に会合するG_iタンパク質の活性化が，K_{ACh}チャネル開口による心筋細胞膜の過分極を介して徐脈を起こすと考えられている．特に，房室結節の不応期が延長される．同時に固有心筋細胞のNa^+, K^+-ATPアーゼ阻害を介した強心作用による循環改善も行われる．

ジゴキシン digoxin

心房粗動，心房細動および発作性上室性頻脈などの上室性頻脈に著効を示す．ただし，WPW症候群に合併した心房細動では，逆に症状を増悪させるので用いることはできない．低カリウム血症では，心毒性（ジギタリス中毒）が出現しやすくなるので，心室性不整脈による突然死が誘発されやすくなる．この心室性不整脈に対して，クラスIb群抗不整脈薬のリドカインが用いられる．

ジゴキシン　　　アデノシン 5′-三リン酸（ATP）　　　アトロピン

アデノシン 5′-三リン酸
adenosine 5′-triphosphate, ATP

18・2・6　アデノシン 5′-三リン酸（ATP）

静脈内投与で使用され，生体内でアデノシンに分解される．アデノシンは，心筋細胞膜のアデノシン A_1 受容体に作用すると考えられている．アデノシン A_1 受容体には G_i タンパク質が会合しており，アセチルコリン M_2 受容体刺激と同様の機序で心筋細胞膜電位の過分極および洞房結節と房室結節の活動電位持続時間の短縮を誘発し，心拍数を減少させる．臨床では，交感神経系機能亢進に伴う遅延後脱分極の抑制および房室結節でのリエントリー性頻脈に用いられる．

アトロピン　atropine

18・2・7　アトロピン

ムスカリン性アセチルコリン受容体の非選択的遮断薬である．副交感神経系の活性が亢進した状態の徐脈性不整脈に用いられる．特に洞結節不全症候群（洞徐脈，停止）および房室ブロック（Ⅰ度およびⅡ度）に有効である．作用機序は心筋組織のアセチルコリン M_2 受容体を遮断し，迷走神経の活性を低下させることで交感神経系の活性を上昇させ，心拍数を増加させることである．

18・3　薬物治療

不整脈には，治療を要するものとそうでないものがある．その判断基準は，1) 不整脈による自覚症状（めまい，失神など）の有無，2) 心筋梗塞あるいは心筋症などの基礎疾患の有無，3) 重篤な不整脈の有無（致死性か否か）である．薬物療法以外の治療法には，電気的療法および外科的療法がある．電気的療法は，かつては埋込み型ペースメーカーを用いて，高度の房室ブロックあるいは洞不全症候群のような徐脈性不整脈に用いられていた．近年，必要に応じて高頻度刺激

を与える誘導型ペースメーカーあるいは心房と心室を順次刺激できる刺激装置が開発され，心室細動の予防が可能となっている．外科的療法では，カテーテル焼灼術が行われる．これは，カテーテル先端部に電気メスが装着されており，不整脈の原因となっている回路を切断（焼灼）することで難治性不整脈を治療する．

　薬物療法は，使用される薬物の大半が**心収縮力低下作用**および**房室伝導低下作用**の両者をもつので，心臓の循環ポンプとしての機能を損なわないようにする観点から，その使用には注意を要する．一般に，Na^+チャネルからの解離速度が遅いslow kinetics に分類されるNa^+チャネル遮断薬のクラスIc型の薬物は，心機能を強く抑制することとなる．そのため，心機能が低下した状態での使用は避けるべきである．この場合は，チャネルからの解離速度が速いクラスIb型の薬物あるいはK^+チャネルを遮断するクラスIII型の薬物が有効となる．特に，心筋梗塞後に発生する不整脈に対して，Na^+チャネル遮断薬あるいはCa^{2+}チャネル遮断薬は有効ではなく，特にNa^+チャネル遮断薬は後述するように予後を不良にすることが示されている．その一方で，アドレナリンβ受容体アンタゴニストおよびK^+チャネル遮断薬が有効とされる．

　抗不整脈薬の薬物動態は，薬物の血中での遊離型の濃度が，薬効と相関することが特徴である．その一方で，薬物の有効血中濃度の上限と下限の開きが小さいため，容易に中毒域に達しやすく，かつ半減期が短いことが短所とされる．そのため，腎機能あるいは肝機能が低下している場合は，抗不整脈薬の有害事象（副作用）が出現しやすくなる．

　さらに，抗不整脈薬による催不整脈作用にも注意しなければならない．これは不整脈治療（あるいは予防）を行っているにも関わらず，使用している治療薬が新たな不整脈を誘発するという逆説的な有害事象（副作用）である．この抗不整脈薬による催不整脈作用は1989年に発表された大規模臨床試験のCAST試験で，明らかにされた．つまり，心筋梗塞後の不整脈をもつ患者にクラスIc型のNa^+チャネル遮断薬を投与すると，患者の予後が薬物未処置群のそれよりも悪化したのである．この予後不良となった原因が，抗不整脈薬で誘発される心室性不整脈（致死性）によるものであった．さらに，その後の研究で，リエントリーおよびQT延長作用が心室性不整脈の誘因になり，突然死の誘因となることが示された．これ以降，新薬開発の安全性評価の中に，心電図上のQT間隔に及ぼす薬物効果が重要視されることとなった．

　抗不整脈薬は，従来，心筋細胞膜のイオンチャネルあるいはアドレナリンβ受容体のいずれに作用するかで薬物をグループ分けしたVaughan-Williams分類が用いられてきた．しかしながら，この分類には入らない薬物があることに加え，前述したように一部薬物による催不整脈作用も示されたことから，新たにSicilian Gambit（シシリアン・ガンビット）分類が提唱された．Sicilian Gambit分類では，Na^+チャネル遮断薬でも，薬物のチャネルからの解離の度合いまで含めて分類されている．"循環器病の診断と治療に関するガイドライン"（2008年度合同研究班報告）によると，Na^+チャネル遮断薬では，薬効や副作用（陰性変力作用，催不整脈作用）の判断材料として，活性化チャネルに結合するか不活性化チャネルに結合するか，チャ

心収縮力低下作用
negative inotropic action

房室伝導低下作用
negative chronotropic action

CAST試験: CASTはcardiac arrhythmia suppression trial の略．

ネルからの解離が速いか遅いかが検討される．つまり，解離の速い薬物は前述した副作用が少ないが薬効が劣っており，解離が遅い場合は，この逆と考えられ，個々の症例に対応した選択が可能となってきた．

18・3・1　上室性不整脈と心室性不整脈の治療目的

　不整脈の治療では，上室性不整脈と心室性不整脈とで，その治療の目的とするところが異なることを理解しておかなければならない．

　上室性不整脈が心房細動あるいは心房粗動に進展すると，心房は心室へ十分な血液を送り出すことはできなくなる．ここで，心室のポンプ機能が保持されている場合，心房のポンプ機能が消失しても，血液の循環は可能である．つまり，心房粗動あるいは心房細動が突然死の直接的な原因とはならない．しかしながら，上室性不整脈を起こしている心房内では血液のうっ滞がひき起こされ，その結果，血栓が生じる．この血栓は血小板血栓ではなく，血液凝固系を介した赤色血栓である．この血栓が脳塞栓症などの血栓塞栓症の原因となる．この重篤な合併症を予防する目的で，抗凝固薬とともに抗不整脈薬が用いられる．

　心室性不整脈が，心室細動あるいは心室粗動に進展すると，心室自由壁を構成する固有心筋細胞は調和のとれた収縮弛緩を行うことができない状況に陥る．つまり，実質的な心停止状態となる．最も重篤な虚血性心疾患の急性心筋梗塞で誘発される心停止は，心筋に形成された梗塞巣が大きい，すなわち変性した心筋細胞数が非常に多いため，心筋組織の収縮弛緩ができないことで誘発される．心ポンプ機能が停止するという観点からは，心室性不整脈による心収縮不全と急性心筋梗塞によるそれは同じこととなる．ただし，心室性不整脈の場合には，心筋細胞は変性していないので，薬物あるいは電気刺激により固有心筋細胞の収縮弛緩を同期させることができれば，心ポンプ機能を回復させることが可能となる．

> **SBO 19** 急性および慢性心不全について，治療薬の薬理（薬理作用，機序，おもな副作用），および病態（病態生理，症状など）・薬物治療（医薬品の選択など）を説明できる．
>
> E2(3)①2

心不全とは，心機能の低下により全身組織に必要十分な血液を供給できない状態をいい，さまざまな心疾患の最終像である．代表的な症状としては，動悸，息切れや呼吸困難，むくみなどで，疲れやすさを自覚する．病状が進行すると動くことも困難となるためQOLが低下し，放置すれば生命の危険を伴う．心不全の治療目標は症状の改善と原因疾患の治療，生命予後とQOLの改善である．このために，ジギタリス製剤やカテコールアミン系作動薬，ホスホジエステラーゼⅢ阻害薬などの強心薬と利尿薬，血管拡張薬，アンギオテンシンⅡ受容体アンタゴニストやアンギオテンシン変換酵素阻害薬，アドレナリンβ受容体アンタゴニストなどの心保護薬が治療に用いられる．

心不全　heart failure

QOL：quality of life（生活の質）

19・1　病　態

生体内において，心臓はさまざまなストレス刺激にさらされているが，休むことは許されない．何らかの障害をもつ心臓に時間的あるいは量的に過剰な前負荷や後負荷が加わることにより，心臓は病的な肥大や**心臓リモデリング**（心筋・心血管の肥厚や間質線維化）をきたし，やがて機能不全に陥る．心不全とは，心筋障害によりそのポンプ機能が低下した結果生じた状態をいい，さまざまな心疾患の最終像である．このポンプ機能の低下の要因として，収縮力の低下に加え，拡張機能の低下も重要であると考えられている．心不全は，異常が発生した部位により左心不全，右心不全および両心不全に大別される（表19・1）．心不全の原因としては，虚血性心疾患（心筋梗塞，狭心症），心筋症，心筋炎，弁膜症，先天性心疾患，不整脈，薬剤による心筋障害など心臓自体に異常がある場合と，高血圧，貧血，甲状腺機能亢進症など，心臓以外に原因がある場合がある＊．心不全のうち，多様な原因により心臓の機能低下が急激に生じたものを**急性心不全**，数カ月から数年かけて徐々に生じたものを**慢性心不全**とよぶ．

＊　虚血性心疾患については SBO 20，弁膜症と先天性心疾患については SBO 22，不整脈については SBO 18，高血圧については SBO 21，貧血については SBO 26 参照．

急性心不全
acute heart failure

慢性心不全
chronic heart failure

表19・1　心不全の臨床的所見

心不全	後方障害[†1]		前方障害[†2]
	左心不全	右心不全	
	肺うっ血	全身うっ血	心拍出量低下
自覚症状	労作性呼吸困難，起坐呼吸，発作性夜間呼吸困難，咳，喘鳴，チアノーゼ，泡沫状血痰	浮腫，体重増加，悪心，満腹感	易疲労感・全身倦怠感，四肢冷感，皮膚蒼白
身体所見	湿性ラ音	浮腫，胸水・腹水，頸静脈怒張，肝腫大	頻脈，乏尿，血圧低下，チェーン・ストークス呼吸

†1　後方障害：不全心臓が十分に静脈還流を行えないために末梢にうっ血が出現．
†2　前方障害：心拍出量低下のため末梢循環障害が出現．

19・2 症　状

　一般的に，循環不全のため易疲労感が現れる．この心機能低下による循環不全を補うため代償的に交感神経系が賦活されて冷汗や動悸も起こる．左心不全の症状としては，肺のうっ血に伴う肺水腫のため，呼吸困難，咳，痰が現れる．右心不全は右心室に機能不全が生ずるため，右心房圧の上昇と全身静脈のうっ血がみられる．症状としては，全身静脈のうっ血により下肢の浮腫，肝うっ血や消化管浮腫による消化器症状をきたし，やがては肝腫大，腹水，心嚢水を示すようになる．両心不全は左右両方の心室に機能不全が生じたもので心不全の末期状態である．一般的には左心不全に続いて右心不全を発症し，両心不全に至る．症状としては，全身性のチアノーゼ[*1]がみられる．ニューヨーク心臓協会の心機能分類（表19・2）は自覚症状による心不全重症度の分類である．また，急性心不全の重症度評価と治療方針の決定にはForresterの分類（図19・1）が用いられる．心機能不全よる循環不全を補うため代償的に交感神経系とレニン-アンギオテンシン-アルドステロン系が賦活化され循環動態は一時的に改善されるが，心負荷が増大するため，さらなる心機能の低下が起こる．放置するとこの悪循環が続き病状は悪化する．

*1 チアノーゼ（cyanosis）：血液中の酸素濃度が低下することにより皮膚や粘膜が青紫色に変化する現象．

表19・2　NYHA[†]の心機能分類と治療薬

度　数	Ⅰ 度	Ⅱ 度	Ⅲ 度	Ⅳ 度
重症度	無症候性	軽　症	中等症～重症	重　症
制　限	身体活動を制限する必要のない患者	身体活動を軽度ないし中等度に制限する必要のある心疾患患者	身体活動を高度に制限する必要のある心疾患患者	身体活動を禁止する必要のある心疾患患者
症　状	通常の身体活動で，疲労，動悸，息切れ狭心症状を起こさない	通常の身体活動で，疲労，動悸，息切れ狭心症状を起こる	安静時には快適であるが，通常の軽い身体活動で，疲労，動悸，息切れ狭心症状を起こる	安静時においても，心不全症状や狭心症状が起こり，少しの体動でも不快感が増強する

† NYHA（NewYork Heart Association）：ニューヨーク心臓協会

19・3　薬　理
19・3・1　ジギタリス製剤

ジギタリス（digoxin）：構造式は p.104 参照．

メチルジゴキシン metildigoxin

デスラノシド deslanoside

*2 SBO 1 参照．

　ジギタリス類の葉に含まれる**ジゴキシン**，ジゴキシンのメチル化体である**メチルジゴキシン**とジギタリス類の葉に含まれるラナトシドCの脱アセチル体である**デスラノシド**で，いずれもステロイド骨格[*2]をもつ強心配糖体である．

　薬理作用　心臓に選択的に作用し，心筋収縮力を増強するとともに，強心作用の二次的効果として利尿作用を現す．このため，心筋収縮力の減弱やうっ血性浮腫に著明な効果を現す．心拍数に対しては副交感神経を介して減少作用を示す．

　作用機序　心筋細胞膜に存在する Na^+, K^+-ATP アーゼを阻害することにより，Na^+/Ca^{2+} 交換系機能を抑制し，細胞内 Ca^{2+} 濃度を上昇させて心筋収縮力を増強する（図19・2，p.110）．

　副作用　ジゴキシンの副作用として，食欲不振，悪心・嘔吐，下痢などの消化器症状や視覚異常，精神症状（めまい，頭痛，錯乱，見当識障害），過敏症が

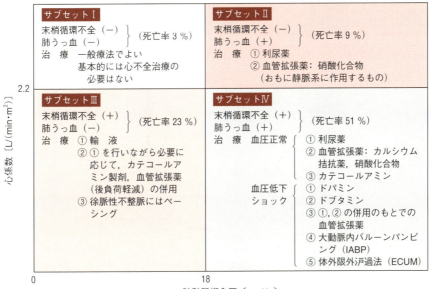

図 19・1 Forrester の分類　肺動脈楔入圧：右心カテーテルで先端のみに孔の空いたカテーテルを小肺動脈枝中に血管腔を完全に閉鎖するまで楔入したときに得られる圧力をさす．

ある．利尿薬と併用されることが多いが，チアジド系およびループ利尿薬による低カリウム血症時には，循環器系の副作用として不整脈（心房性頻脈，二段脈，心室性期外収縮，心室性頻拍，房室ブロック）を発症しやすい．

ドパミン　dopamine
ドブタミン　dobutamine
ドカルパミン　docarpamine
デノパミン　denopamine
アドレナリン　adrenaline
ノルアドレナリン　noradrenaline

19・3・2　カテコールアミン系作動薬

アドレナリン β_1 受容体刺激を介して心収縮力を増大させる．急性心不全と慢性心不全の両方に適応がある．**ドパミン**，**ドブタミン**，**ドカルパミン**，**デノパミン**，**アドレナリン**，**ノルアドレナリン**などが用いられる．

ドパミン　　ドブタミン　　ドカルパミン

デノパミン　　アドレナリン　　ノルアドレナリン

[薬理作用]　β_1 受容体の刺激により心収縮力を増大させるが，薬物によっては心拍数を増加するものもあるので，個々の薬理学的特徴に注意する必要がある．

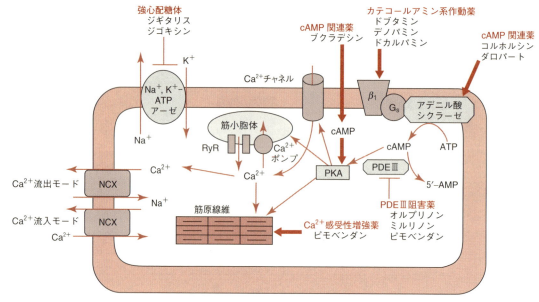

図 19・2　強心薬の作用部位

β₁: アドレナリンβ₁受容体　　PKA: プロテインキナーゼA
NCX: Na⁺-Ca²⁺交換系　　RyR: リアノジン受容体
PDE: ホスホジエステラーゼ

PKA: protein kinase A

作用機序　β_1受容体刺激により，G_s/cAMP/PKA（プロテインキナーゼA）情報伝達系を介して心収縮力の増強をひき起こす（図19・2）．

副作用　心臓のβ_1受容体刺激は，心拍数の増加による頻脈あるいは期外収縮をひき起こす．アドレナリンやノルアドレナリンはα_1受容体も刺激するため，血圧を上昇させ，圧受容体反射による心機能抑制を起こすので注意を要する．

19・3・3　ホスホジエステラーゼⅢ阻害薬

オルプリノン　olprinone
ミルリノン　milrinone

ステム -rinone: アムリノン誘導体の強心薬

ピモベンダン　pimobendan

オルプリノン，ミルリノンとピモベンダンがあり，オルプリノンとミルリノンは急性心不全に，ピモベンダンは他の治療薬で効果が得られなかった急性および慢性心不全に使用される．

薬理作用・機序　心筋細胞内でcAMPを分解するホスホジエステラーゼⅢを阻害することにより，細胞内cAMP濃度を上昇させPKAの活性化を介して心収縮力を増強させる．ピモベンダンはホスホジエステラーゼⅢ阻害作用のほかに，収縮タンパク質（トロポニンC）のCa^{2+}感受性を上昇させることによって心収縮力を増強する．したがって，ピモベンダンを**Ca^{2+}感受性増強薬**とよぶこともある．

Ca^{2+}感受性増強薬
Ca^{2+} sensitizer

副作用 心収縮力の増強とともに心拍数を増加させるので，トルサード・ド・ポアンツ*を含む心室頻拍と心室細動などの不整脈を起こす．そのほか，平滑筋弛緩作用を介した血圧低下が起こることもある．肝機能低下および嘔吐や吐気などの消化器症状を示す場合もある．ピモベンダンの重大な副作用として心室細動，心室頻拍，心室性期外収縮，肝機能障害，黄疸がある．

* SBO 18・1 参照．

19・3・4 cAMP 関連薬

コルホルシンダロパートとブクラデシンが心収縮増強薬として急性心不全に使用される．

薬理作用・機序 コルホルシンダロパートは心筋細胞膜のアデニル酸シクラーゼを直接活性化し，cAMP/PKA（プロテインキナーゼ A）情報伝達系を介して心収縮力の増強をひき起こす．ブクラデシンは細胞膜透過性をもった cAMP 誘導体で，心筋細胞内で cAMP になり PKA の活性化を介して心収縮力を増強する．

コルホルシンダロパート　colforsin daropate

ブクラデシン　bucladesine

cAMP: cyclic AMP

コルホルシンダロパート　　　　　　ブクラデシン

副作用 コルホルシンダロパートの重篤な副作用として心室性頻拍と心室細動がある．その他，各種不整脈や血圧低下に加え，悪心・嘔吐などの消化器症状，肝機能障害，腎機能障害，血液異常などの副作用がある．ブクラデシンには，血圧低下，期外収縮・心房細動など不整脈の誘発，肺動脈楔入圧上昇，心拍出量の減少などの重篤な副作用がある．

19・3・5 利尿薬

うっ血性心不全のうっ血の改善に用いられる．利尿薬はその作用機序から，ヒドロクロロチアジド，トリクロルメチアジド，ベンチルヒドロクロロチアジドなどのチアジド系利尿薬，フロセミド，ブメタニド，ピレタニドなどのループ利尿薬，トリアムテレンやスピロノラクトン，エプレレノンなどのカリウム保持性利尿薬に分類される．このほか，強力な利尿効果を発揮する心房性ナトリウム利尿ペプチドも急性心不全に用いられる．

薬理作用・機序 チアジド系利尿薬は，遠位尿細管における Na^+ と Cl^- の再吸収阻害により利尿作用を発揮し，循環血漿量を減少させて心負荷を軽減する．ループ利尿薬はヘンレ係蹄上行脚において，Na^+-K^+-$2Cl^-$ 共輸送系を抑制し，

ヒドロクロロチアジド　hydrochlorothiazide

トリクロルメチアジド　trichlormethiazide

ベンチルヒドロクロロチアジド（benzylhydrochlorothiazide）：構造式は p. 187 参照．

ステム -thiazide: クロロチアジド系利尿薬

フロセミド　furosemide

ブメタニド　bumetanide

ピレタニド　piretanide

トリアムテレン　triamterene

スピロノラクトン　spironolactone

エプレレノン　eplerenone

ヒドロクロロチアジド　トリクロルメチアジド　フロセミド　ブメタニド

トリアムテレン　スピロノラクトン　エプレレノン

これによる利尿作用によって降圧効果を示す．他の利尿薬と異なり，腎機能を悪化させないため，腎障害患者にも使用可能である．カリウム保持性利尿薬には，遠位尿細管の Na^+-K^+ 交換系を直接阻害するトリアムテレンと，アルドステロン受容体拮抗作用を介して Na^+-K^+ 交換系を抑制するスピロノラクトンとエプレレノンがある．アルドステロンは体液の電解質平衡の調節だけではなく，循環器系の疾患状態では副腎以外でも産生・分泌され，血管炎症や心不全の進行に関与すると考えられている．したがって，スピロノラクトンとエプレレノンは腎臓での利尿作用のみならず，異所性のアルドステロンの作用を抑制することによっても，心不全の改善に寄与すると考えられている．また，スピロノラクトンとエプレレノンにうっ血性心不全患者の予後を改善する効果のあることも，大規模臨床試験で立証されている[*]．**カルペリチド**は 28 個のアミノ酸から成る **α型ヒト心房性ナトリウム利尿ペプチド（hANP）の遺伝子組換え薬**で，ヒト心房性ナトリウム利尿ペプチド受容体を刺激することにより膜結合型グアニル酸シクラーゼを活性化して細胞内 cGMP を増加させ，最終的には利尿作用と血管拡張作用を示す．利尿効果には腎血管拡張作用を介した腎血流量と糸球体濾過量の増加，そしてナトリウム排泄増大作用，レニンやアルドステロン分泌の抑制作用が関与している．

[*] スピロノラクトンは 1999 年に報告された RALES 試験，エプレレノンは 2003 年に報告された EPHESUS 試験で立証された．

カルペリチド carperitide

hANP: human atrial natriuretic polypeptide

副作用　チアジド系利尿薬およびループ利尿薬は尿中への K^+ 排泄を促進させるので，低カリウム血症を誘発する．一方，スピロノラクトンとエプレレノンは尿中への K^+ 排泄を抑制するため，高カリウム血症を発症する危険性がある．低カリウム血症の状態では強心配糖体の Na^+, K^+ ATP アーゼ阻害作用が増強されるのでジギタリス中毒を発症しやすくなる．この低カリウム血症を回避するために，カリウム保持性利尿薬のスピロノラクトンとエプレレノンが用いられる．スピロノラクトンは男性ホルモン受容体にも結合し，抗男性ホルモン作用を発揮するが，エプレレノンにはこのような作用はほとんどみられない．

カルペリチドの副作用としては血圧低下と低血圧ショック，徐脈，顔のほてり，精神神経障害などがある．肝臓や腎臓，消化器系の障害を起こす可能性もある．

19・3・6 硝酸薬

急性心不全で肺うっ血があるが，末梢循環障害はない患者の治療に使用される．ニトログリセリンや硝酸イソソルビドなどが該当する[*1]．

19・3・7 アンギオテンシン系抑制薬

エナラプリルや**カプトプリル**，**リシノプリル**のような**アンギオテンシン変換酵素（ACE）阻害薬**は，アンギオテンシンⅠからⅡへの変換反応を阻害し，アンギオテンシンⅡ受容体（AT_1 受容体）のアンタゴニストは AT_1 受容体を遮断して，アンギオテンシンⅡによる心不全の進展を阻止する．複数の大規模臨床試験で心不全患者の予後を改善することが示されており，心不全治療に重要な役割を担っている．慢性心不全治療薬として臨床での適用があるのは，ACE 阻害薬ではエナラプリルとリシノプリル，AT_1 受容体アンタゴニストでは**カンデサルタン シレキセチル**である．ACE はアンギオテンシンⅡ産生に寄与するだけでなく，ブラジキニンの分解にも寄与するペプチダーゼである．したがって ACE 阻害薬は血中アンギオテンシンⅡ濃度の低下と同時にブラジキニン濃度の上昇もひき起こすため，ブラジキニンによる内皮依存性の血管弛緩作用も心負荷の軽減に寄与していると考えられる．また，ACE 阻害薬の特徴的な副作用である空咳は，増加したブラジキニンの気道刺激作用による．ブラジキニンによる重篤な副作用としては血管浮腫がある．

ニトログリセリン nitroglycerin

硝酸イソソルビド isosorbide mononitrate

[*1] その作用機序，副作用，構造式などに関しては，SBO 20 参照．

エナラプリル　enalapril

カプトプリル　captopril

リシノプリル　lisinopril

ステム -pril：アンギオテンシン変換酵素阻害薬

アンギオテンシン変換酵素（angiotensin converting enzyme, ACE）：アンジオテンシン変換酵素ともいう．本シリーズ"第4巻 生物系薬学Ⅱ"SBO 31・3・1 参照．

カンデサルタン シレキセチル　candesartan cilexetil

エナラプリル　カプトプリル　リシノプリル

カンデサルタン シレキセチル

19・3・8 アドレナリンβ受容体アンタゴニスト

アドレナリンβ受容体アンタゴニストは心不全には禁忌と認識されていた時期もあったが，その後の大規模臨床試験により，**カルベジロール**，**メトプロロール**，**ビソプロロール**[*2] などが慢性心不全の延命率を伸ばすことが報告され，アドレナリンβ受容体アンタゴニストの有用性が認められた．現在わが国ではカルベジロールとビソプロロールが心不全への適用を認められている．カルベジ

カルベジロール carvedilol

メトプロロール metoprolol

ビソプロロール bisoprolol

[*2] これらの構造式は，p. 101 参照．

ロールはアンギオテンシン変換酵素阻害薬，利尿薬，ジギタリス製剤などの基礎治療を受けている慢性心不全患者に適用される．カルベジロールは，アドレナリンβ受容体遮断作用に加え，アドレナリンα_1受容体遮断作用を主とした血管拡張作用をもち，総末梢血管抵抗および主要臓器の血管抵抗を減少させることが，他のアドレナリンβ受容体アンタゴニストとの違いになっていると考えられている．さらに，心筋リモデリングの進展抑制作用，抗不整脈作用，虚血心保護作用も慢性心不全の治療に寄与していると考えられる．副作用としては，高度の徐脈，完全房室ブロック，心停止，黄疸，アナフィラキシー様症状などがある．

カルベジロール　　　メトプロロール

ビソプロロール

ユビデカレノン
ubidecarenone

タウリン　taurine

19・3・9　代謝賦活薬

a. **ユビデカレノン（コエンザイム Q10），タウリン**　　心不全患者ではユビデカレノンが減少しているので，補充療法として利用されている．ミトコンドリアでの電子伝達系因子であるユビデカレノンを補充することによりミトコンドリア機能の賦活化が起こると考えられている．タウリンは心筋内のCa^{2+}濃度を調節していると考えられており，細胞内のCa^{2+}濃度が低い状態で陽性変力作用*を示すことが報告されている．重篤な副作用は特にないが，ともに胃部不快感などの消化器症状や発疹などを示すことがある．

＊**陽性変力作用**（positive inotropic action）：心筋の収縮力を増強させる働きのこと．

ユビデカレノン　　　タウリン

19・4　薬物治療

急性心不全の治療目的は，血行動態と自覚症状の改善，および救命であるのに対し，慢性心不全では，生命予後とQOLの改善が目標となる．それぞれの治療で使用される薬物を表19・3に示す．日本循環器学会より"慢性心不全治療ガイドライン（2010年改訂版）"が発表され，その中には心不全の重症度からみた薬物治療指針が示されている（図19・3）．それによると，無症状で心機能障害がない場合でも，高血圧，耐糖能異常，脂質異常症，喫煙などの危険因子をもつ場合は，積極的にACE阻害薬やアンギオテンシンII受容体アンタゴニスト（ARB）

ARB：angiotensin II receptor blocker

の使用が推奨され，無症状でも左室収縮機能不全があればアドレンリンβ受容体アンタゴニストの導入を考慮する．また，軽症以上の場合は利尿薬，ジギタリス，経口強心薬の追加を考慮し，中等症から重症の場合には抗アルドステロン薬も追加する．難治性の場合，患者は入院とし，静注強心薬やα型ヒト心房性ナトリウム利尿ペプチドの遺伝子組換え製剤であるカルペリチドの導入も試みる．

表 19・3 急性および慢性心不全の治療

急性心不全	慢性心不全
・安静，鎮静 ・酸素療法：挿管，補助呼吸 ・利尿薬：ループ利尿薬（フロセミド）など ・血管拡張薬：硝酸化合物（ニトログリセリン，イソソルビド），心房性ナトリウム利尿ペプチド（カルペリチド），ホスホジエステラーゼ（PDE）Ⅲ阻害薬（オルプリノン，ミルリノン）など ・強心薬：ドパミン，ドブタミン，ジギタリス，PDEⅢ阻害薬，ノルアドレナリンなど ・モルヒネ：鎮静，前負荷軽減 ・不整脈治療：リドカイン，プロカインアミドなど ・誘因除去：感染症治療など ・非薬物療法：冠状動脈再灌流療法，大動脈-冠状動脈バイパス術，大動脈バルーンパンピング，心肺補助装置 ・緊急除水：持続性血液濾過法	・生活指導：心負荷軽減，ADL（日常生活動作）の維持 ・食事指導：適度の塩分制度，水分制限 ・服薬指導：家族にも指導，副作用のチェック ・利尿薬：チアジド系（トリクロルメチアジド），ループ（フロセミド），抗アルドステロン性（スピロノラクトン） ・ジギタリス：少量維持，中毒の防止 ・血管拡張薬：アンギオテンシン変換酵素（ACE）阻害薬（エナラプリル，リシノプリル），アンギオテンシンⅡ受容体アンタゴニスト（ロサルタン，カルデサルタン），硝酸化合物（イソソルビド） ・アドレナリンβ受容体アンタゴニスト（合併症の悪化に注意）：メトプロロール，カルベジロール ・不整脈治療（心筋抑制や催不整脈に注意） ・抗凝固療法（肝障害などによる出血傾向に注意） ・非薬物療法：カテーテルインターベンション，大動脈-冠状動脈バイパス術，弁置換術（高い合併症発生率） ・心外疾患の早期発見：悪性腫瘍

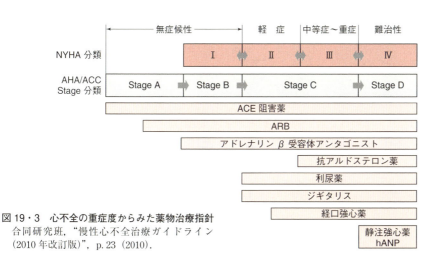

図 19・3 心不全の重症度からみた薬物治療指針
合同研究班，"慢性心不全治療ガイドライン（2010年改訂版）"，p. 23（2010）．

19・4・1 強 心 薬

a. ジギタリス製剤 強心配糖体ともよばれ，心房細動・粗動による頻脈，発作性上室性頻拍を伴う慢性心不全に有効である．ジギタリスは同調律心不全の予後を悪化させることなく心不全による入院を減少させ，その効果は非虚血性心不全で有効である（DIG試験1997年）．なお，同調律不全でジギタリスを中止

すると自覚症状，運動耐容能が悪化する（RADIANCE 試験 1993 年，PROVED 試験 1993 年）．実際には，消化管吸収が良好で体外排泄も速やかなメチルジゴキシンが汎用される．救急時や内服不可の場合にはデスラノシドなどの注射剤を使用する．以前までは，急速飽和投与も行われていたが，最近では他に調節性のよい強心薬があるので，初めから維持量投与が行われることが多い．使用上の注意として，本剤の薬理作用の中心が Na^+, K^+ATP アーゼ阻害であるため，低カリウム血症は消化器症状などのジギタリス中毒を起こしやすくする．したがって，ループ利尿薬・チアジド系利尿薬といったカリウム排泄型の利尿薬との併用には注意を要する．さらに体内蓄積が高いうえに，安全域が狭いことから治療薬物モニタリング（TDM）を実施することが望ましい．腎障害患者や高齢者では中毒を生じやすいので，特に注意が必要である．

TDM: therapeutic drug monitoring

メチルジゴキシン　　　デスラノシド

b．カテコールアミン系強心薬　　ショックや重症心不全など心拍出量が低下した病態に使用され，血圧の低下と乏尿状態の急性心不全や慢性心不全の急性増悪状態の第一選択薬となる．血圧低下と尿量減少が著明な状態ではドパミンを，心拍出量が低下し肺動脈楔入圧＊が上昇している状態ではドブタミンを使用し，重症例には両者を併用する．それでも血圧が維持できない場合はノルアドレナリンを使用する．これらは薬剤耐性があるため長期使用すると薬効が減弱する．

＊図 19・1 の図説参照．

c．ホスホジエステラーゼⅢ阻害薬　　心筋酸素消費量を増加させずに強心作用を示し，かつ血管拡張作用をもつので，肺動脈楔入圧の高い急性心不全が適応となる．また虚血性心不全や僧帽弁逆流に起因する心不全にも有効である．ただし血圧を低下させることがあるため，血圧が維持されている症例に使用する．血圧が低い場合はカテコールアミン系の薬剤を併用する．カテコールアミン系薬と異なり，薬剤耐性は生じにくい．ホスホジエステラーゼⅢ阻害作用と心筋収縮タンパク質の Ca^{2+} 感受性増強作用を併せもつピモベンダンは，アドレナリンβ受容体アンタゴニストやレニン-アンギオテンシン系抑制薬でも QOL の改善が認められない症例に対して使用されている．

19・4・2 心保護薬

a. アドレナリンβ受容体アンタゴニスト 近年，心不全発症の成因として心臓リモデリング，さらには神経体液性因子の関与が注目されており，とりわけレニン-アンギオテンシン系を抑制するACE阻害薬やARB，およびアドレナリンβ受容体アンタゴニストが治療の中心になっている．これらは心保護薬とよばれている．特にアドレナリンβ受容体アンタゴニストは心拍数を低下させて心筋の酸素消費量を減らし，カテコールアミンの心毒性も軽減する．また腎臓の傍糸球体細胞に存在する$β_1$受容体を遮断してレニン分泌を抑制することによりレニン-アンギオテンシン-アルドステロン系を阻害する．このような作用によりアドレナリンβ受容体アンタゴニストは心保護的な作用を示すと考えられており，基礎疾患の種類や重症度に関わらずアドレナリンβ受容体アンタゴニストの併用が推奨されている．アドレナリンβ受容体遮断作用のみをもつビソプロロールと$α_1$受容体遮断作用ももつカルベジロールが使用される．アドレナリンβ受容体アンタゴニストの使用上の注意として，投与開始直後には陰性変力作用による心不全症状の悪化が予想されるため，実際の投与に際しては少量から投薬を開始し，徐々に増量していくことが重要である．明らかに心不全の悪化が観察された場合には，利尿薬の増量やアドレナリンβ受容体アンタゴニストの減量を考慮し，心不全状態の軽減を図ることが必要である．

b. アンギオテンシン系抑制薬 ACE阻害薬が心不全の生命予後を改善することが証明され，エナラプリルとリシノプリルなどが使用されている．ARBもACE阻害薬と同等の有用性が確立されており，カンデサルタン シレキセチルおよび**バルサルタン**などが使用されている．なお，ACE阻害薬，ARBそしてアドレナリンβ受容体アンタゴニストは，いずれも妊婦には禁忌である．

バルサルタン valsartan

バルサルタン

19・4・3 心負荷軽減薬

カルペリチドは慢性心不全の急性増悪期を含む急性心不全に適用される．ループ利尿薬に比べ，電解質に影響することなく利尿効果を示すが，血圧を低下させることがあるため血圧が保たれた容量負荷が著明な左心不全が適応となる．強心作用はないので，心機能が低下した患者に単独で用いることはしない．過量投与による過度の血圧降下や徐脈などに注意が必要である．

> **SBO 20** 虚血性心疾患（狭心症，心筋梗塞）について，治療薬の薬理（薬理作用，機序，おもな副作用），および病態（病態生理，症状など）・薬物治療（医薬品の選択など）を説明できる．
> E2(3)①3

　心臓は，その生体の死が訪れるまで，血液循環を支える要の生体ポンプとして働き続ける組織である．心臓の左心室から全身に送り出される血液量は，ヒトの一生では 20 万 t 以上に達する．生体を構成する最小単位の細胞は，その生存および機能の発揮のために，エネルギーを必要とする．つまり，心臓を構成する心筋細胞（固有心筋細胞）は，生体内で最も多くのエネルギー消費をする細胞である．このエネルギーとは ATP のことである．真核細胞の ATP は，細胞質の解糖系およびミトコンドリアのクエン酸回路/酸化的リン酸化経路によって産生される．好気的な条件下ではミトコンドリアでの ATP 産生が，その大半を占めることとなる．心筋細胞は，このエネルギー産生のための基質供給を血液から受けている．心臓の心房および心室には血液が充填されるので，心筋細胞がこれら室内（特に左心室）にある血液から直接エネルギー産生のための基質を利用できるのであれば，虚血性心疾患は理論上起こりえない．しかしながら，心筋細胞はエネルギー産生のための基質を心室内の血液から直接得ることができず，この心筋細胞に血液を供する経路が，**冠状動脈**である（図 20・1）．

ATP：アデノシン 5′-三リン酸（adenosine 5′-triphosphate）の略．構造式は p. 104 参照．

冠状動脈（coronary artery）：冠動脈ともいう．

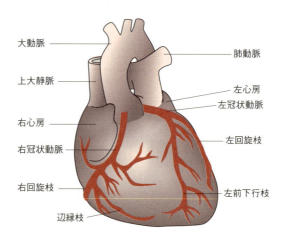

図 20・1　心臓における冠状血管の分布

　冠状動脈は，心筋細胞に酸素を含めたさまざまな基質を供給する唯一の血管系である．冠状動脈の始まりを冠状動脈起始部とよぶ．この冠状動脈起始部は，大動脈起始部，つまり左心室の出口にある大動脈弁の上側の大動脈側で開口している．この位置に冠状動脈の開口部があることで，冠状動脈への血液の送り込みが効率よく行われる．左心室自由壁が収縮した際に動脈血が大動脈側に駆出される．その後，左心室弛緩時に大動脈弁が閉じられることで駆出された動脈血の逆流が阻止される．大動脈内は拡張期圧の圧がかかっている状態で，心室筋の弛緩により冠状動脈への力学的な圧負荷が軽減され，大動脈弁のところにある動脈血

が冠状動脈内に流入していく．冠状動脈内に流入した動脈血は，左右冠状動脈に分かれ，左冠状動脈はさらに左前下降枝および左回旋枝に分枝する．心室の駆出時の発生圧は，血管抵抗を上回る圧力でなければ血液循環を行うことはできない．たとえば，左心室には全身の血管抵抗が負荷されるので，100 mmHg 以上の収縮圧を発生させなければならない．右心室の場合，正常な肺動脈収縮期圧は 25 mmHg を上回ることはない．つまり，右心室への圧負荷は，左心室へのそれの 1/4 以下である．当然，この圧負荷の違いが，左右心室の仕事量の違いになる．筋層を大きく肥大させることで，左心室は強力な血液拍出力を発生させることが可能となる．そのため，心室部の体積に占める左心室の割合は，70 % 以上となる．

左冠状動脈が，前下降枝と回旋枝に分岐するのは，心筋の仕事量の大きさに伴う，酸素消費量の大きさによるものである．さらに，興味深いのは，それぞれの冠状動脈が血液を供給する領域（支配領域）には，他の動脈血管からの供給路がないということである．つまり，狭窄あるいは塞栓により冠状動脈の血流量が減少すると，その部分から下流の組織への血液供給が即座に低下する．この血流減少を誘発する部位が冠状動脈起始部に近いほど（上流になるほど），機能障害を起こす部位の面積が広くなる，すなわち血流量の減少に起因する症状が重篤になるということである．

虚血性疾患とは，臓器に供給される血液量が減少し，その組織の機能が十分に果たせなくなる状態の総称である．つまり，**虚血性心疾患**とは，冠状動脈を通じての心筋組織への血液供給が減少することにより誘発される．冠状動脈を介する血液供給量の減少が，心筋細胞の収縮弛緩運動を十分に発揮させることができないレベルまで減少すると狭心症が誘発される．供給される血液量がさらに減少し，心筋細胞が変性する状態に陥るのが心筋梗塞である．つまり，虚血性心疾患の狭心症と心筋梗塞の違いは，おもに心筋組織への血流供給低下の度合いにより生じる．虚血性心疾患の細胞レベルでの病因は，冠状動脈の狭窄あるいは塞栓により，心筋組織が要求する血液量を供給されない状況下での，心筋細胞のエネルギー産生不全である．薬物を用いた治療戦略は，冠状動脈血流の改善および心筋組織酸素消費量の減少である．冠状動脈血流の改善は，血管拡張によるものである．これによって病変部位から下流域への血液供給量が増大される．心筋酸素消費量の減少は，心収縮能を抑制し，エネルギー消費量を減少させることにより，心筋細胞のエネルギー要求レベルを低下させる．つまり，限られた供給の血流で機能できるところで機能させることが可能となる．ただし，生体の運動能も，限られた血流で対処できるレベルまで低下させなければならない．

虚血性心疾患
ischemic heart disease

20・1 狭心症
20・1・1 病態・臨床症状・診断

狭心症は心筋組織が要求する血流量，つまり酸素供給が十分に成されない状況で誘発される．血流が完全に遮断されるわけではないので，心筋細胞の壊死は起こらない．発作時には，一過性の前胸部痛が起こる．この胸痛発作はニトログリセリンの舌下投与により改善する．狭心症は発症機序から器質性狭心症と冠攣縮

狭心症　angina

性狭心症，発作の誘引から労作性狭心症と安静狭心症，および症状の経過から安定狭心症と不安定狭心症に分類される．

a. 発症機序による分類

器質性狭心症：粥状動脈硬化により冠状動脈の器質的狭窄をきたしたもの．

冠攣縮性狭心症：冠状動脈攣縮は，日本人の狭心症患者の過半数で発症するといわれている．これは冠状動脈の血管内皮細胞機能の障害によるものと考えられている．冠状動脈は，交感神経系ではアドレナリン β_2 受容体を介して，副交感神経系ではアセチルコリン M_3 受容体を介して拡張する．ただし，アセチルコリンによる血管拡張は，血管内皮細胞を介した間接的なもので，血管平滑筋細胞への直接反応では収縮がひき起こされる．血管内皮細胞がストレス曝露で傷害されると，血管拡張に働くはずのアセチルコリンが血管収縮性物質として機能することとなる．ブラジキニンおよびヒスタミンも同様の機序で血管拡張性物質が，狭心症患者の冠状動脈では血管収縮物質になる．このように冠状動脈が収縮しやすい状態に陥ることで，狭心症の症状を発症させる．

b. 発作の誘引による分類

労作性狭心症：安静時は症状を現わさないが，身体に運動負荷や精神的負荷がかかり，心筋組織の酸素消費量が増大したときに症状が観察される．器質的な冠状動脈狭窄により，安静時には心筋組織の酸素消費を満足させる血流供給を可能とするが，負荷による心筋酸素消費を支える分の血流増大ができないために発症する．心電図上では発作時に ST の低下が観察される．

安静狭心症：発作の誘引が労作とは関係なく，安静時に狭心症の症状を示す．冠状動脈が自発的かつ持続的な収縮（攣縮：スパズム）を起こすことで血流路が狭められ，心筋組織への血液供給量が減少することで生じる．発作時の心電図で ST 上昇を伴うものを**異型狭心症**とよぶ．

c. 症状の経過による分類

安定狭心症：狭心症発作の出現頻度およびその症状が，ある一定期間安定している．

不安定狭心症：発作が以前より軽い労作時や安静時に出現したり，発作の頻度や持続時間が長くなるなど安定狭心症よりも重篤な状態にある．心筋梗塞へと進展しやすい．硝酸薬の効果が得にくい場合も含む．

20・1・2 薬理・薬物治療

a. 硝 酸 薬 有機硝酸薬ともよばれる．代表的な薬物には，**ニトログリセリン**，**亜硝酸アミル**および**硝酸イソソルビド**がある．これらの薬物は血管平滑筋細胞内で，**一酸化窒素**（NO）を産生する（図 20・2）．この NO が，**グアニル酸シクラーゼ**を刺激し，GTP から cGMP の産生量を増大させる．この cGMP が，ミオシン軽鎖キナーゼ活性の低下に加え，Ca^{2+}-ATP アーゼ活性化による筋小胞体への Ca^{2+} 取込みおよび細胞外への Ca^{2+} 排出を促進させ，その結果，強力な血管平滑筋弛緩作用が発揮される．さらに，NO を介して Rho キナーゼの活性化を抑制し，ミオシン軽鎖のリン酸化レベルを低下させることでも平滑筋弛緩が生じ

ニトログリセリン
nitroglycerin

亜硝酸アミル　amyl nitrite

硝酸イソソルビド
isosorbide dinitrate

一酸化窒素
nitric oxide，NO

グアニル酸シクラーゼ
guanylate cyclase

GTP：guanosine 5′-triphosphate（グアノシン 5′-三リン酸）

cGMP：cyclic GMP

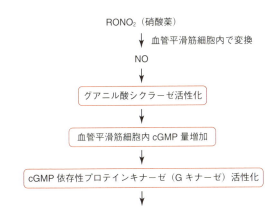

図20・2 硝酸薬による血管拡張作用機序

表20・1 冠攣縮性狭心症治療薬

薬物分類名	有効性の詳細
硝酸薬	冠攣縮性狭心症発作時の舌下投与, またはスプレーの口腔内噴霧, または静脈内投与が有効である.
アドレナリン β 受容体アンタゴニスト	臨床データなどから, 冠状動脈に有意狭窄のある冠攣縮性狭心症に対するアドレナリン β 受容体アンタゴニストの併用が有効である可能性が高い.
Ca^{2+} チャネル遮断薬（カルシウム拮抗薬）	冠攣縮予防にきわめて有効である. 冠攣縮性狭心症の第一選択薬と考えられている.
K^+_{ATP} チャネル開口薬	臨床データなどから, 冠攣縮性狭心症に対してニコランジルが有効である可能性が高い.

ると考えられている. この作用が, Ca^{2+} チャネル遮断薬よりも強力な冠血管攣縮を抑制するといわれている.

硝酸薬は, まず, 冠状動脈拡張による心筋組織への血液供給量を増加させる. 同時に, 静脈血管の拡張を介して心帰血量を減少させ, 心臓への前負荷を軽減する. さらに血中濃度が上昇すると, 動脈血管を拡張させることで心臓への後負荷を軽減させる. このように, 心筋組織への血液供給量の増大によるミトコンドリア呼吸の改善と心筋組織への負荷の軽減によるエネルギー消費（酸素消費）の減少を介して, 虚血性心疾患の諸症状を改善する.

ニトログリセリンは，消化管内で分解されるため，消化管吸収以外の投与法が採られる．注射剤のほかに口腔内，鼻粘膜および経皮での吸収を利用した用法で使用される（表20・1）．

亜硝酸アミルは，吸入剤のみの使用である．亜硝酸アミルは，血管拡張のほかに，シアン化合物の中毒にも用いられる．これは，亜硝酸アミルが血液中の Fe^{2+} を Fe^{3+} に変換することでミトコンドリアのシトクロムオキシダーゼに結合したシアンを解離させるためと考えられている．

硝酸イソソルビドは経口摂取も可能で，持続性があるので，狭心症の発作だけでなく，その予防にも使用される．

硝酸薬の連用は，薬物の血管拡張能を低下させる．この耐性出現の機序については不明な点が多い．上述のように，硝酸薬は $RONO_2$ から NO を産生することで薬物効果を発揮する．加えて，硝酸薬への耐性は一過性のもので，比較的短時間の休薬で薬物の反応性は回復する．このようなことから，硝酸薬の連続投与で細胞内の還元物質の量が減少し，$RONO_2$ から NO への変換能が低下するためと考えられている．

上述のように，硝酸薬は，動静脈の拡張による心臓への負荷軽減を発揮するが，過度の降圧には注意を要する．これに付随して起立性低血圧，顔面紅潮などが発生しやすい．亜硝酸アミルはその作用機序から，メトヘモグロビン血症を誘発させることがある．

b. アドレナリンβ受容体アンタゴニスト　　いわゆるβ遮断薬とよばれる薬物で，**プロプラノロール，ピンドロール，アテノロール，カルテオロール**などが用いられる．心臓のアドレナリン $β_1$ 受容体を遮断することで，心機能を低下させる．これにより心筋細胞の酸素消費量が減少するので，減少した冠状動脈血流量でも心筋での酸素重要を満足させることが可能となる．加えて，アドレナリン $β_1$ 受容体遮断による心拍数減少は，収縮のための左心室への血液充填量を増加させるので，冠状動脈への血液供給も増加する方向に働く．さらに，アドレナリン $β_1$ 受容体遮断は，腎臓からのレニン分泌を抑制するため，レニン-アンギオテンシン-アルドステロン（RAA）系の活性を低下させる．これは，降圧を介した心臓への後負荷の軽減にもなるので，心筋組織の酸素消費量を減少させる有益な効果をもたらす（表20・1）．

プロプラノロール　propranolol

ピンドロール　pindolol

アテノロール　atenolol

カルテオロール　carteolol

ステム -olol: アリールオキシアミノアルコール構造をもつアドレナリンβ受容体アンタゴニスト

RAA系　rennin-angiotensin-aldosterone system

プロプラノロール

ピンドロール

アテノロール

カルテオロール

アドレナリンβ受容体アンタゴニストは受容体遮断作用のほかに，**膜安定化作用**（MSA）あるいは**内因性交感神経刺激様作用**（ISA）をもつことが知られている．狭心症治療に，これらの作用は影響しないと考えられている．

交感神経が興奮すると冠血管は拡張する．これは交感神経のアドレナリンβ_2受容体刺激によるものである．アドレナリンβ受容体アンタゴニストで冠血管のアドレナリンβ_2受容体が遮断されると，アドレナリンα受容体の働きが優位になり，血管の収縮性が増すこととなる．その結果，スパズム[*1]増悪の危険性が高くなるので，通常，冠状動脈攣縮を伴う狭心症（異型狭心症[*1]）にアドレナリンβ受容体アンタゴニストを使用しない．ただし，冠状動脈狭窄があり，アドレナリンβ受容体アンタゴニストを使用する場合は，Ca^{2+}チャネル遮断薬（カルシウム拮抗薬）が併用される．心機能抑制が強いアドレナリンβ受容体アンタゴニストは徐脈によるブロック（徐脈性不整脈[*2]）を悪化させるだけでなく，過度の心機能抑制は心不全症状を誘発することもある．気管支平滑筋もアドレナリンβ_2受容体刺激で拡張するので，喘息を併発する場合にも禁忌となる．

長期服用している患者での投薬中断は，交感神経系のアドレナリンβ受容体刺激およびRAA系でのレニン分泌再開による頻脈，狭心症発作誘発および心筋梗塞発症などの中断症候群が発生しやすくなる．

c. Ca^{2+}チャネル遮断薬（カルシウム拮抗薬） 血管平滑筋細胞および心筋細胞のL型Ca^{2+}チャネルを遮断することで狭心症の症状を軽減する．血管平滑筋のCa^{2+}チャネルは，ジヒドロピリジン（DHP）系，ベンゾチアゼピン（BTZ）系およびフェニルアルキルアミン（PAA）系薬物により遮断され，血管拡張がひき起こされる．その結果，冠状動脈が拡張され，心筋組織への血液供給量を増加させる．これら薬物は血管収縮を直接抑制することから，冠状動脈攣縮の抑制が期待された．しかしながら，発作時に薬物を投与しても期待通りの治療効果は得られなかった．その一方で，冠状動脈攣縮の予防には著効を示したことから，安静狭心症の発作予防に用いられることが特徴である（表20・1）．さらに末梢血管の拡張により，心臓への後負荷減少にも寄与する．DHP系薬物は多数の薬物がある．代表的な薬物は**ニフェジピン**および**アムロジピン**がある．BTZ系薬物は**ジルチアゼム**およびPAA系は**ベラパミル**のみである．

心筋細胞のCa^{2+}チャネルは，ジルチアゼムおよびベラパミルにより遮断される．これらの薬物は心機能を抑制するので，心仕事量低下に伴う心筋酸素消費量

膜安定化作用（membrane stabilizing action, MSA）：SBO 21・4・2参照．

内因性交感神経刺激様作用（intrinsic sympathomimetic action, ISA）：SBO 21・4・2参照．

[*1] 20・1・1b参照．

[*2] SBO 18参照．

DHP: dihydropyridine（ジヒドロピリジン）

BTZ: benzothiazepine（ベンゾチアゼピン）

PAA: phenylalkylamine（フェニルアルキルアミン）

ニフェジピン（nifedipine）：構造式はp. 137参照．

アムロジピン（amlodipine）：構造式はp. 137参照．

ステム -dipine：ニフェジピン系のCa^{2+}チャネル遮断薬．

ジルチアゼム diltiazem

ベラパミル verapamil

の減少が虚血性心疾患を改善させると考えられている．

　薬用量での使用では，DHP系薬物は，心機能には影響しないとされる．これは薬物のCa^{2+}チャネルの結合部位の違いによるものである．心筋細胞膜は短時間の間に収縮弛緩を繰返す．このように膜電位が短時間で変化する場合，DHP系薬物は，心筋細胞膜のCa^{2+}チャネルへの結合を維持できないためと考えられている．

　ベラパミルは心機能抑制作用が非常に強いため，狭心症にはほとんど用いられない．ジルチアゼムの血管拡張作用は，DHP系薬物のそれと比較すると弱く，心機能抑制作用はベラパミルのそれよりも弱い．そのため，血管抵抗を軽減させる目的でDHP系薬物を，かつ心筋酸素消費を軽減させる目的でジルチアゼムが併用されることもある．

　DHP系Ca^{2+}チャネル遮断薬は，全身の血管抵抗を低下させるので，強い降圧により反射性の頻脈および立ちくらみなどが生じやすい．心機能抑制作用をもつジルチアゼムは，房室伝導障害による徐脈を生じやすい．ベラパミルは，さらに刺激伝導系への抑制作用が強いので，洞停止，房室ブロック，徐脈を生じることがある．

d．その他の冠状血管拡張薬

ニコランジル　nicorandil

i) ニコランジル

　ニコランジルは，NO供与に加え，ATP感受性K^+（K_{ATP}）チャネル開口作用を介して血管平滑筋細胞を弛緩させる．K^+_{ATP}チャネルは，細胞内のATP量が減少すると開口するK^+チャネルで，細胞膜電位を再分極させる．つまり，脱分極時のCa^{2+}チャネルの開口時間を短縮させることで収縮状態の血管を拡張に転じさせる．この作用は，Ca^{2+}チャネル遮断薬のそれに似たものとなる．このほかに，ニコランジルは，血管平滑筋細胞内の筋小胞体からのCa^{2+}放出量の減少および細胞内から細胞外へのCa^{2+}くみ出しによる細胞質Ca^{2+}濃度の低下を起こすことが示されている．Ca^{2+}チャネル遮断薬に抵抗性の冠攣縮性狭心症での併用薬として有用である（表20・1）．

　細胞内のATP量が減少するのは，組織への酸素供給量が減少するとき，すなわち虚血に陥ったときである．K^+_{ATP}チャネルが開口すると，血管平滑筋は弛緩するので，組織への血液供給量を増加させることができる．このようにK^+_{ATP}チャネルは，循環制御に関与すると考えられている．

　ニコランジルは，心機能（心拍数，心拍出量）および血圧への影響が少なく，低血圧および徐脈の状態でも投与が可能である．加えて，ニコランジルはニトログリセリンのような連用による耐性を生じないとされる．なお，閉塞性隅角緑内障には禁忌である．重篤な副作用には，肝機能障害，血小板減少，過敏症などがある．

ジピリダモール
dypyridamole

ジラゼプ　dilazep

ii) ジピリダモールおよびジラゼプ

　赤血球および血管壁へのアデノシンの取込みを阻害することで，血中アデノシン濃度を上昇させる．このアデノシンが血管平滑筋細胞のアデノシンA_2受容体を刺激し，血管平滑筋（おもに細動脈および冠状動脈）を弛緩させる．アデノシンは，組織が虚血に陥るとミトコンドリアでのATP再生産が低下するため，ADPからAMPへと代謝され，細胞外へアデノシンとして放出される．この

ATP の異化物としてのアデノシンを検知し，血管を拡張させることで虚血状態を改善する生体反応の一つである．さらに，これら薬物は**ホスホジエステラーゼⅢ**（PDE Ⅲ）および PDE Ⅴ を阻害する．PDE Ⅲ 阻害で，細胞内の cAMP が，PDE Ⅴ 阻害で cGMP の分解が抑制されることにより，細胞内でこれら環状ヌクレオチド量が増加し，血管平滑筋が弛緩する．これら薬物は血小板にも作用し，血小板凝集を抑制するので，末梢循環改善を介して狭心症治療に有益な効果をもたらす．さらに，尿中のタンパク質量を減少させるので，ステロイド性抗炎症薬に抵抗性を示すネフローゼ症候群にも適用される．

ホスホジエステラーゼ
phosphodiesterase, PDE

cAMP: cyclic AMP

ジピリダモール　　　　　　　ジラゼプ

ジピリダモールおよびジラゼプの重篤な副作用に，狭心症の悪化がある．これは，狭窄した冠状動脈よりも，正常灌流域の血管を拡張させることにより，病変部への血流供給が減少することで誘発される．心筋梗塞に至ることもある．さらに，血小板凝集も抑制されるので，出血傾向に陥る．そのほかに，血小板減少および過敏症がある．

iii) トリメタジジンおよびトラピジル

血管拡張作用と血小板凝集抑制作用をもつプロスタグランジン I_2（PGI_2）産生促進と同時に血管収縮作用と血小板凝集促進作用をもつトロンボキサン A_2（TXA_2）産生抑制の両者を発揮する．さらに，PDE Ⅲ 阻害による血管拡張と血小板凝集抑制作用ももつ．これらの作用を介して，比較的太い血管を拡張する．複数の作用機序が示されているが，その詳細は不明である．

副作用には，消化器症状（食欲不振，悪心・嘔吐）のほかに，皮膚粘膜眼症候群，肝障害がある．

トリメタジジン
trimetazidine

トラピジル　trapidil

プロスタグランジン I_2
(prostaglandin I_2): プロスタサイクリン (prostacyclin) ともいう．

トロンボキサン A_2
thromboxane A_2, TXA_2

トリメタジジン　　　　　　トラピジル

20・2　心筋梗塞
20・2・1　病態・臨床症状・診断

心筋梗塞は冠状動脈の粥状動脈硬化を基盤に，プラークの破綻とそれに伴う血栓形成により冠血流量が完全に途絶あるいは極端に減少することにより生じる．この心筋組織への血流減少は，心臓が血液ポンプ機能を発揮するための心筋細胞

心筋梗塞
myocardial infarction, MI, cardiac infarction

の収縮弛緩運動の継続を困難にするだけでなく，心筋細胞壊死を誘発することで急性心不全の直接的な誘因となる．壊死した心筋細胞から血液中に逸脱酵素として**クレアチンキナーゼ（CK），アスパラギン酸アミノトランスフェラーゼ（AST），乳酸デヒドロゲナーゼ（LDH），α-ヒドロキシ酪酸デヒドロゲナーゼ（HBD）**などが遊離されるので，血液中のこの酵素活性を測定することが心筋梗塞の有無を判定する指標となる（図 20・3）．なお，血液中の CK 上昇は，心筋梗塞以外に横紋筋融解症などの骨格筋傷害，AST や LDH 上昇は肝傷害や溶血でも観察されるので注意が必要である．血液中の心筋トロポニンの上昇が心筋傷害に特異性が高く，心筋梗塞の指標として広く用いられている．

心筋梗塞は前胸部痛で発症する．この痛みは，胸部の焼けつくような激しい痛みや圧迫感が特徴で，ニトログリセリンの舌下投与で改善せず 30 分以上数時間続く．高齢者や糖尿病患者では胸痛を自覚しないこともある（無症候性心筋梗塞）ので注意が必要である．心電図を取ると，発症後早期に相応する誘導で ST 上昇が観察され（図 20・4），その後経時的に波形が変化する．この心電図から，心筋梗塞を発症した時間帯も推測できる．

20・2・2 薬理・薬物治療

治療の主体は血栓により途絶した冠血流を早期に再開し，心筋の壊死を最小限に抑えることにある．バルーンカテーテルによる狭窄部位の物理的拡張と再狭窄予防のステント留置（**経皮的冠状動脈形成術**，PCI）や薬物療法による血栓溶解が行われる．加えて，本質的な治療ではないが，心機能を低下させることによる心筋酸素消費を軽減する薬物および冠状動脈を拡張させることで梗塞領域への血流供給を改善する薬物も用いられる．

a. 血栓溶解薬　　生体には出血を防止（止血）するための血液凝固系*がある．逆に，血栓を処理するための線溶系ももつ．血液凝固因子 Xa あるいはトロンビンの働きを抑制する薬物は，血栓形成（フィブリン生成）を防止するので，虚血性疾患（心筋梗塞および脳梗塞など）の予防に用いられる．しかしながら，これら薬物は一度形成された血栓を処理することはできない．そこで，線溶系の構成酵素であるプラスミンによる血栓溶解（プロテアーゼ作用によるフィブリン加水分解）を利用して梗塞領域への血流再開（再灌流）が行われる．ここでは，プラスミンを不活性な前駆体（プラスミノーゲン）から活性化体へと変換する**プラスミノーゲンアクチベーター（PA）**が薬物として用いられる．薬物は大きく 2 種に大別される．

急性心筋梗塞では，発症から血栓溶解までの時間が予後を規定する最も重要な治療因子となる．急性心筋梗塞は，その虚血に陥る領域が広いと**急性心不全**となり死に至る．心筋組織が壊死することで形成される梗塞巣の大きさは，虚血領域の大きさおよび血栓溶解に至る時間で決定される．再灌流が成功しても，梗塞巣の大きさがある一定の大きさを有する場合，時間経過とともに心機能の代償機序が破綻し，**慢性心不全**を発症することがある．

発症から短時間の間に血栓溶解が行われれば，心機能は速やかに回復するが，

クレアチンキナーゼ
creatine kinase, CK

アスパラギン酸アミノトランスフェラーゼ　asparate aminotransferase, AST

乳酸デヒドロゲナーゼ
lactate dehydrogenase, LDH

α-ヒドロキシ酪酸デヒドロゲナーゼ
α-hydroxybutyrate dehydrogenase, HBD

経皮的冠状動脈形成術
percutaneous coronary intervention, PCI

＊ 血液凝固系・線溶液については，本シリーズ "第 4 巻 生物系薬学 II" SBO 38 参照．

プラスミノーゲンアクチベーター（plasminogen activator, PA）：プラスミノーゲン活性化因子ともいう．

急性心筋梗塞
acute myocardial infarction, AMI

急性心不全
acute heart failure

慢性心不全
chronic heart failure

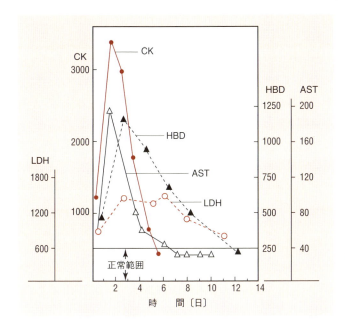

図20・3 心筋梗塞における心筋逸脱酵素上昇の経時的変化　単位はすべて IU/L. CK: クレアチンキナーゼ, AST: アスパラギン酸アミノトランスフェラーゼ, LDH: 乳酸デヒドロゲナーゼ, HBD: α-ヒドロキシ酪酸デヒドロゲナーゼ.

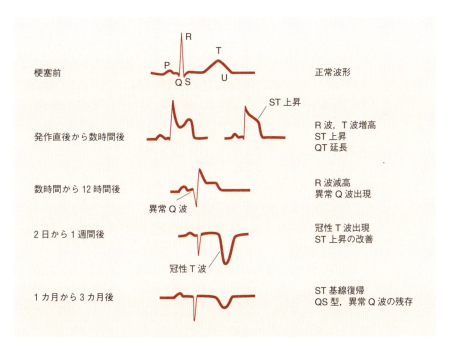

図20・4　心筋梗塞における心電図の経時的変化

ある一定時間虚血が経過した後に再灌流を行うと，組織障害がさらに重篤になることがある．この逆説的な状態を**虚血/再灌流障害**あるいは単に**再灌流障害**とよぶ．心筋梗塞の場合，血栓溶解薬による再灌流を行えるか否かの限界が，発症から6時間とされている．この治療可能時間帯のことを golden time とよぶ．

i) ウロキナーゼ（u-PA）

尿由来の PA で，血液中に存在する．プラスミンの活性化すなわち線溶系の活

虚血/再灌流障害
ischemia/reperfusion injury

再灌流障害
eperfusion injury

ウロキナーゼ
urokinase, u-PA

プラスミン・α₂-プラスミンインヒビター複合体 plasmin-α₂-plasmin inhibitor complex, PIC	性化は，出血傾向に陥らせる．特に循環血中でのプラスミンの活性化は，全身での出血の誘因となるため，**プラスミン・α₂-プラスミンインヒビター複合体（PIC）**が，血液中のプラスミン活性を抑制する．さらに循環血中のウロキナーゼに対して，**プラスミノーゲンアクチベーターインヒビター1（PAI-1）**が結合してプラ
プラスミノーゲンアクチベーターインヒビター1 (plasminogen activator inhibitor-1, PAI-1) プラスミノーゲン活性化因子阻害因子1ともいう.	スミン活性化を制御している．つまり，ウロキナーゼで血栓溶解するには，これら制御因子を上回る大量投与が必要となる．加えて，血栓表面（フィブリン）への親和性が高くないこともウロキナーゼの大量投与が必要な理由となる．発症後6時間以内の心筋梗塞での血栓溶解に用いられる．心筋梗塞のほかに，発症後5日以内の頭蓋内出血を伴わない脳梗塞および発症後10日以内の末梢動静脈閉塞症での血栓溶解にも用いられる．
組織プラスミノーゲンアクチベーター（tissue plasminogen activator, t-PA）：組織プラスミノーゲン活性化因子ともいう.	ii) **組織プラスミノーゲンアクチベーター（t-PA）** ウロキナーゼが循環血中にとどまるのに対し，t-PAは組織表面および血栓表面に移行するので，PAIの影響を受けにくい．かつ血栓表面に集積するため，プラスミノーゲンからプラスミンへの変換は血栓表面で行われることとなる．つまり，変換されたプラスミンは，PICとの接触頻度が低いため，線溶作用の効率がウロキナーゼよりも高くなる．血栓表面でt-PAは，プラスミノーゲンおよびフィブリンとの複合体を形成し，この複合体内でプラスミンへの強力な変換活性を発揮する．その一方で，フィブリンが存在しない血液中では，プラスミンへの変換活性はきわめて低いものとなる．この点が，u-PAによる血栓溶解よりも出血の危険性が低いゆえんと考えられている．アルテプラーゼは，心筋梗塞発症から6時間以内の血栓溶解に用いられる．脳梗塞では，発症後4.5時間以内に用いられる．
モンテプラーゼ monteplase	**モンテプラーゼ**は，アルテプラーゼよりも血液中の半減期が長い．適用は，心筋梗塞に対しては発症6時間以内の使用となっている．心筋梗塞での治療の他にモンテプラーゼは，急性肺塞栓症での肺動脈内で生成された血栓の溶解を行う目的でも使用される．
アルテプラーゼ alteplase	
バトロキソビン batroxobin	**バトロキソビン**は，心筋梗塞治療には用いられないが，慢性動脈閉塞症，振動病での末梢循環改善および突発性難聴の改善に用いられる．

iii) その他の薬物

血栓溶解薬による再灌流療法に付随してCa^{2+}チャネル遮断薬および硝酸薬が用いられる．これらの薬物で心筋梗塞そのものを治療することはできない．しかしながら，末梢血管（抵抗血管）を拡張させることで，心臓への力学的負荷を軽減し，心筋組織の酸素消費を減少させる．同時に冠状動脈を拡張させるので，心筋組織への血流供給が増加する．これらの作用は，梗塞を免れた生存心筋を保護する方向に働く．

一方，心機能を低下させる薬物もある．心筋で負の変力作用（心拍出力の低下）と負の変時作用（心拍数の低下）を発揮するもので，心臓の仕事量を減少させ心臓の負荷を軽減させる．ただし，心仕事量を低下させる薬物の使用は，過度の心機能抑制による循環不全にも注意しなければならない．

抗血小板薬も用いられる．虚血後には血管内皮細胞に障害が生じる．そのため，血管内で血小板が凝集しやすい状態になっている．血小板血栓による新たな塞栓

症の誘発を防止するためにアスピリンなどの抗血小板薬が用いられる．さらに，赤色血栓による心筋梗塞の再発を防止するために，抗凝固薬も用いられる．ただし，これらの薬物は出血を起こすと障害をさらに重篤化させることに注意しなければならない．

　虚血性心疾患では，虚血時および再灌流時にさまざまな不整脈が発生する（虚血性不整脈および再灌流性不整脈）．この虚血性心疾患により誘発される不整脈を防止する目的で抗不整脈薬が用いられる．なお，クラス Ic 型の Na^+ チャネル遮断薬は，心筋梗塞後の患者の予後を悪化させることが大規模臨床試験（CAST 試験）で示された．このことから，心臓に虚血障害のような器質的障害（基質的背景）があるときは，クラス Ic タイプの抗不整脈薬は用いるべきではないとの結論に至った．

> **SBO 21** 以下の高血圧について，治療薬の薬理（薬理作用，機序，おもな副作用），および病態（病態生理，症状など）・薬物治療（医薬品の選択など）を説明できる．
> E2(3)①4
> 本態性高血圧，二次性高血圧（腎性高血圧症，腎血管性高血圧症を含む）

*1 血圧の調節機構については，本シリーズ"第4巻生物系薬学Ⅱ" SBO 33参照．

収縮期血圧
systolic blood pressure

拡張期血圧
diastolic blood pressure

ACE: angiotensin converting enzyme

ARB: angiotensin Ⅱ receptor blocker

*2 ARB は AT_1 受容体を遮断する．詳しくは SBO 19・3・7参照．

WHO: World Health Organization

ISH: International Society of Hypertension

血圧[*1]とは動脈にかかる血液の圧力のことであり，心拍出量と末梢血管抵抗の大きさで決定される．左心室が収縮したときの血圧を**収縮期血圧**（最高血圧），左心室が拡張したときの血圧を**拡張期血圧**（最低血圧）という．高血圧症は自覚症状に乏しいが，放置により脳血管障害，虚血性心疾患や腎障害などの重篤な合併症をひき起こし死に至ることもあるため，サイレントキラーともよばれる．したがって，高血圧状態が持続しないよう，降圧薬などによる治療が必須となる．高血圧治療薬としては，降圧利尿薬（チアジド系利尿薬，ループ利尿薬，カリウム保持性利尿薬），交感神経抑制薬（アドレナリンβ受容体アンタゴニスト，アドレナリンαβ受容体アンタゴニスト，アドレナリンα受容体アンタゴニスト，ノルアドレナリン遊離抑制薬），カルシウム拮抗薬，レニン-アンギオテンシン系抑制薬〔アンギオテンシン変換酵素（ACE）阻害薬，アンギオテンシンⅡ受容体アンタゴニスト（ARB）[*2]，レニン阻害薬〕，そして直接的血管拡張薬がある．

21・1 病　態

2003年に世界保健機構（WHO）と ISH から高血圧の治療ガイドラインが発表されたのを受けて，2004年に日本高血圧学会が収縮血圧 140 mmHg 以上または

表21・1　成人における高血圧の分類[a]

分　類	収縮期血圧〔mmHg〕		拡張期血圧〔mmHg〕
至適血圧	< 120	かつ	< 80
正常血圧	120〜129	かつ/または	80〜84
正常高値血圧	130〜139	かつ/または	85〜89
Ⅰ度高血圧	140〜159	かつ/または	90〜99
Ⅱ度高血圧	160〜179	かつ/または	100〜109
Ⅲ度高血圧	≧ 180	かつ/または	≧ 110
（孤立性）収縮期高血圧	≧ 140	かつ	< 90

a) 出典：日本高血圧学会高血圧治療ガイドライン作成委員会 編，"高血圧治療ガイドライン2014"，p.19 (2014) より改変，許可を得て転載．

拡張期血圧 90 mmHg 以上を高血圧と定義した．2015年現在では，"高血圧治療ガイドライン2014年"に最適な診療指針とその根拠が示されている（表21・1）．高血圧の成因には遺伝的要因と生活習慣が大きく関与しているが，その原因はい

まだ明確でなく，これを**本態性高血圧**という．高血圧患者のうち，本態性高血圧が 95 % 以上を占め，わが国の主要な疾患となっている．関与因子としては，喫煙，糖尿病，脂質異常症（高 LDL コレステロール血症，低 HDL コレステロール血症），肥満（特に内臓肥満），高齢（男性 60 歳以上，女性 65 歳以上），若年発症の血管病の家族歴などがあり，心血管病を誘発する危険因子としても重要である．

原因を特定できない本態性高血圧に対し，特定できる高血圧を**二次性高血圧**という．おもな二次性高血圧について，特徴と示唆する所見を表 21・2 に示す．二次性高血圧は治療抵抗性高血圧を示すことが多いが，原因を明確にして治療することで，効率的に血圧を降下させることが可能である．高血圧患者のうち少なくとも 10 % 以上が二次性高血圧と考えられており，その中でも頻度の高いものとして，腎実質性高血圧，腎血管性高血圧，原発性アルドステロン症などがあげられている．

本態性高血圧
essential hypertension

LDL: low density lipoprotein（低密度リポタンパク質）

HDL: high density lipoprotein（高密度リポタンパク質）

二次性高血圧
secondary hypertension

表 21・2 二次性高血圧の特徴と所見・症状

二次性高血圧		特　徴	所見・症状
腎性高血圧	腎実質性高血圧	高血圧全体の 2～5 % を占め，二次性高血圧のなかで頻度が高い． 糖尿病腎症，慢性腎炎症候群，腎硬化症など腎実質（糸球体，尿細管，間質）の病変による．	血清クレアチニン（Cr）上昇，タンパク尿，血尿，腎疾患の既往
	腎血管性高血圧	高血圧全体の 1 % を占める． 腎動脈の狭窄あるいは閉塞により発症する．狭窄の原因は，粥状動脈硬化（中高年に多い），線維筋性異形成（若年に多い），大動脈炎症候群（高安動脈炎，若年女性に多い）など．	レニン-アンギオテンシン系阻害薬投与後の急激な腎機能悪化，腎サイズの左右差，低カリウム血症，腹部血管雑音
内分泌性高血圧	原発性アルドステロン症	高血圧全体の 5 % を占める． アルドステロン産生腫瘍もしくは過形成による特発性アルドステロン症が主病型となる．	低カリウム血症，副腎偶発腫瘍
	褐色細胞腫・パラガングリオーマ	副腎髄質由来の褐色細胞腫と傍神経節由来のパラガングリオーマによるカテコールアミン過剰産生・分泌．	発作性・動揺性高血圧，動悸，頭痛，発汗
	クッシング症候群	下垂体腺腫，副腎腫瘍または過形成，異所性副腎皮質刺激ホルモン（ACTH）産生腫瘍などによるコルチゾールの過剰産生・分泌	中心性肥満，満月様顔貌，皮膚線条，高血糖
睡眠時無呼吸症候群		夜間の低酸素血症や覚醒反応による交感神経活性の亢進．	いびき，肥満，昼間の眠気，早朝・夜間高血圧
血管性高血圧（大動脈縮窄症）		大動脈縮窄部からの動脈反射の増大，上半身の末梢血管抵抗の増加，全身の血管リモデリングの進行やレニン-アンギオテンシン系・交感神経系の関与などが高血圧の成因とされている．	血圧上下肢差，血管雑音
脳・中枢神経疾患による高血圧（神経血管圧迫症候群）		頭蓋内圧亢進による脳幹部の虚血もしくは頭側延髄腹外側野の周辺動脈の圧迫による交感神経活動亢進	顔面痙攣，三叉神経痛
薬剤誘発性高血圧		おもな原因薬剤は，非ステロイド性抗炎症薬，カンゾウ（甘草），グリチルリチンを含む薬剤と漢方薬，糖質コルチコイド（ステロイド剤）．	薬物使用歴，低カリウム血症

21・2　症　状

高血圧症は自覚症状に乏しいが，長期間にわたって放置することにより脳血管障害，虚血性心疾患，腎障害などの重篤な合併症をひき起こす．"高血圧治療ガイドライン 2014"における**至適血圧**とは，このような疾患になりにくい血圧値

表 21・3 血圧に基づいた心血管病リスクの層別化 [a]

リスク層 (血圧以外の予後影響因子)	血圧分類〔mmHg〕		
	Ⅰ度高血圧 140〜159/90〜99	Ⅱ度高血圧 160〜179/100〜109	Ⅲ度高血圧 ≧180/≧110
リスク第一層 (予後影響因子なし)	低リスク	中等リスク	高リスク
リスク第二層 (糖尿病以外の1〜2個の危険因子,3項目を満たすMetS[†]のいずれかがある	中等リスク	高リスク	高リスク
リスク第三層 (糖尿病,慢性腎臓病,臓器障害/心血管病,4項目を満たすMetS[†]3個以上の危険因子のいずれかがある)	高リスク	高リスク	高リスク

a) 出典:日本高血圧学会高血圧治療ガイドライン作成委員会 編,"高血圧治療ガイドライン 2014", p. 33 (2014) より改変,許可を得て転載.
† MetS: メタボリックシンドローム, 1) 肥満(特に内臓脂肪型肥満,2) 正常値以上の血圧(130/80 mmHg 以上),3) 空腹時血糖値が 110 mg/dL 以上,4) 脂質異常症,の4項目のうち 1) を必須とする.

表 21・4 血圧に基づいた心血管病リスクの層別化に用いる予後影響因子 [a]

心血管病の血圧以外の危険因子	高齢	65 歳以上
	喫煙	
	脂質異常症	低 HDL コレステロール血症(< 40 mg/dL) 高 LDL コレステロール血症(≧ 140 mg/dL) 高トリグリセリド血症(≧ 150 mg/dL)
	肥満	BMI[†] ≧ 25,特に内臓脂肪型肥満
	生活習慣病	メタボリックシンドローム
	若年発症の心血管病の家族歴	
	糖尿病	空腹時血糖 ≧ 126 mg/dL 負荷後血糖 2 時間値 ≧ 200 mg/dL 随時血糖 ≧ 200 mg/dL HbA1c ≧ 6.5 %(NGSP[†])
臓器障害/心血管病	脳	脳出血・脳梗塞 無症候性脳血管障害 一過性脳虚血発作
	心臓	左心室肥大(心電図・心エコー) 狭心症,心筋梗塞,冠状動脈再建術後 心不全
	腎臓	タンパク尿,アルブミン尿 低い eGFR[†]〔< 60 mL/(分・1.73 m^2)〕 慢性腎臓病(CKD),確立された腎疾患(糖尿病性腎症,腎不全など)
	血管	動脈硬化性プラーク 頸動脈内膜中膜複合体圧 ≧ 1.1 mm 大血管疾患 末梢動脈疾患(足関節上腕血圧比低値: ABI[†] ≦ 0.9)
	眼底	高血圧性網膜症

a) 出典:日本高血圧学会高血圧治療ガイドライン作成委員会 編,"高血圧治療ガイドライン 2014", p. 32 (2014) より作成,許可を得て転載.
† BMI: body mass index, NGSP: National Glycohemoglobin Standardization Program, eGFR: estimated glomerular filtration rate(推定糸球体沪過量),ABI: ankle brachial index(足関節上腕血圧比)

をさし，正常高値血圧とは，高血圧に移行しやすい血圧値を意味する（表21・1）．高血圧患者の降圧目標値は年齢・病態により異なり，若・中年者では 140/90 mmHg 未満，後期高齢者（75歳以上）では 150/90 mmHg 未満とされている．さらに，高血圧患者はⅠ度，Ⅱ度そしてⅢ度の血圧分類と主要な危険因子の有無により，低リスク，中等リスク，高リスクの3群に層別化され，各層ごとに初診時の治療計画も異なる（表21・3，表21・4，図21・1）．

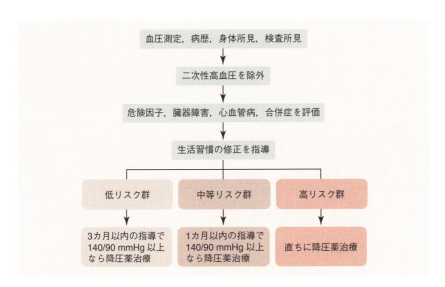

図21・1　初診時の高血圧管理計画　日本高血圧学会高血圧治療ガイドライン作成委員会 編，"高血圧治療ガイドライン2014"，p.33（2014）より許可を得て転載．

21・3　薬　理

血圧は心拍出量と総末梢血管抵抗によって決定されるが，高血圧治療薬のほとんどは最終的に末梢血管抵抗を低下させて降圧作用を示し，その作用機序は多様である．機序別に高血圧治療薬を考えると，① 利尿作用によるもの，② 末梢交感神経の活動を減弱させるもの，③ Ca^{2+} チャネルを遮断するもの，④ レニン-アンギオテンシン系を抑制するもの，⑤ 血管平滑筋を直接弛緩させるもの，に分類される．

21・3・1　降圧利尿薬*

a. チアジド系利尿薬，ループ利尿薬，カリウム保持性利尿薬

薬理作用　チアジド系利尿薬（ヒドロクロロチアジド，トリクロルメチアジド）の短期的な降圧効果は，遠位尿細管における Na^+ と Cl^- の再吸収阻害による利尿作用により循環血漿量が低下し，結果的に心拍出量が減少することに基づくと考えられている．しかし長期間投与ではこれらが初期の状態に戻っているにも関わらず血圧は低下しているので，末梢血管の弛緩作用も関与していると考えられている．ループ利尿薬（フロセミドなど）は，ヘンレ係蹄上行脚において Na^+-K^+-2 Cl^- 共輸送系を抑制することによる利尿作用によって，降圧効果を示

* SBO 19・3・5 も参照．特に構造式は p. 112 参照．

ヒドロクロロチアジド
hydrochlorothiazide

トリクロルメチアジド
trichlormethiazide

フロセミド　furosemide

す．他の利尿薬と異なり，腎機能を悪化させないため，腎障害者にも使用可能である．カリウム保持性利尿薬としては遠位尿細管のNa^+-K^+交換系を直接抑制する**トリアムテレン**と，アルドステロン受容体拮抗作用を介してNa^+-K^+交換系を抑制する**スピロノラクトン**がある．スピロノラクトンは内分泌異常による第二次性高血圧症（原発性アルドステロン症）にも有効である．

トリアムテレン triamterene
スピロノラクトン spironolactone

副作用 チアジド系およびループ利尿薬の副作用として，低カリウム血症，高尿酸血症，高血糖，脂質代謝異常（血清脂質の増加）がある．フロセミドなどループ利尿薬は強力な利尿作用による脱水症状のほか，耐糖能低下も起こりうる．また，第Ⅷ脳神経障害による難聴の副作用も知られており，特にアミノグリコシド系抗生物質との併用で悪化しやすい．カリウム保持性利尿薬のスピロノラクトンとトリアムテレンは急性腎不全患者には禁忌である．高カリウム血症をひき起こすことがあるが，この点を考慮して低カリウム血症を起こす利尿薬と併用することがある．またチアジド系利尿薬やループ利尿薬と違って，尿酸値には影響しない．ステロイド骨格をもつスピロノラクトンは内分泌異常を誘発し，女性化乳房，性欲減退，月経不順などを生じる可能性がある．スピロノラクトンよりも女性ホルモン作用を減少させた選択的アルドステロン受容体アンタゴニストとして**エプレレノン**が臨床使用されている．

エプレレノン eplerenone

21・3・2 交感神経抑制薬

a. アドレナリンβ受容体アンタゴニスト

薬理作用 アドレナリン$β_1$受容体アンタゴニストの降圧機序はいまだ明確ではないが，① 心拍出量の減少，② 腎傍糸球体細胞からのレニンの分泌抑制，③ 血管運動中枢β受容体遮断作用による交感神経活動の低下，などが考えられている．特に，労作狭心症や頻脈性不整脈をもつ高血圧症に適する．使用にあたっては，$β_1$受容体選択性や内因性交感神経刺激様作用の有無によっても使い分けられる．アドレナリン$β_1$受容体アンタゴニストはその薬理学的な特徴により表21・5のように分類されている．また，特異的なアドレナリンβ受容体アンタゴニストとして，硝酸化合物と同じ機序による血管平滑筋拡張作用を併せもつ**ニプラジロール**，Ca^{2+}チャネル遮断作用を併せもつ**ベタキソロール**がある．

ニプラジロール nipradilol
ベタキソロール betaxolol

ステム -dilol: 血管拡張薬
ステム -olol: アリオールオキシアミノアルコール構造をもつアドレナリンβ受容体アンタゴニスト

副作用 副作用として心機能低下に基づく徐脈，房室ブロック，心不全の増悪がある．さらに非選択性のアドレナリンβ受容体アンタゴニストは$β_2$遮断による喘息やレイノー病を増悪させることがある．

ニプラジロール

ベタキソロール

b. アドレナリンαβ受容体アンタゴニスト

薬理作用 アドレナリンβ受容体アンタゴニストによる降圧機序に加え，α受

表 21・5 高血圧治療に用いるアドレナリン β 受容体アンタゴニストの分類

選択性	ISA[†1]	MSA[†2]	一般名
非選択性 β_1 受容体遮断	−	+	プロプラノロール
	+	−	ピンドロール
	+	−	カルテオロール
	−	−	ナドロール
選択性 β_1 受容体遮断	+	+	アセブトロール
	+	−	セリプロロール
	−	−	メトプロロール
	−	−	アテノロール
	−	−	ビソプロロール
	−	−	ベタキソロール
$\alpha\beta$ 受容体遮断	+	+	ラベタロール
	−	+	カルベジロール
	−	−	アモスラロール
	−	−	アロチノロール
選択性 β_1 受容体遮断 ＋血管拡張	−	−	ニプラジロール

†1 ISA: 内因性交感神経刺激様作用. β 受容体刺激作用のこと. この作用をもつアドレナリン β 受容体アンタゴニストは, β 受容体に対する部分活性薬とみなすこともできる.
†2 MSA: 膜安定化作用. 局所麻酔作用のことで, Na^+ チャネル抑制作用と考えることもできる.

容体遮断作用による末梢血管抵抗の減少により, 降圧作用が増強される. その際, α 受容体遮断作用に基づく反射性頻脈の発生を β 遮断によって抑えることができる. 該当するものとして, **アモスラロール, アロチノロール, カルベジロール, ラベタロール** などがある.

アモスラロール　amosulalol
アロチノロール　arotinolol
カルベジロール　carvedilol
ラベタロール　labetalol

アモスラロール

アロチノロール

カルベジロール

ラベタロール

副作用　副作用として, α もしくは β 受容体遮断作用に起因する反応 (起立性低血圧症, 徐脈, 気管支喘息など) がある.

c. アドレナリン α_1 受容体アンタゴニスト

薬理作用　血管平滑筋の α_1 受容体を遮断することにより, 末梢血管を拡張さ

プラゾシン　prazosin
ブナゾシン　bunazosin
テラゾシン　terazosin

ステム -azocine：6,7-ベンゾモルファン系麻薬性作用薬

ウラピジル　urapidil
ドキサゾシン　doxazosin

せて降圧作用を示す．

副作用　副作用として，$α_1$受容体遮断による降圧に起因する反射性の頻脈がある．非選択的α受容体アンタゴニストにより$α_1$と$α_2$の両受容体を遮断すると$α_2$受容体遮断によるノルアドレナリン遊離量の増加が起こるため，交感神経終末部からノルアドレナリンが過剰に遊離し，心臓$β_1$受容体をより強く刺激して頻脈を増強する．このため，選択的$α_1$受容体遮断の**プラゾシン**と**ブナゾシン**，**テラゾシン**，**ウラピジル**，**ドキサゾシン**が用いられる．初回投与時に起立性低血圧が生じるため，少量より投薬を開始する必要がある．

プラゾシン　　　　　ブナゾシン　　　　　テラゾシン

ウラピジル　　　　　ドキサゾシン

d. アドレナリン$α_2$受容体アゴニスト

薬理作用　おもに，血管運動中枢の$α_2$受容体を刺激することで交感神経興奮を抑制して降圧作用を示すため，中枢性降圧薬ともよばれる．**クロニジン**，**グアナベンズ**，**メチルドパ**が該当する．なお，メチルドパはアドレナリン作動性神経終末内の生合成経路によりメチルノルアドレナリンとなり，これが$α_2$受容体を刺激して降圧効果を発揮する．

クロニジン　clonidine

グアナベンズ　guanabenz

副作用　幻覚や錯乱などの副作用がみられるため，一般的には高血圧の第二選択薬として用いられる．しかしメチルドパは妊娠時の第一選択薬となる．

e. 交感神経終末遮断薬

薬理作用　**レセルピン**は交感神経終末部のシナプス小胞中に貯蔵されているノルアドレナリンを枯渇させることにより降圧作用を示す．このため薬効の発現

メチルドパ　methyldopa

レセルピン　reserpine

レセルピン

第5章　循環器系疾患の薬，病態，治療　137

は遅効性である．また中枢に移行して鎮静作用も示すため，フェノチアジン系薬物の使用困難な統合失調症にも適用される．

副作用　重篤なうつ状態が現れることがあり，自殺に至る場合もあるので注意を要する．また，胃酸分泌を促進するため消化性潰瘍患者には禁忌である．

21・3・3　カルシウム拮抗薬

薬理作用　カルシウム拮抗薬は血管平滑筋と心筋の細胞膜上に存在する電位依存性L型 Ca^{2+} チャネルを遮断して，Ca^{2+} の細胞内流入を抑制する．血管平滑筋においては，これにより細胞内 Ca^{2+} 濃度が低下し，筋収縮力の減弱と末梢血管抵抗の低下がひき起こされる．**ニフェジピン，フェロジピン，アムロジピン，シルニジピン**などのジヒドロピリジン系のカルシウム拮抗薬は血管平滑筋の Ca^{2+}

ニフェジピン　nifedipine
フェロジピン　felodipine
アムロジピン　amlodipine

ステム -dipine: ニフェジピン系の Ca^{2+} チャネル拮抗薬

シルニジピン　cilnidipine

チャネル選択性が高く，強力な降圧作用が得られる．降圧作用が穏やかな**ジルチアゼム**はベンゾチアゼピン系の薬物で血管と心臓の両 Ca^{2+} チャネルを遮断する．フェニルアルキルアミン系の**ベラパミル**は刺激伝導系の Ca^{2+} チャネル選択性が高く，頻脈性不整脈に使用されるが降圧薬としての適用はない．シルニジピンは電位依存性L型 Ca^{2+} チャネルのほかに，交感神経終末膜に存在する電位依存性N型 Ca^{2+} チャネルも遮断することで，降圧に伴う反射性頻脈を抑制する．ジヒ

ジルチアゼム　diltiazem

ベラパミル　verapamil

エホニジピン　　ニトレンジピン　　ベニジピン（および鏡像異性体）

ジヒドロピリジン系の薬物のうち，アムロジピン，**エホニジピン**，ニトレンジピン，シルニジピン，**ベニジピン**などは特に持続性の作用をもつ．

エホニジピン　efonidipine
ニトレンジピン　nitrendipine
ベニジピン　benidipine

副作用　カルシウム拮抗薬は共通して，頭痛や顔面紅潮など血管拡張に起因する副作用をもつ．また，一般的には消化管運動を抑制するので便秘が起こりやすいが，アムロジピンは下痢・軟便が起こりやすい．催奇形性の点から妊婦には禁忌（ただし，ニフェジピンだけは妊娠20週未満）である．

21・3・4　レニン-アンギオテンシン系抑制薬

a. アンギオテンシン変換酵素（ACE）阻害薬

エナラプリル　enalapril
カプトプリル　captopril
リシノプリル　lisinopril

ステム -pril: アンギオテンシン変換酵素阻害薬

薬理作用　**エナラプリル**や**カプトプリル**，**リシノプリル**は，アミノ酸10個のペプチドである不活性なアンギオテンシンIをアミノ酸8個のペプチドで活性型のアンギオテンシンIIに変換するACEを阻害することで降圧作用を示す．ACEはブラジキニンを分解するキニナーゼIIと同一酵素であるため，ACE阻害薬による降圧作用には，ブラジキニンによる内皮依存性血管拡張作用も寄与していると考えられる．

エナラプリル　　　　カプトプリル　　　　リシノプリル

副作用　ACE阻害薬は刺激性物質であるブラジキニンの分解を抑制するため，増量したブラジキニンが気道を刺激して高頻度に空咳を誘発させるほか，発疹や血管浮腫を生じる．しかし，重篤な副作用はあまり認められず，臓器保護作用も期待できるため，糖尿病や心不全併発の高血圧患者に汎用される．

b. アンギオテンシンII受容体アンタゴニスト（ARB）

ロサルタン　losartan
カンデサルタン シレキセチル　candesartan cilexetil
オルメサルタン メドキソミル　olmesartan medoxomil
バルサルタン　valsartan
テルミサルタン　telmisartan
イルベサルタン　irbesartan
アジルサルタン　azilsartan

ステム -sartan: アンギオテンシンII受容体アンタゴニスト

* プロドラッグ: 生体内に吸収された後に代謝されて活性体となり，薬効を発揮する薬物．

薬理作用　アンギオテンシン受容体のうち，特にAT₁受容体を選択的に遮断する**ロサルタン**，**カンデサルタン シレキセチル**，**オルメサルタン メドキソミル**，**バルサルタン**，**テルミサルタン**，**イルベサルタン**，**アジルサルタン**は，アンギオテンシンIIのAT$_1$受容体刺激による血管収縮作用，アルドステロン分泌作用および交感神経活性化作用を抑制し，降圧効果を示す．AT$_1$受容体遮断によりアンギオテンシンIIのAT$_2$受容体結合量が増加し，ブラジキニン産生が促進されることも降圧機序の一因となっていることが，最近示唆されている．また，ACE阻害薬同様に心不全治療にも有効であり，腎保護作用やインスリン抵抗性改善作用もある点で汎用されている．なお，カンデサルタン シレキセチル，オルメサルタン メドキソミルはプロドラッグ*で，体内でそれぞれカンデサルタンとオルメサルタンになる．

副作用　ACE阻害薬と違い空咳を誘発することは少ないが，高カリウム血症やめまいなどの副作用がある．また妊婦には禁忌である．

ロサルタンカリウム　　　カンデサルタン シレキセチル　　　オルメサルタン メドキソミル

バルサルタン　　　テルミサルタン

イルベサルタン　　　アジルサルタン

c. レニン阻害薬

薬理作用　アリスキレンはレニン-アンギオテンシン系の起点であるアンギオテンシノーゲンからアンギオテンシンⅠへの変換酵素レニンを直接阻害する．ACE 阻害薬や ARB では，動脈圧の低下や体液量の減少によりレニン-アンギオテンシン系のフィードバックが働いて，レニン分泌が亢進し，ACE 阻害薬ではレニンとアンギオテンシンⅠ濃度の増加が，ARB ではアンギオテンシンⅡの増加が認められる．アリスキレンはレニンを強力かつ選択的に阻害するので，レニン-アンギオテンシン系全体を抑えることができる．

アリスキレン　aliskiren

副作用　副作用としては，血管浮腫，アナフィラキシー，高カリウム血症，腎機能障害がある．また妊婦には禁忌である．

21・3・5　直接的血管拡張薬

ヒドララジン　hydralazine

薬理作用　ヒドララジンは，細動脈平滑筋を直接拡張させることにより降圧効果を示す．速効性があるので注射剤として高血圧緊急症に使用されるほか，胎盤血流量を増加させるため，内服で妊娠中毒症による高血圧にも適用される．

ニトロプルシド
nitroprusside

ニトロプルシドも血管平滑筋を直接弛緩させて降圧効果を現すが，その作用機序は硝酸薬と同様で，一酸化窒素供与体として作用する．

副作用 副作用として，全身性エリテマトーデス様症状（発熱，紅斑，関節痛）がある．また，反射性頻脈をひき起こすことにより虚血性心疾患や心不全を悪化させるので，これらの疾患には禁忌である．反射性頻脈および虚血性心疾患や心不全の悪化を防ぐ目的で，アドレナリンβ受容体アンタゴニストが併用されることもある．

21・4 薬物治療

利尿薬，アドレナリンβ受容体アンタゴニスト（アドレナリンαβ受容体アンタゴニストも含む），カルシウム拮抗薬，ACE阻害薬，ARBの5種類の主要降圧薬は，いずれも心血管病抑制効果が証明されており，この中から積極的適応，禁忌や慎重投与となる病態などを考慮して，最も適するものを選択する（表21・6）．積極的な適応のない場合の高血圧に対して"高血圧治療ガイドライン 2014"では，カルシウム拮抗薬，ARB，ACE阻害薬，利尿薬を第一選択薬とすることが示されている．実際の選択にあたっては，各患者の心血管危険因子や標的臓器障害，心血管病などの病態に合わせ，年齢やQOLへの影響，費用などを考慮することも大切である．主要降圧薬以外の薬物では，アドレナリンα受容体アンタゴニストのエビデンスは少ないが，褐色細胞腫による高血圧には特効薬となる．なお，このようにして選択した薬剤による薬効が降圧目標に達しない場合には，薬剤の増量，他の機序の薬剤への変更，もしくは併用投与を考慮しなければならない．

他剤と併用する目的は，降圧効果の増強と副作用の軽減であり，この観点から

表21・6 主要降圧薬の積極的な適応と禁忌[a]

降圧薬	積極的な適応	禁忌	慎重使用例
カルシウム拮抗薬	左心室肥大，頻脈[†1]，狭心症，脳血管障害慢性期，慢性腎臓病・タンパク尿(−)	徐脈（非ジヒドロピリジン系カルシウム拮抗薬）	心不全
アンギオテンシンⅡ受容体アンタゴニスト	左室肥大，心不全[†2]，心房細動（予防），心筋梗塞後，脳血管障害慢性期，糖尿病，慢性腎臓病・タンパク尿(−)，慢性腎臓病・タンパク尿(+)	妊娠，高カリウム血症，腎動脈狭窄	腎動脈狭窄症[†4]
アンギオテンシン変換酵素阻害薬		妊娠，高カリウム血症，腎動脈狭窄	
利尿薬（チアジド系）	心不全，脳血管障害慢性期，慢性腎臓病・タンパク尿(−)，慢性腎臓病・タンパク尿(+)	低カリウム血症	妊娠，耐糖能異常，痛風
アドレナリンβ受容体アンタゴニスト（αβ受容体アンタゴニストを含む）	心不全[†3]，頻脈，狭心症[†3]，心筋梗塞後	喘息，高度徐脈	耐糖能異常，閉塞性肺疾患，末梢動脈疾患

a) 出典: 日本高血圧学会高血圧治療ガイドライン作成委員会，"高血圧治療ガイドライン 2014" p.46（2014）より作成，許可を得て転載．
[†1] 非ジヒドロピリジン系カルシウム拮抗薬．
[†2] 少量から開始し，注意深く漸増する．
[†3] 冠攣縮性狭心症には注意．
[†4] 両側性腎動脈狭窄の場合は禁忌．

相性のよい降圧薬を組合わせることが重要である．たとえば，カルシウム拮抗薬を使用した場合，反射性交感神経興奮が起こるとともに，レニン-アンギオテンシン系も活性化され，効率的な降圧効果が得られにくくなる場合がある．この場合，その原因となる代償反応を抑える ARB や ACE 阻害薬を用いることで，より大きな効果が期待できる．またチアジド系利尿薬でもレニン-アンギオテンシン系の活性がみられ，また低カリウム血症を起こしやすい．このとき，ARB や ACE 阻害薬を用いることで，レニン-アンギオテンシン系を抑え，血清カリウムを増加させることも期待できる．

21・4・1 利 尿 薬

チアジド系利尿薬は"高血圧治療ガイドライン 2014"でも本態性高血圧症の第一選択薬となっている．安価で長時間にわたる安定かつ良好な降圧効果が得られる．代謝面での副作用のため，少量で使用されることが多い．使用上の注意としては，腎疾患の患者の腎機能をさらに悪化させるので，急性腎不全患者には禁忌である．なお，アルドステロン受容体アンタゴニストのエプレレノンは単独で良好な降圧効果を示し，難治性高血圧にも使用される．

21・4・2 アドレナリン β 受容体アンタゴニスト

これまで利尿薬とともに幅広く使用されてきたが，積極的適応は心疾患合併にせばめられている．心保護作用が強いが，使用にあたっては個々のアドレナリン β 受容体アンタゴニストの薬理特性を知る必要がある（表 21・5）．ISA（＋）は心機能を下げ過ぎない特徴があるため，高齢者や徐脈患者に適しているが，ISA（－）は脂質代謝に悪影響を及ぼすおそれがある．一方，MSA（＋）は心臓の興奮性やエネルギー消費を抑制する効果が期待できる．ジヒドロピリジン系カルシウム拮抗薬やヒドララジンなど他の降圧薬と併用すると降圧作用の増強と，カルシウム拮抗薬の副作用である反射性頻脈の軽減を図ることができる．ただし，頻脈性不整脈に適用のあるベラパミルやジルチアゼムと併用すると徐脈が生じるので注意を要する．

アドレナリン αβ 受容体アンタゴニストのラベタロールとアモスラロールは本態性高血圧症のほか，褐色細胞腫による高血圧症にも用いられる．

ISA: intrinsic sympathomimetic action（内因性交感神経刺激様作用）

MSA: membrane stabilizing action（膜安定化作用）

21・4・3 アドレナリン α 受容体アンタゴニスト

心血管イベントの抑制効果は証明されておらず，"高血圧治療ガイドライン 2009"から第一選択薬から除外された．血清コレステロール値低下作用，HDL コレステロール値の上昇作用，中性脂肪値低下作用をもつ．また電解質，糖，尿酸値には影響しない．投与は起立性低血圧を防ぐために少量から始めることが推奨される．前立腺肥大を合併する高血圧はよい適応とされている．

21・4・4 アドレナリン α₂ 受容体アゴニスト

眠気，口渇，倦怠感などの副作用が多く，通常は他剤投与ができない場合に使

用される．メチルドパは妊娠高血圧症に有用であるが，肝障害患者には用いない．クロニジンは突然服用中止すると離脱症状が出現することがあるので，中止が必要な場合は斬減する．

21・4・5　カルシウム拮抗薬

合併症のない比較的高齢の高血圧患者の第一選択薬で，確実な高血圧の治療効果が得られるが，重篤な副作用はあまりない．利尿薬についで安価であり，現在最も汎用されている．作用の発現が緩徐で持続的であるという特徴をもち，副作用が少ないアムロジピンなどが汎用されている．

21・4・6　ACE 阻害薬

空咳という副作用のため使用が斬減しているが良好な降圧効果を示し，心血管保護作用のエビデンスも豊富である．腎保護作用とともに，降圧時も諸臓器血流量が減少しないという特徴がある．糖，尿酸，脂質代謝に影響せず，インスリン抵抗性を改善する．妊婦には禁忌である．

21・4・7　ARB

ACE 阻害薬に似た良好な降圧作用をもつ．最も高価であるが，その使用量は現在わが国でカルシウム拮抗薬についで多くなっている．ACE 阻害薬に似た利点（心保護作用，腎保護作用）をもつが，降圧作用はより強い．妊婦には禁忌である．

21・4・8　直接的レニン阻害薬

アリスキレンはバイオアベイラビリティ（生物学的利用率）が低く個体間および個体内変動が大きい．このため種々の要因により，臨床用量で推定される血中濃度を上回る可能性があるので注意が必要である．

21・4・9　直接的血管拡張薬

最近の多様な降圧薬の開発・使用に伴って，直接型血管拡張薬の使用頻度は減少している．高血圧性緊急症などで，急速な降圧を要する場合は，ニトロプルシドが非経口的に投与される．

> **SBO 22** 以下の疾患について概説できる．
> E2(3)①5　閉塞性動脈硬化症（ASO），心原性ショック，弁膜症，先天性心疾患

22・1　閉塞性動脈硬化症

閉塞性動脈硬化症とは，腹部大動脈下部から下肢動脈の粥状動脈硬化が進行した結果，血管内腔が狭窄または閉塞し，下肢の血流が低下する疾患である．50歳以上の高齢男性に好発するが，喫煙，糖尿病，高血圧，脂質異常症など，動脈硬化の危険因子をもつ場合に多い．慢性の血流障害のために歩行時にしびれ，冷感あるいは**間欠性跛行**（下腿筋肉痛）が起こるが，やがて安静時にも疼痛が生じるようになり，放置すると壊死が起こり下腿切断に至るおそれもある．

閉塞性動脈硬化症の約7割が間歇性跛行の症状を示すが，脊柱管狭窄症や腰椎疾患などの神経性跛行との鑑別が重要である．また，閉塞性動脈硬化は下肢虚血のみならず，心筋梗塞や脳梗塞のような他の重要な部位の血流障害も高頻度に合併するため，その生命予後は不良である．したがって，閉塞性動脈硬化症は足のみの疾患ではなく，全身の動脈硬化性病変の一つの症状が下肢に出ていると認識し，治療にあたるべきである．閉塞性動脈硬化症は進行性の疾病であり，その進行度により4段階に分類されている（表22・1）．

閉塞性動脈硬化症
arteriosclerosis obliterans

間欠性跛行
intermittent claudication

表22・1　Fontaine 分類

Fontaine度	分類	特徴
Ⅰ度	軽度虚血状態 無症状・冷感・しびれ	動脈硬化による下肢の血行不良のため，急激な運動や連続歩行の直後に冷感，しびれがみられる．この場合，動脈硬化の危険因子である喫煙，糖尿病，高血圧，脂質異常症などの管理を行うことが重要である．症状の改善が認められない場合，薬物療法を開始する．
Ⅱ度	中等度虚血状態 間歇性跛行	間欠性跛行とよばれる下肢血行不全の特徴的症状を示す．すなわち，歩行時にのみ特定の筋肉に痛みが起こり，歩行不能になるが，しばらく休むと再び歩行が可能となる．運動療法とともに必要に応じて薬物療法や血管内治療（バルーン拡張やステント留置），バイパス手術などを選択する．
Ⅲ度	高度虚血状態 安静時疼痛	さらに血行不全が続くと，安静時にも下肢の疼痛が起こるようになる．治療の必然性がある．痛みには種々の鎮痛手段（経口薬，坐薬，注射薬，硬膜外ブロック）が必要な場合もある．
Ⅳ度	重度虚血状態 潰瘍，壊死	足趾先端部など下肢の皮膚潰瘍や壊疽が生じる．血流不全のために治りが悪く，患部が拡大するので直ちに適切な治療を行う必要がある．

安静時疼痛（Ⅲ度）や虚血性潰瘍（Ⅳ度）をきたした状態では，血行再建による救肢を優先する．特殊な治療方法としては温熱療法（人工炭酸泉療法），血漿交換療法〔低密度リポタンパク質（LDL）除去〕，血管新生療法（自己骨髄細胞移植，遺伝子治療）も行われている．薬物治療に用いられるものとしては，表22・2に示すような抗血小板薬，血管拡張薬，抗動脈硬化薬などがある．

LDL: low density lipoprotein

22・2　心原性ショック

心原性ショックは急性心不全の6病態（急性非代償性心不全，高血圧性急性心不全，急性心原性肺水腫，心原性ショック，高拍出性心不全，急性右心不全）の

心原性ショック
cardiogenic shock

表 22・2 閉塞性動脈硬化症の治療に用いられる薬物の特徴

薬物名	特徴
シロスタゾール	血管拡張作用と抗血小板作用をもつ．跛行に対する臨床的有用性をもつ唯一の医薬品．
アスピリン	抗血小板作用をもつ．閉塞性動脈硬化症の長期治療に重要であるが，跛行などに対する有用性は認められていない．
チクロピジン	抗血小板作用とアテローム性動脈硬化の進行抑制作用をもつ．虚血性潰瘍の改善効果が報告されている．
サルポグレラート	選択的セロトニン 5-HT$_2$ 受容体アンタゴニストで血小板凝集，血管収縮と血管平滑筋増殖を抑制する．間欠跛行において歩行障害を改善することが報告されている．
アルプロスタジル アルファデクス	プロスタグランジン E$_1$ 製剤で血管拡張作用と抗血小板作用をもつ．間欠跛行を改善したという報告がある．
アルガトロバン	抗トロンビン作用をもち，虚血性潰瘍，疼痛，冷感の改善効果が示されている．
スタチン	脂質異常症治療薬で肝臓でのコレステロール生合成を抑制する．アテローム性動脈硬化症における血管内皮および代謝異常を改善する．

シロスタゾール cilostazol

アスピリン aspirin

チクロピジン ticlopidine

サルポグレラート sarpogrelate

アルプロスタジル アルファデクス alprostadil alfadex

アルガトロバン argatroban

スタチン statin

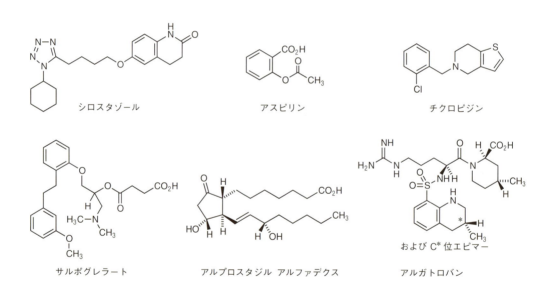

一つで，心ポンプ失調により末梢および全身の主要臓器の微小循環が著しく障害され，組織低灌流に続発する重篤な病態と定義されている．その特徴は表 22・3 のとおりで，低心拍出量症候群と重症心原性ショックに分類される．その直接的な原因は心筋，心臓弁，刺激伝導系などの障害であり，具体的には急性心筋梗塞に続発する心原性ショックが多い．その他に心室頻脈や心室細動などの不整脈，急性心筋炎，心内膜炎による急性逆流性弁膜症などが，心原性ショックの原因になると考えられており，これらを改善・治療することが重要である．心原性ショックの場合，治療可能な病変を特定し，根治的治療を施さなければ，その死亡率は 85 ％以上となる．

表 22・3　心原性ショックの血行動態的特徴

特　徴	低心拍出量症候群	重症心原性ショック
心拍数/分	上　昇	＞90
収縮期血圧〔mmHg〕	低下・正常	＜90
心係数	低　下	低　下
平均肺動脈楔入圧	上　昇	上　昇
Forrester の分類†	Ⅲ・Ⅳ	Ⅳ
利　尿	低　下	乏　尿
末梢循環不全	あ　り	著　明
脳など重要臓器の血流低下	あ　り	あ　り

†　Forrester の分類については図 19・1 参照.

ショックの際に，心臓のポンプ機能を改善するために使用されるカテコールアミンとしてはドブタミン，ドパミン，ノルアドレナリン*があるが，収縮期血圧 90 mmHg 未満の心原性ショックの初期投与薬としてはドパミンが推奨されている．このほか，カテコールアミンとホスホジエステラーゼ阻害薬（ミルリノン，オルプリノン）の多剤併用で血行動態改善作用が認められている．表 22・4 は急性心不全治療に静脈内注射薬として使用される薬物をまとめたものである．

＊これらの構造式は p. 109 参照.

表 22・4　わが国で使用されている急性心不全治療静注薬†

種　類	薬　剤	用法・注意点など
鎮静薬	モルヒネ	2～5 mg を 3 分かけて投与.
利尿薬	フロセミド	1 回投与量は 20～120 mg，持続投与は 2～5 mg/時間.
	カルペリチド	汎用されている用量は 0.05～0.1 μg/(kg・分).
強心薬	ジゴキシン	0.125～0.25 mg を緩徐に投与．有効血中濃度は 0.5～1.0 ng/mL．中毒に注意.
	ドパミン	0.5～20 μg/(kg・分)．5 μg/(kg・分) 以下で腎血流増加．2～5 μg/(kg・分) で陽性変力作用．5 μg/(kg・分) 以上で血管収縮・昇圧作用.
	ドブタミン	0.5～20 μg/(kg・分)．5 μg/(kg・分) 以下で末梢血管拡張作用，肺毛細管圧低下作用.
	ノルアドレナリン	0.03～0.3 μg/(kg・分).
	ミルリノン	50 μg/kg を loading 後 0.25～0.75 μg/(kg・分) 持続投与.
	オルプリノン	10 μg/kg を loading 後 0.1～0.3 μg/(kg・分) 持続投与.
	コルホルシンダロパート	初期投与量は 0.1～0.25 μg/(kg・分).
血管拡張薬	ニトログリセリン	0.5～10 μg/(kg・分) を持続投与．耐性現象に注意.
	硝酸イソソルビド	0.5～3.3 μg/(kg・分)．耐性現象に注意.
	ニトロプルシド	0.5 μg/(kg・分) 持続投与から開始.

†　これらの薬剤の構造式は，SBO 18（ジゴキシン），SBO 19（ジゴキシン以外の強心薬とフロセミド），SBO 20（ニトログリセリン，硝酸イソソルビド）を参照.

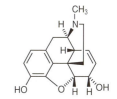

モルヒネ　morphine

フロセミド　furosemide
カルペリチド　carperitide
ジゴキシン　digoxin
ドパミン　dopamine
ドブタミン　dobutamine
ノルアドレナリン　noradrenaline
ミルリノン　milrinone
オルプリノン　olprinone
コルホルシンダロパート　colforsin daropate
ニトログリセリン　nitroglycerin
硝酸イソソルビド　isosorbide dinitrate
ニトロプルシド　nitroprusside

22・3 弁膜症

大循環（体循環）によって大静脈から右心房に戻ってきた静脈血は，右心房から右心室へと移動して右心室から肺動脈へと送り出される．肺で十分に酸素を受取った動脈血は，肺静脈から左心房，さらに左心房から左心室へ移動して，左心室から大動脈へと駆出される．この一連の血流がスムーズに施行され，逆流などの不都合が起こらないために心臓には四つの弁が存在し，機能している*．すなわち，三尖弁（右心房→右心室），肺動脈弁（右心室→肺動脈），僧帽弁（左心房→左心室）および大動脈弁（左心室→大動脈）である．

弁膜症とは，これら四つの弁の開閉に何らかの理由で障害が生じて血液が逆流するなど，血流がスムーズに行われなくなる状態をいう．したがって，弁の開放が悪くなる**狭窄症**と，弁の閉鎖が不十分な**弁閉鎖不全症**に大別される．症状が現れたり，手術による治療が必要となるのは，左心房と左心室に関与する僧帽弁および大動脈弁が主である．それぞれの弁の狭窄症を，僧帽弁狭窄症，大動脈弁狭窄症といい，それぞれの弁の閉鎖不全症を僧帽弁閉鎖不全症，大動脈弁閉鎖不全症という．僧帽弁狭窄症および僧帽弁閉鎖不全症のような弁膜症は，溶連菌感染によるリウマチ熱がおもな原因である．中年以降の人が子供の頃にリウマチ熱にかかり，心内膜炎が徐々に進行して弁が癒着し弁膜症になる．大動脈弁狭窄症および大動脈弁閉鎖不全症は，リウマチ熱に加えて加齢による変化が発症原因としてあげられる．左心房や左心室が肥大したり，心房細動とよばれる不整脈を起こすことにより左心房内に血栓を生じることがあり，最終的には心不全状態を示すために，動悸，息切れ，易疲労性，胸痛，呼吸困難などの症状を示す．

弁膜症の診断には心臓超音波（エコー）検査が実施されており，重症度の評価も可能である．治療は内科的治療と外科的治療に分けられる．内科的治療は，心不全症状に対する対症療法であり，強心薬，利尿薬，血管拡張薬などが用いられる．一方，外科的治療は，弁を修復する弁形成術と人工弁置換術があり，人工弁として機械弁およびウシやブタの組織を用いた生体弁がある．機械弁に置換後は生涯にわたり，生体弁に置換後は2～3カ月間，さらに生体弁置換後2～3ヵ月以降でも心房細動を伴う場合は，抗凝固作用を示す**ワルファリン**を服用する必要がある．

22・4 先天性心疾患

心臓には右心房，右心室，左心房および左心室の四つの部屋がある．**先天性心疾患**とは，生まれつき心臓の形と機能に異常のあるものをいい，左右の心房間あるいは心室間の壁に穴があいていたり，心臓の部屋が二つしかないものなどをいう．発現頻度の最も高いものは，左右の心室間に穴があいている心室中隔欠損であり，全体の約60％を占めている．ついで発現頻度の高いものに肺動脈狭窄があげられ，肺動脈弁が十分に開放しなかったり，肺動脈の管径が狭くなっている．左右の心房に穴があいている心房中隔欠損もある．その他，心室中隔欠損，肺動脈狭窄，大動脈右方転位，右心室肥大の四つが合併しているファロー四徴症，胎児において大動脈と肺動脈を結ぶバイパスとして機能するが生後直ちに閉鎖され

---

* 心臓の構造については本シリーズ "第4巻生物系薬学II" SBO 15 参照．

弁膜症　valvular disease

狭窄症　stenosis

弁閉鎖不全症
valvular insufficiency

ワルファリンカリウム
warfarin potassium

先天性心疾患
congenital heart disease

るはずの動脈管が閉鎖しなかった動脈管開存，左心室から出る大動脈と右心室から出る肺動脈がまったく逆の位置から出ている完全大血管転位，心室が一つしかない単心室などがある．罹患原因としては，胎児の染色体異常，妊娠中の母親の感染症，喫煙，服用薬物などが考えられている．

　先天性心疾患の診断には心臓超音波（エコー）検査が実施される．治療には，欠陥のある部分を修復する手術が施行されるが，最近は大腿部の血管からカテーテルを挿入してカテーテル経由で心臓の穴をふさぐなどの手法も使用されている．

> **SBO 23** 循環器系に作用する薬物の効果を動物実験で測定できる．（技能）
> E2(3)①6

循環器系を構成するおもな臓器は，心臓と血管である．循環系に作用する薬物の効果を評価するということは，心臓あるいは血管に作用する薬物の効果を測定することとなる．この評価は，動物実験で測定される．動物実験では，摘出臓器を使用する場合と動物の血行動力学的指標を評価する場合がある．

なお，本測定は実験動物を用いて行われる．本実験での測定を行うにあたり，測定者は"動物の愛護及び管理に関する法律"を遵守しなければならない．そのために所属機関の動物実験指針に則った動物実験計画書を作成し，動物実験委員会（倫理委員会）の審査および承認を得た後に実施されなければならない．さらに，実験装置だけでなく，動物飼養のための施設も必須である．

23・1 摘出臓器を用いる測定

実験動物から心臓あるいは血管を摘出して，薬物の効果を測定する．生体内にある心臓および血管は自律神経系など，さまざまな神経体液性因子の制御を受ける．本評価法は，摘出された臓器を用いるので，薬物の心臓あるいは血管への直接作用が観察できる．

23・1・1 灌 流 心 臓

心臓は，体外に摘出し，自律神経系の制御がない状態でもその自動能が維持される．この自動能を利用して，摘出心臓で心機能に及ぼす薬物の効果が観察できる．ここで，評価される心機能の指標は，心収縮力と心拍数である．心臓を拍動させるには血液が必要であるが，マウス，ラット，モルモットおよびウサギの小動物の場合，血液の代わりに Krebs-Henseleit 液を用いて心筋組織の灌流が行われる．この溶液は 95％ 酸素＋5％ 二酸化炭素の混合ガスが通気される．酸素は溶液に添加されたグルコースとともに冠状動脈を介して供給され，心筋細胞内でのエネルギー（ATP）産生に用いられる．一方，溶液には炭酸水素ナトリウムが含まれており，混合ガスの二酸化炭素が溶液の pH 7.4 を維持するための緩衝作用に寄与する．

a. Langendorff 法 Langendorff 法で摘出心臓の灌流を行う場合，灌流液は，灌流装置のカニューレに摘出心臓の大動脈を接続することで心臓へ供給される（図 23・1）．大動脈は左心室にある血液を心臓外へ駆出するときの経路なので，灌流液の進む方向は，本来の動脈血の進行方向と逆になっている．そのため，この方法は**逆行性の灌流**とよばれる．大動脈起始部には冠状動脈[*]起始部が開口しており，灌流装置のカニューレから大動脈内へ流出した灌流液は，この冠状動脈起始部から冠状動脈に流入することで心筋組織へと供給される．つまり，大動脈のところでは逆行性の灌流であっても，冠状動脈での灌流液の流れる方向は通常の冠循環と同じになる．

逆行性の灌流
retrograde perfusion

[*] 冠状動脈（coronary artery）: 冠動脈ともいう．

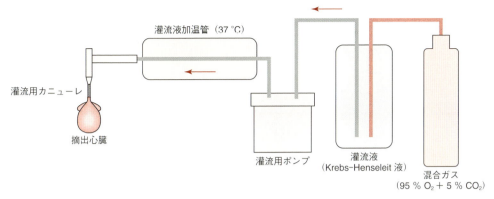

図 23・1 Langendorff 式灌流装置（定流量灌流装置） ← は灌流液の流れる方向.

LVDP: left ventricular developed pressure（左心室発生圧）

心収縮力の測定法には，発生張力を測定する場合と左心室発生圧（LVDP）を評価する2通りがある．発生張力は，張力測定用のトランスデューサを心尖部と接続することで測定される．左心室発生圧は，圧トランスデューサに接続した小型バルーンを左心室内腔に挿入することで測定される．心拍数は，心臓の収縮弛緩運動を記録するアンプユニットの信号を変換することにより測定される．灌流液に検査する薬物を注入することにより，心収縮力および心拍数に及ぼす効果を観察できる．ただし，本実験系で用いる薬物は，水溶性の高いものに限られる．水溶液に溶解度の低い薬物は，ジメチルスルホキシドのような水溶性の高い有機溶媒に溶解させて用いられる．

b. working heart 法 Langendorff 法が逆行性の灌流法であったのに対し，working heart 法は順行性の灌流法である．カニューレを肺静脈に挿入し，左心房へ灌流液を流入させる．この灌流液は左心室へ流入する．大動脈には別のカニューレが接続され，その出口に圧負荷をかける．この出口の圧負荷が，冠状動脈起始部から冠状動脈へ灌流液を送り込む駆動力となる．特に，カエルの心臓を用いて灌流する方法は，八木式心臓灌流法とよばれる．灌流液の流れは心房，心室および冠状動脈で，生体内の血流と順方向の灌流になる．本灌流法では，大動脈のところに圧負荷すなわち後負荷をかけないと冠状動脈への灌流液供給ができない．血行動力学的指標の大動脈拡張期圧に相当するもので，この圧力が灌流液を冠状動脈起始部から冠状動脈内へ送り込む駆動力になる．

c. 摘出心房標本 Langendorff 法あるいは working heart 法で測定される心機能，特に心収縮力は，左心室自由壁の運動を評価するものである．一方，右心房には刺激伝導系の**洞房結節**があり，ペースメーカーとして心筋組織の収縮弛緩のための律動を取る役割を果たす．本法は，摘出心臓から心房を分離し，これをマグヌス装置*の中で懸垂する．心房筋は心室筋とは異なり，その組織の厚さが非常に薄いので，平滑筋組織のようにマグヌス法での**表面灌流**でも使用することが可能である．心房筋なので，摘出心臓と同様に薬物の変力作用および変時作用を観察できる．しかしながら，心房筋の発生張力の絶対値は，灌流心臓のそれよりもはるかに小さい．そのため，心収縮力に及ぼす効果（変力作用）よりはむしろ心拍数に及ぼす薬物の効果（変時作用）を判定するのに適している．

* マグヌス装置については本シリーズ"第6巻 医療薬学 I" SBO 32 参照．

表面灌流 superfusion

23・1・2　摘出血管標本

　血管径の変化は，血圧の値に大きな影響をもつ．循環器疾患の中でも最も患者数の多いのが高血圧症である．降圧薬は，高血圧症治療薬として汎用される薬物の一つで，血管拡張作用を作用機序とするものが多い．そのため，血管平滑筋への薬物の直接作用を評価することは，薬理学的作用の検討の第一歩となる．測定は，摘出血管をマグヌス装置に懸垂し，その発生張力を評価することで行われる．実験動物にはマウスおよびラットなどの小動物が用いられるので，測定に用いられる血管標本として胸部大動脈が用いられる．胸部大動脈は，大動脈弓から横隔膜に至る胸腔内の脊椎に並走する最大の動脈である．この区間の大動脈は，分岐しない1本の強靭な構造をもつので，血管平滑筋の収縮弛緩を評価するための標本として汎用される．横隔膜を通過すると腹部大動脈になる．腹部大動脈は，腎動脈などの分枝が多くなるので，小動物の場合，標本には適さない．体がウサギほどの大きさになると，胸部大動脈以外に，頸動脈などの比較的太い血管も使用される．胸部大動脈は，腸管膜動脈のような抵抗血管ではないので，血圧調節には直接関与しない．しかしながら，血管の収縮弛緩反応は，基本的に同じとの考え方で測定が行われる．

　ノルアドレナリンなどで収縮状態にある摘出血管は，アセチルコリンにより弛緩する．これは，血管内皮細胞から放出された一酸化窒素によるもので，アセチルコリンの間接的な作用である．マグヌス装置に血管標本を懸垂する前に，血管内皮細胞を綿棒などで予め除去すると，アセチルコリンによる弛緩反応は観察されず，一転して収縮反応が観察される．これは，アセチルコリンの血管平滑筋細胞への直接作用によるものである．

23・2　生体を用いる測定

　摘出臓器を用いた測定では，対象臓器への薬物の直接作用を観察できる利点があるものの，その薬物を生体に投与するとその逆の反応が観察されることも多々ある．循環機能に及ぼす薬物の効果として，血行動態の指標となる血圧および心拍数の測定が広く行われている．実験は，イソフルランのような吸入麻酔あるいはチオペンタール腹腔内投与などで麻酔された動物を用いる．圧トランスデューサに接続したカニューレを右頸動脈あるいは左大腿動脈に挿入する．カニューレ内は血液凝固を防止するために，ヘパリン添加した生理食塩水が充填されている．このカニューレを通して大動脈圧が直接測定される（観血的血圧測定）．薬物投与用のカニューレを総頸静脈あるいは大腿静脈に挿入する．このカニューレを通して，薬物を静脈内に連続して投与することが可能となる．血圧測定において，本法では収縮期圧および拡張期圧を記録することができる．大動脈の収縮期圧および拡張期圧の差は，脈圧として記録されるので，この脈圧から心拍数を計測することができる．脈圧から心拍数を計測しない場合は，心電図から心拍数を計測することができる．この場合の心電図とは，ヒトで行われる標準12誘導ではなく，四肢に電極を装着する方法で，第Ⅱ誘導が用いられる．第Ⅱ誘導は右前脚と左後脚に電極を装着し，心尖部から心臓をみる方法なので，最も明瞭な心電図波

形が得られる．

　本測定では，動物の血圧および心拍数が計測される．特に心拍数は，摘出臓器で観察された薬物の効果とは異なる作用になることがある．たとえば，アドレナリン $\alpha\beta$ 受容体アゴニストのアドレナリンおよびノルアドレナリンを静脈内に一気に投与すると，急激な血圧上昇が観察される．そのときの心拍数は，摘出心臓で観察された正の変時作用ではなく，逆の負の変時作用が観察される．しかも，血圧の上昇の仕方が大きくなると，心拍数の減少の仕方も大きくなる．これは大動脈にある圧受容体反射を介した迷走神経の一過性の興奮によるものである．そのため，血圧がもとのレベルに復すると心拍数ももとに戻る．一方，アドレナリン β 受容体アゴニストのイソプレナリンの投与では，心拍数は心筋組織のアドレナリン β_1 受容体刺激を介した正の変時作用が観察される．加えて，イソプレナリンは，血管平滑筋細胞のアドレナリン β_2 受容体を刺激するので，収縮期圧が若干低下する．そのため，アドレナリンあるいはノルアドレナリンのような圧受容体反射による心機能抑制は観察されない．

　本測定での要点の一つに，動物への麻酔がある．動物倫理の観点から麻酔された動物は痛覚が遮断されていなければならない．しかしながら，麻酔量が多くなると，大脳だけでなく，延髄の循環中枢および呼吸中枢への抑制が発揮されるため，血行動態の指標値に影響が出る．特に心拍数は麻酔薬による抑制を受けやすい．たとえば，本実験での使用頻度が高いマウス，ラットおよびウサギの心拍数は，それぞれ 600 回/分，400 回/分および 250 回/分が目安となる．

第6章 血液・造血器系疾患の薬, 病態, 治療

> **SBO 24** 止血薬の薬理(薬理作用, 機序, おもな副作用)および臨床適用を説明できる.
> E2(3)②1

* 血液凝固・線溶系については, 本シリーズ "第4巻 生物系薬学Ⅱ" SBO 38 参照.

出血が起こると, 血小板と凝固因子による止血機構が働き出血を止める. 止血は血管内皮細胞, 血小板, 凝固因子, 線溶因子の相互作用により進行する*. 出血傾向を特徴とする出血性疾患は, これらの止血に関与する4因子のいずれかの機能障害に基づく. 止血薬は, 血友病, 壊血病あるいは紫斑病などの各種出血性疾患や血管損傷による出血の防止, 出血傾向の予防を目的として用いられる薬物である. その作用機序は, 血液凝固機構に促進的に働くものと血液凝固阻止機構に抑制的に働くものに分類され, 血液凝固促進薬, 血液製剤, 抗線溶系薬, 血管強化薬がある.

24・1 血液凝固系および線溶系

血管壁が損傷を受けて出血が起こると, 止血機構が作動して血栓が形成される(図 24・1). 血管の損傷により露出した血管内皮細胞下のコラーゲンに粘着タン

Ⅲ: 組織トロンボプラスチン
Ⅶ: プロコンバーチン
Ⅷ: 抗血友病因子
Ⅸ: クリスマス因子
Ⅹ: スチュワート因子
Ⅺ: 血漿トロンボプラスチン前駆物質
Ⅻ: ハーゲマン因子
ⅩⅢ: フィブリン安定化因子
vWF: フォンビルブランド因子
a: 活性化体
TF: 組織因子
u-PA: ウロキナーゼ
t-PA: 組織プラスミノーゲンアクチベーター

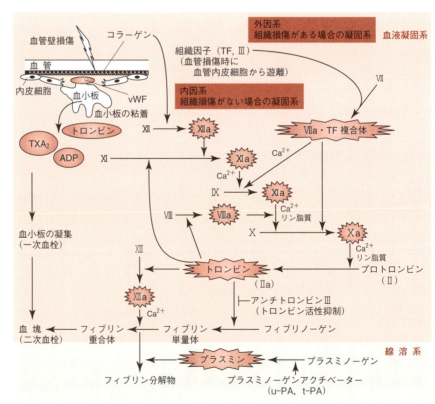

図 24・1 血液凝固・線溶系 プロトロビン, Ⅶ因子, Ⅸ因子および Ⅹ因子は, 肝臓でビタミン K 依存性に合成される.

パク質のフォンヴィルブランド因子（vWF）が結合し，これを介して血小板が粘着する．粘着した血小板は，ADPや**トロンボキサンA_2**（TXA_2）などの血小板凝集物質を放出して凝集する（一次血栓形成）．この血小板凝集と並行して，外因系と内因系の二つの血液凝固カスケードのいずれかが進行する．**内因系**は，組織の外傷がない場合での凝固系で，この活性化は，血管内皮下のコラーゲンによるⅫ因子の活性化により開始される．活性化されたⅫ因子（Ⅻa因子）により，Ⅺ，Ⅸ，Ⅷ，Ⅹ因子が順次活性化されていく．**外因系**は，外傷を伴う場合の凝固経路であり，血管損傷部位に発現した**組織因子**（TF）がⅦ因子と複合体を形成し，Ca^{2+}の存在下でⅨおよびⅩ因子の活性化を起こす．外因系と内因系の両者はⅨ因子，Ⅹ因子を活性化する段階で合流する．最終的にプロトロンビンが**トロンビン**に活性化され，そのトロンビンがフィブリノーゲンをフィブリンへと分解し，その**フィブリン**が重合して凝固血栓（二次血栓）が生成される．トロンビンは，このほかにⅪ，Ⅷ，Ⅴ因子を活性化し，血液凝固カスケードの活性を増幅する．この凝固血栓のフィブリンは，**プラスミノーゲン**からプラスミノーゲンアクチベーターによって生成される**プラスミン**により分解される（**線溶系**）．

ADP: adenosine 5′-diphosphate（アデノシン 5′-二リン酸）

トロンボキサンA_2 thromboxane A_2, TXA_2

組織因子 tissue factor, TF

トロンビン thrombin

フィブリン fibrin

プラスミノーゲン plasminogen

プラスミン plasmin

24・1・1 血液凝固促進薬

a. ビタミンK プロトロンビン，Ⅶ因子，Ⅸ因子およびⅩ因子は，肝臓でビタミンK依存性に生合成される．**ビタミンK**は，腸内細菌叢の細菌により産生され，胆汁の存在下で消化管から吸収される．したがって，胆道系疾患による胆汁流出障害に伴う吸収障害や抗生剤投与による腸内細菌叢の死滅に伴う産生の障害，クマリン系薬物によるビタミンK欠乏が，プロトロンビン低下をもたらし，出血傾向を示す．このような場合，**フィトナジオン**（ビタミンK_1の一般名），**メナテトレノン**（ビタミンK_2の一般名）が用いられる．ただし，これらの作用発現には，12〜14時間を要するので，緊急時には他の薬剤を併用する．フィトナジオンを新生児に大量投与すると過ビリルビン血症が現れることがある．

ビタミンK（vitamin K）: 本シリーズ"第4巻生物系薬学Ⅰ"SBO 11・4・4 参照．

フィトナジオン phytonadione

メナテトレノン menatetrenone

フィトナジオン　　　　　　　メナテトレノン

b. 血液製剤 凝固因子が欠乏している場合，直接凝固系に作用する血液凝固因子の血液製剤が用いられる．トロンビン製剤，血友病[*1]Aに用いられるⅧ因子製剤，血友病Bに用いられるⅨ因子製剤などがある．また，トロンビン製剤は，静脈投与により血液を凝固させ致死的な結果をまねいたり，アナフィラキシーショック[*2]を起こすおそれがあるので，血管内投与は行わない．出血局所に生理食塩水で溶かした溶液を直接噴霧するか，上部消化管出血の場合は適当な緩衝剤に溶かした溶液で経口投与する．トロンビンは，酸により失活するので，

[*1] SBO 28 参照．

[*2] SBO 8 参照．

上部消化器出血患者に経口投与する場合，あらかじめ緩衝液を投与して，胃内のpHを調整しておく必要がある．

24・1・2 抗線溶系薬

プラスミノーゲンはリシン結合部位を介して，フィブリンや細胞表面結合タンパク質のC末端リシンに結合し高次構造が変化することにより，プラスミノーゲンアクチベーターにより活性化される．リシン類似物質である**トラネキサム酸**はその結合を競合的に阻害し線溶活性を阻害するので，線溶亢進に伴う出血の治療に有効である．全身性線溶亢進が関与すると考えられる出血傾向（白血病など，および手術中・術後の異常出血）や，局所線溶亢進が関与すると考えられる異常出血に適用される．また，トラネキサム酸は血管透過性亢進やアレルギーや炎症性病変の原因であるキニンやその他の活性ペプチドなどのプラスミンによる産生を抑制することにより，抗アレルギー・抗炎症作用を現す．

24・1・3 血管強化薬

アドレナリンの酸化によって生じるアドレノクロムは，毛細血管抵抗性の増強と血管透過性の抑制により，血液凝固系や線溶系に影響を与えず，出血時間を短縮する．アドレノクロムの誘導体の**カルバゾクロムスルホン酸ナトリウム**や**アドレノクロムモノアミノグアニジン**が使用されている．

リシン　lysine

トラネキサム酸
tranexamic acid

カルバゾクロムスルホン酸ナトリウム
carbazochrome sodium sulfonate

アドレノクロムモノアミノグアニジン
adrenochrome monoaminoguanidine

カルバゾクロムスルホン酸ナトリウム　　アドレノクロムモノアミノグアニジン

SBO 25 抗血栓薬，抗凝固薬および血栓溶解薬の薬理（薬理作用，機序，おもな副作用）および臨床適用を説明できる．

E2(3)②2

　抗血栓薬は，作用機序を大きく分けると，血栓形成を阻止するものと血栓を溶解するものである．血栓は血管内皮の損傷部位に血小板が粘着，凝集し，凝固系が発動して形成されるので，血栓を阻止するためには，血小板凝集あるいは，凝固系を阻害することが重要である．血小板凝集能は，種々の内因性物質（セロトニン，トロンボキサン A_2，プロスタグランジン I_2）により調節されており，これらの生成抑制あるいはその受容体を刺激あるいは遮断する薬物が抗血小板薬である．凝固系を阻害する薬物が**抗凝固薬**で，凝固因子の濃度の減少や活性抑制を起こす．一方，生成された血栓を除去する目的で，線溶系におけるプラスミノーゲンアクチベーター（PA）様の作用をもつ**血栓溶解薬**が使用される．

抗血栓薬　antithrombotic drug

抗凝固薬　anticoagulant

血栓溶解薬　thrombolytic drug

25・1　抗血小板薬

　動脈系の血栓性疾患である虚血性心疾患あるいは脳血管障害の予防には，主として**抗血小板薬**が使用される．

　血小板内では**トロンボキサン A_2**（TXA_2）が，血管内皮細胞では**プロスタグランジン I_2**（PGI_2）が生成され，これらが互いに拮抗する作用を現すことにより血液流動性のバランスが保たれている．血管損傷時には，このバランスが崩れ止血に向かう（図 25・1）．

抗血小板薬　antiplatelet drug

トロンボキサン A_2　thromboxane A_2, TXA_2

プロスタグランジン I_2　prostaglandin I_2, PGI_2

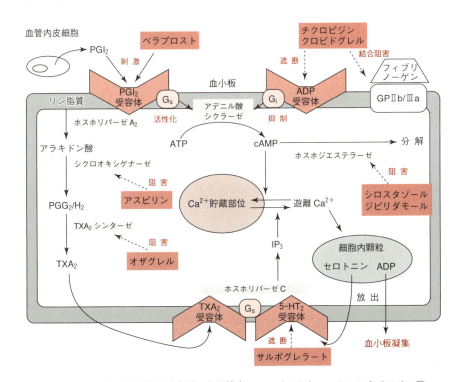

図 25・1　血小板凝集と抗血小板薬の作用機序　IP_3：イノシトール 1,4,5-トリスリン酸

ホスホリパーゼ A_2
phospholipase A_2

アラキドン酸
arachidonic acid

*1 アラキドン酸からのトロンボキサンとプロスタグランジンの生合成経路については，本シリーズ"第4巻 生物系薬学Ⅱ" SBO 31 参照．

ADP: adenosine 5′-diphosphate（アデノシン 5′-ニリン酸）

サイクリック AMP
cyclic AMP, cAMP

血管損傷時に血小板内の**ホスホリパーゼ A_2** が活性化されると，細胞膜構成成分のリン脂質が**アラキドン酸**に代謝され，種々の代謝物を経て最終的に TXA_2 が生成される[*1]．TXA_2 は，G_q タンパク質共役型受容体である血小板細胞膜 TXA_2 受容体刺激を介して細胞内 Ca^{2+} 貯蔵部位から Ca^{2+} を遊離させる．Ca^{2+} 遊離により細胞内顆粒からセロトニンや ADP などの内容物が細胞外に放出され，血小板が凝集する．このセロトニンもまた，G_q タンパク質共役型受容体であるセロトニン 5-HT_2 受容体を刺激することにより細胞内 Ca^{2+} 濃度を上昇させる．一方，血管内皮細胞で生成される PGI_2 は，G_s タンパク質共役型受容体である血小板細胞膜 PGI_2 受容体刺激を介してアデニル酸シクラーゼを活性化させ細胞内**サイクリック AMP**（cAMP）濃度を上昇させる．cAMP 濃度の上昇は，Ca^{2+} 貯蔵部位からの Ca^{2+} 遊離を抑制し顆粒内容物の放出を抑制するので，血小板凝集は抑制される．

したがって，抗血小板薬は，血小板細胞内における cAMP 濃度を増加，あるいは TXA_2 産生を抑制することにより，最終的に血小板内遊離 Ca^{2+} 濃度を低下させ，血小板の粘着や凝集を抑制する．

a. アデニル酸シクラーゼ活性化　チクロピジン，クロピドグレルは，血小板細胞膜の ADP 受容体を遮断し，G_i タンパク質を介したアデニル酸シクラーゼの抑制機構を抑制して，cAMP 濃度を増加させる．また，フィブリノーゲンと血小板糖タンパク質（GPⅡb/Ⅲa）との結合も阻害する．

チクロピジン
ticlopidine

クロピドグレル
clopidogrel

*2 SBO 28・2 参照．
TTP: thrombotic thrombocytopenic purpura
*3 SBO 28・3 参照．

まれに，血栓性血小板減少性紫斑病[*2]（TTP），無顆粒球症[*3]，重篤な肝障害などの重大な副作用が発現する．クロピドグレルはチクロピジンに比べてこれらの副作用の発現頻度が低く，チクロピジンと同等の薬理効果が得られることより，クロピドグレルがおもに虚血性脳血管障害（心原性脳塞栓症を除く）後の再発抑制や経皮的冠状動脈形成術を行う虚血性心疾患に適用される．

ベラプロスト　beraprost

ベラプロストは，G_s タンパク質と共役する PGI_2 受容体刺激を介してアデニル酸シクラーゼを活性化し cAMP 濃度を増加させる．

チクロピジン　　クロピドグレル　　ベラプロスト

シロスタゾール　cilostazol
ジピリダモール
dipyridamole
ホスホジエステラーゼ
phosphodiesterase, PDE

b. ホスホジエステラーゼ阻害　シロスタゾールおよびジピリダモールは，cAMP を分解する**ホスホジエステラーゼ**（PDE）を阻害して cAMP 濃度を増加させる．シロスタゾールは，PDE Ⅲ 選択的である．シロスタゾールは，脳梗塞（心原性脳塞栓症を除く），ジピリダモールは，虚血性心疾患発症後の再発抑制に用いられる．

シロスタゾール　　　　　ジピリダモール

c. TXA$_2$ 産生抑制　　アスピリンは，血小板のシクロオキシゲナーゼを不可逆的に阻害して，TXA$_2$ の合成を抑制する．しかし，シクロオキシゲナーゼを阻害すると，血小板凝集を抑制する PGI$_2$ の産生も抑制される（大量使用時）ので，血栓抑制作用が不十分，あるいは，かえって血栓を促すことになる．これをアスピリンジレンマという．低用量のアスピリンを投与することにより TXA$_2$ の合成のみを抑制できるので，抗血小板薬としてのアスピリンは解熱鎮痛薬としての使用時よりも低用量で用いる．一過性虚血発作，不安定狭心症，心筋梗塞に用いられる．

アスピリン　aspirin

オザグレルナトリウムは，TXA$_2$ シンターゼの抑制により TXA$_2$ 産生を抑制するとともに PGI$_2$ 産生を亢進して血小板凝集能を低下させる．くも膜下出血後の脳血管攣縮に伴う血流障害の改善に用いられる．

オザグレルナトリウム
ozagrel sodium

d. セロトニン 5-HT$_2$ 受容体遮断　　サルポグレラートは，5-HT$_2$ 受容体を遮断してセロトニンにより亢進した血小板凝集や血管収縮を抑制する．

サルポグレラート
sarpogrelate

オザグレルナトリウム　　　　　サルポグレラート

25・2　抗 凝 固 薬

抗凝固薬は，一般に静脈の血栓や肺塞栓に用いられる．

a. ヘパリン　　ヘパリンは，主として肥満細胞内の顆粒中に存在し，硫酸化されたグルコサミンとグルクロン酸により構成される酸性ムコ多糖類である．単独では，抗凝固作用を示さず，**アンチトロンビンIII（ATIII）**の作用を増強することにより作用を発現する．ATIII は，トロンビンと結合してその凝固因子活性を阻害する血中凝固阻害因子で，ヘパリンと ATIII が結合すると，ATIII とトロンビンの結合が著しく促進してトロンビンの凝固因子活性を阻害する．さらにヘパリンは XIa, Xa, IXa 因子の凝固因子活性や，プラスミンの活性も阻害する．ヘパリンの凝固作用は速効性で，生体内でも試験管内でも発現し，吸収が悪いため

ヘパリン　heparin

アンチトロンビンIII（antithrombin III）: ATIII も乾燥濃縮人製剤として ATIII 欠乏症の補充療法や，ヘパリン投与時の作用増強のために用いられる．

*1 SBO 27 参照.

DIC: disseminated intravascular coagulation

プロタミン　protamine

静脈あるいは皮下投与として用いられる．血栓塞栓症のほかに，播種性血管内凝固症候群*1（DIC）の治療や予防，体外循環装置使用時などの血液凝固の防止に使用される．ヘパリンの副作用として過敏症や出血傾向がある．

ヘパリン過剰投与時には，中和薬として**プロタミン**が使用される．塩基性のプロタミンと，酸性のヘパリンが容易に結合し，ヘパリン-ATⅢ複合体のATⅢと入替わることにより，ヘパリンの作用に拮抗する．

ダルテパリン　dalteparin
ダナパロイド　danaparoid
レビパリン　reviparin

低分子ヘパリンの**ダルテパリン**，**ダナパロイド**，**レビパリン**は，抗トロンビン作用が弱く，抗Xa作用が主体であるため，従来のヘパリンよりも作用持続時間が長く，緩和な抗凝固作用を示すので出血性のリスクが軽減されている．

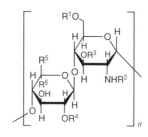

ヘパリンナトリウム

フォンダパリヌクス
fondaparinux
エドキサバン　edoxaban
リバーロキサバン
rivaroxaban
アピキサバン　apixaban

*2 Va因子とXa因子の複合体．

b．Xa因子阻害薬　**フォンダパリヌクス**は，ATⅢ依存性にXa因子を選択的に阻害する．ヘパリンと異なりATⅢの抗トロンビン活性をほとんど増強しないので，抗血栓効果と出血促進作用の比が大きく安全域が広い．経口可能なXa因子の直接阻害薬として**エドキサバン**，**リバーロキサバン**，**アピキサバン**が開発された．フォンダパリヌクスがプロトロンビナーゼ複合体*2中のXa因子は阻害しないのに対し，これらは，遊離および複合体中の活性部位を競合的に阻害し，

フォンダパリヌクス

エドキサバン

リバーロキサバン

アピキサバン

トロンビン生成を抑制する．

c．抗トロンビン薬　合成セリンプロテアーゼ阻害薬で急性膵炎治療薬である**ナファモスタット**および**ガベキサート**は，トロンビンやXa因子などのプロテアーゼ活性をもつ凝固因子を阻害して抗凝固作用を示す．作用発現にATⅢを必要としない．経口吸収されないので，点滴静注でおもにDICに用いる．アルガトロバンは，トロンビンの活性部位に立体的に結合するので，他のセリンプロテアーゼに対する阻害効果は弱く，トロンビンを選択的に阻害する．ATⅢ非依存性である．点滴静注で慢性動脈閉塞症に用いる．**ダビガトランエテキシラート**は，経口可能なトロンビン阻害薬で，活性代謝物のダビガトランが，トロンビンの活性部位に結合する．非弁膜性心房細動における脳塞栓および全身性塞栓症の発症抑制に用いる．

ナファモスタット
nafamostat

ガベキサート
gabexate

ダビガトランエテキシラート　dabigatran etexilate

ナファモスタット

ガベキサート

ダビガトランエテキシラート

d．ワルファリン　クマリン誘導体の**ワルファリン**は，ビタミンKの代謝拮抗物質として作用する．ビタミンKは肝臓におけるプロトロンビン，Ⅶ，Ⅸ，Ⅹ因子の生合成において，これらの前駆体グルタミン酸残基のγ-カルボキシグルタミン酸形成過程に関与する（図25・2）．クマリン誘導体によりその形成過程が阻害され，最終的にトロンビン生成が抑制されて抗凝固作用を現す．した

ワルファリンカリウム
warfarin potassium

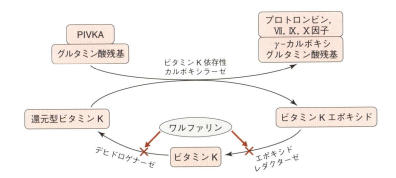

図25・2　血小板凝集と血小板凝集阻害薬の作用機序　PIVKA（protein induced by vitamin K absence or antagonist）：ビタミンK欠乏時に増加する，Ⅶ，Ⅸ，Ⅹ因子，プロテインC，プロテインSなどの前駆体タンパク質の総称．

がって，ワルファリンは試験管内では無効で，作用の発現が遅い（24〜48時間）．血栓塞栓症の治療あるいは予防に使用されるが，過量に投与すると出血のおそれがあるので，プロトロンビン時間やトロンボテストにより，投与量や投与回数を決定する．過量投与の場合，ビタミンK_1（フィトナジオン*）が用いられる．ワルファリンの代謝は，主としてCYP2C9により代謝されるので，同酵素により代謝される薬物あるいは，酵素誘導/阻害する薬物（バルビツール酸，リファンピシン，カルバマゼピンなど）の影響を受けやすく，また，タンパク質結合率も高いので重篤な相互作用（アスピリン，インドメタシンなど）が生じやすい．ビタミンKを多く含む食品（納豆，緑黄色野菜）は，ワルファリンの作用を減弱する．催奇形性のおそれがあるので，妊婦には禁忌である．

* 構造式は p. 153 参照.

25・3 血栓溶解薬

損傷した血管が修復されると，血栓の主成分であるフィブリンはプラスミンによって溶解され除去される．プラスミンは，**プラスミノーゲンアクチベーター**により活性化されるが，このPAには，血管内皮細胞から産生される**組織プラスミノーゲンアクチベーター**（t-PA）と尿中に存在する**ウロキナーゼ**（u-PA）がある．血栓溶解薬として，これらプラスミノーゲンアクチベーター様作用をもつものが，静脈閉塞症や脳血栓症，急性心筋梗塞において血栓溶解を目的に使用される．

プラスミノーゲンアクチベーター（plasminogen activator, PA）：プラスミノーゲン活性化因子ともいう．

組織プラスミノーゲンアクチベーター（tissue plasminogen activator, t-PA）：組織プラスミノーゲン活性化因子ともいう．

ウロキナーゼ
urokinase, u-PA

α_2-プラスミンインヒビター
α_2-plasmin inhibitor, α_2-PA

a. u-PA　u-PAは，フィブリンとの親和性は低く，おもに循環血液中に存在するプラスミノーゲンをプラスミンに変換し，血栓中のフィブリンを溶解する（図25・3）．しかし，血漿中に存在するプラスミンは，**α_2-プラスミンインヒビ

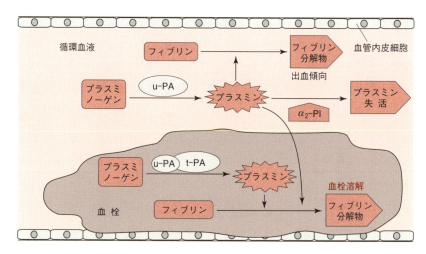

図25・3　血栓溶解薬の作用機序　u-PA: ウロキナーゼ, t-PA: 組織プラスミノーゲンアクチベーター, α_2-PI: α_2-プラスミンインヒビター.

ター（α_2-PI）により不活性化されるので，u-PAによる血栓溶解効果を現すのには，不活性化されるプラスミン量を超えるプラスミンの産生が必要であるため，大量投与することによる出血が問題となる．急性心筋梗塞における冠状動脈血栓

の溶解（発症後6時間以内），脳血栓症〔発症後5日以内で，コンピューター画像診断（CT）において出血の認められないもの〕に使用される．

b. t-PA t-PAは，u-PAとは異なり，血漿中に存在するプラスミノーゲンとは親和性が低く，フィブリンとの親和性は高い．したがって，血栓中のフィブリンと結合しプラスミノーゲンをプラスミンに変換し，血栓を溶解する（図25・3）．このプラスミンは，血漿中に存在するα_2-PIによる不活性化を受けることなくフィブリンを分解するので，ウロキナーゼと比較して出血傾向を示す危険性は少ないのが特徴である．遺伝子組換え体が発症後6時間以内の急性心筋梗塞における冠状動脈血栓の溶解（**アルテプラーゼ**，**モンテプラーゼ**），発症後4.5時間以内の脳梗塞における脳動脈血栓の溶解（**アルテプラーゼ**）に使用されている．

アルテプラーゼ
alteplase

モンテプラーゼ
monteplase

> **SBO 26** 以下の貧血について，治療薬の薬理（薬理作用，機序，おもな副作用）および病態（病態生理，症状など）・薬物治療（医薬品の選択など）を説明できる．
> 鉄欠乏性貧血，巨赤芽球性貧血（悪性貧血など），再生不良性貧血，自己免疫性溶血性貧血（AIHA），腎性貧血，鉄芽球性貧血

*1 造血と血液細胞の分化については，本シリーズ"第4巻 生物系薬学Ⅱ" SBO 25 参照．

貧血 anemia

成熟赤血球は，増殖能をもたず寿命は約 120 日である．赤血球は，骨髄において，多能性の造血幹細胞からの分化から始まり，増殖，成熟を経て新生される[*1]．**貧血**の成因は，この過程における ① 骨髄機能低下による血球の産生障害（巨赤芽球性貧血，再生不良性貧血，腎性貧血）② ヘモグロビンの合成障害（鉄欠乏性貧血，鉄芽球性貧血），③ 赤血球の崩壊亢進（溶血性貧血），あるいは出血などである．

26・1 貧血の分類

*2 本シリーズ "第6巻 医療薬学Ⅰ" SBO 16・1 参照．

MCV: mean corpuscular volume

MCHC: mean corpuscular hemoglobin concentration

貧血とは単位容積当たりのヘモグロビン濃度が減少している状態と定義され，WHO 基準では，成人男子は 13 g/dL 未満，成人女子 12 g/dL 未満である．通常，赤血球数やヘマトクリット値もともに減少する．貧血の種類の診断には，赤血球恒数（平均赤血球容積[*2]: MCV，平均赤血球ヘモグロビン濃度: MCHC）の値が特に重要である．貧血の成因による分類と，赤血球恒数による分類・原因・おもな治療薬を図 26・1，表 26・1 に示す．

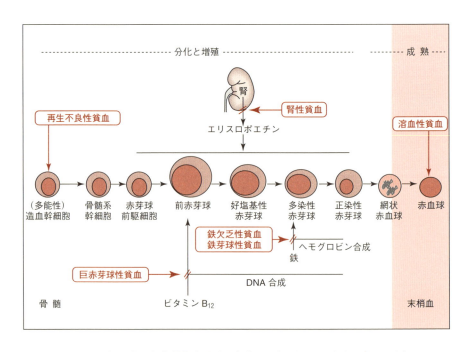

図 26・1 赤血球の新生過程と貧血 各貧血の成因となる過程を ─╂→ で示す．

表 26・1 赤血球恒数による分類・原因・おもな治療薬

分類	赤血球恒数[†]	貧血の種類	原因	おもな治療
小球性低色素性貧血	MCV ≦ 80（小球性） MCHC ≦ 30（低色素性）	鉄欠乏性貧血	鉄量減少	鉄剤
		鉄芽球性貧血	ヘム合成障害〔5-アミノレブリン酸(5-ALA)シンターゼ，ヘムシンターゼ異常〕	ビタミン B_6
正球性正色素性貧血	81 ≦ MCV ≦ 100（正球性） MCHC = 31〜35（正色素性）	急性出血		
		溶血性貧血	赤血球破壊亢進（自己抗体産生，薬剤性），赤血球異常	ステロイド性抗炎症薬 脾摘 免疫抑制薬
		再生不良性貧血	骨髄機能低下	タンパク質同化ステロイド 顆粒球コロニー刺激因子（G-CSF） 抗胸腺細胞グロブリン（ATG） シクロスポリン
		腎性貧血	エリスロポエチン産生低下	エリスロポエチン遺伝子組換え体
		赤芽球癆	赤芽球前駆細胞異常	ステロイド性抗炎症薬 免疫抑制薬
大球性正色素性貧血	MCV ≧ 101（大球性） MCHC = 31〜35（正色素性）	巨赤芽球性貧血	DNA合成障害（ビタミン B_{12}，葉酸欠乏）	ビタミン B_{12}，葉酸

† MCV（平均赤血球容積）＝ヘマトクリット（%）/赤血球数（$10^6/mm^3$）× 10 (fL)
MCHC（平均赤血球ヘモグロビン濃度）＝ヘモグロビン濃度〔g/dL〕/ヘマトクリット（%）× 100 %

26・2 貧血の病態・治療薬
26・2・1 鉄欠乏性貧血

鉄欠乏性貧血
iron deficiency anemia

a. 病因・病態 生体内の鉄欠乏によりヘモグロビン合成が障害されて起こる貧血であり，血液疾患の中で最も比率が高い．生体内の鉄の需要が供給量を上回ったときに鉄欠乏をきたす．極端なダイエットや胃切除などによる鉄吸収不全を除けば，供給不足により鉄欠乏をきたすことは少ない．鉄需要増加の原因としては出血，妊娠，授乳，成長，溶血などがあり，出血は最も頻度の高い原因である．出血の原因としては，過多月経，消化管出血などが多い．

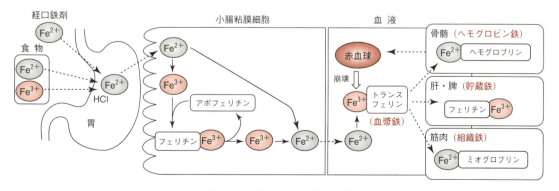

図 26・2 鉄の吸収と体内動態

*鉄代謝については本シリーズ"第6巻 医療薬学I" SBO 17・4参照.

トランスフェリン
transferrin

アポフェリチン
apoferritin

クエン酸第一鉄ナトリウム
sodiums ferrous citrate

$$\left[\begin{array}{c} CH_2COO^- \\ HO-C-COO^- \\ CH_2COO^- \end{array}\right]_2 \cdot Fe^{2+} \, 4\,Na^+$$

溶性ニリン酸第二鉄
ferric pyrophosphate, soluble

硫酸鉄水和物
ferrous sulfate hydrate

生体内の鉄の総量は，約5gで，約2/3がヘモグロビン中に存在する*．正常人では，**トランスフェリン**の約1/3が鉄と結合し，残りは未結合のかたちで存在する．食物中の鉄あるいは投与された鉄は，胃酸によって2価鉄（Fe^{2+}）に還元されて，上部小腸から吸収される．細胞に取込まれた Fe^{2+} は鉄排泄ポンプであるフェロポルチンを介して門脈側へ輸送される．その後3価鉄（Fe^{3+}）に酸化され，トランスフェリンと結合して全身へ運ばれる（図26・2）．過剰の Fe^{3+} は肝臓などで**アポフェリチン**と結合してフェリチンとなり貯蔵される．小腸からの鉄吸収は，おもに肝臓で分泌されるペプチドであるヘプシジンにより調節されている．生体で鉄が過剰になると，ヘプシジン発現亢進によりフェロポエチンの分解が亢進し，小腸粘膜で吸収された鉄の門脈への輸送が抑制される．小腸粘膜内で鉄はフェリチンとして貯蔵されて，粘膜細胞の脱落に伴って排泄される．

鉄が欠乏しても，すぐに貧血を生じるわけではなく，初期には，まず貯蔵鉄が減少するが，ヘモグロビンは正常である（潜在的鉄欠乏状態）．この状態ではあまり症状を認めない．進行すると貯蔵鉄が枯渇し血清鉄が減少してくる．貯蔵鉄が枯渇すると，ヘモグロビン合成が障害されるのでヘモグロビンが減少し，また，鉄不足の代償として骨髄で細胞分裂が亢進し，小赤血球が産生される．これによって，徐々に小球性低色素性貧血を認めるようになる．鉄欠乏は，貯蔵鉄，血清鉄，赤血球の順に進む．

b. 症 状 貧血症状（全身倦怠感，息切れなど），舌乳頭萎縮，舌炎，口内炎，さじ状つめなどの症状が現れる．

c. 治 療 薬

i) 経口鉄剤

鉄剤は原則として，経口鉄剤を用いる．有機酸鉄（**クエン酸第一鉄ナトリウム，溶性ニリン酸第二鉄**）あるいは，除放鉄剤（**硫酸鉄水和物**）が用いられる．空腹時の方が吸収率は高いが，消化器刺激症状が強い場合は，食直後に投与する．鉄剤の吸収に影響を与える薬物・食品との相互作用に注意が必要である（表26・2）．

表26・2 鉄剤との相互作用

機 序	相互作用
キレート形成による相互の吸収阻害	テトラサイクリン系抗菌薬，セフジニル，ニューキノロン系抗菌薬
難溶性複合体形成による吸収阻害	甲状腺ホルモン製剤
胃内pH上昇による鉄吸収阻害	制酸薬
タンニン酸-鉄イオン結合による吸収阻害	茶などのタンニン酸含有食品（量的に多くなければ問題ない）

鉄欠乏ではまず貯蔵鉄が減少するが，鉄剤投与により，血清鉄→貯蔵鉄の順序で正常化するため，血清鉄が正常化した後もさらに数カ月にわたる投与が必要である．

副作用として，消化器症状（悪心・嘔吐，食欲不振，腹痛，便秘，上腹部不快

感など）がある．

ii）静注鉄剤

静注鉄剤が用いられるのは，① 経口鉄剤による消化器症状が強い，② 多量出血などで急速に鉄を補給する必要がある，③ 胃切除などによる吸収低下，④ 経口鉄剤で増悪する疾患（消化性潰瘍など）がある場合である．静注鉄剤がすべて体内に貯留するので鉄過剰症にならないように注意する必要があり，総必要量を次式で計算したうえで投与する．

投与量〔mg〕＝ {(15－治療前の患者ヘモグロビン濃度〔g/dL〕)}×体重〔kg〕×3

アナフィラキシーショックを起こすことがあるので 2 分以上かけて徐々に静注する．副作用として，ショック，骨軟化症，悪心，頭痛，発熱，発疹などがある．

26・2・2 巨赤芽球性貧血

a. 病因・病態 ビタミン B_{12} の欠乏や**葉酸**の欠乏あるいは薬剤によって赤血球核の DNA 合成が阻害され，核の成熟障害から，細胞質のみが成熟した巨赤芽球が骨髄に出現する貧血である．

ビタミン B_{12} は胃壁細胞から分泌される内因子（ビタミン B_{12} 結合糖タンパク質）と結合し，複合体が回腸から吸収される．ビタミン B_{12} 欠乏の原因としては，① 自己免疫機序による萎縮性胃炎に伴う内因子分泌障害（**悪性貧血**[*1]），② ビタミン B_{12} の摂取不足（菜食主義者など），③ 胃切除による内因子欠如，④ 吸収部位（回腸）の障害による吸収阻害があげられる．葉酸の欠乏は，妊娠時の需要増大，構造が類似しているため吸収障害を起こす抗てんかん薬（フェノバルビタール，フェニトイン，プリミドン），葉酸代謝拮抗薬（メトトレキサート），生合成・活性化阻害薬（スルファメトキサゾール，トリメトプリム）などにより生じる．

ビタミン B_{12} および葉酸は，DNA 合成過程[*2]において，核酸のプリン塩基やピリミジン塩基の合成系で補酵素として働くので，欠乏すると DNA 合成に障害をまねく．

b. 症　状 ビタミン B_{12} 欠乏と葉酸欠乏の共通する症状として，貧血症状，舌乳頭萎縮，舌炎，白髪（毛母細胞におけるメラニン合成障害）などがある．ビタミン B_{12} は，神経のミエリン形成に必要なため，ビタミン B_{12} 欠乏では末梢神経障害（四肢のしびれ）があるが，葉酸欠乏では現れない．

c. 治　療　薬

i）ビタミン B_{12}（シアノコバラミン）欠乏

ビタミン B_{12} 欠乏の大部分は，胃の内因子欠乏による吸収不全によるものなので，ビタミン B_{12} 製剤の**ヒドロキソコバラミン，メコバラミン**（メチルコバラミン），**シアノコバラミン**が筋注や静注で用いられる．週に数回投与の初期療法 4〜6 週間で，貯蔵分が補充されるので，その後は 3 カ月に 1 回の投与を生涯行う．摂取不足による場合は，経口で用いられる．副作用として，過敏症，発疹，胃部不快感などがある．

巨赤芽球性貧血
megaloblastic anemia

ビタミン B_{12}　vitamin B_{12}

葉 酸　folic acid

[*1] SBO 10・3 参照．

[*2] 図 26・3 参照．

ヒドロキソコバラミン
(hydroxocobalamin)：ビタミン B_{12} のポルフィン中の Co^+ に結合している CN 基が OH 基に置換されたもの．

メコバラミン
(mecobalamin)：メチルコバラミンともいう．ビタミン B_{12} の補酵素型の一つで CN 基が CH_3 基に置換されたもの．

シアノコバラミン
cyanocobalamin

メチルコバラミン　シアノコバラミン　ヒドロキソコバラミン　葉酸

ii) **葉酸欠乏**　投与された葉酸がテトラヒドロ葉酸となり，補酵素活性を示す．葉酸が造血機能亢進させることにより，ビタミン B_{12} の消費が進み，神経症状を悪化させることがあるため，ビタミン B_{12} 製剤と併用することが多い．副作用として，食欲不振，悪心，過敏症，浮腫などがある．

再生不良性貧血
hypoplastic anemia, aplastic anemia

26・2・3　再生不良性貧血

a. 病因・病態　造血幹細胞の持続的な減少による骨髄の細胞密度低下（低形成）と，末梢血中の白血球，赤血球，血小板の3系統の血液細胞数の減少（汎血球減少）を示す疾患である．薬剤や放射線などによる造血幹細胞の質的障害や，何らかの原因によるT細胞の活性化を介した造血幹細胞障害が関与する．成因により先天性と後天性に大別される（表26・3）．

表26・3　再生不良性貧血の原因

先天性	ファンコーニ貧血		貧血が3〜4歳以降に発症する常染色体性劣性遺伝．骨髄低形成に加えて骨格系の奇形，低身長，性腺機能不全などの奇形を特徴とする．また，悪性腫瘍を合併しやすい．
	その他		
後天性	特発性	再生不良性貧血	再生不良性貧血全体の80％以上を占める．自己抗体産生，細胞性免疫による造血幹細胞障害．
	続発性	放射線	
		薬剤性	おもな原因薬剤 抗菌薬: スルファメトキサゾール，クロラムフェニコール 抗悪性腫瘍薬: 6-メルカプトプリン，アクチノマイシンD， 解熱鎮痛薬: イブプロフェン，スリンダク，ピロキシカム 抗てんかん薬: フェニトイン，エトトインなど 抗精神病薬: チオリダジン，ペルフェナジン，クロルプロマジン 糖尿治療薬: クロルプロパミド，トルブタミドなど 抗リウマチ剤: ペニシラミン 消化性潰瘍治療薬: ヒスタミンH_2受容体アンタゴニスト 痛風治療薬: アロプリノール
		化学物質	ベンゼン，有機塩素を含む殺虫剤，防腐剤: クロロフェノール
	特殊型	肝炎後再生不良性貧血	既知のウイルス(A, B, C)以外の原因による急性肝炎発症後1〜3カ月で発症する．
		再生不良性貧血症候群	発作性夜間ヘモグロビン尿症(PNH)に合併する．

表26・4　再生不良性貧血の重症度基準[a]（2004年度修正；1998年度に設定された基準を修正したもの）

stage 1	**軽症**: 下記以外のもの
stage 2	**中等症**: 下記の2項目以上を満たすもの 　好中球数　　　1000 /μL 未満 　血小板数　　　50000 /μL 未満 　網状赤血球数　60000 /μL 未満
stage 3	**やや重症**: 下記の2項目以上を満たし，定期的な赤血球輸血（月2単位以上）の輸血を必要とする 　好中球数　　　1000[†]/μL 未満 　血小板数　　　50000 /μL 未満 　網状赤血球数　60000 /μL 未満
stage 4	**重症**: 下記の2項目以上を満たすもの 　好中球数　　　500 /μL 未満 　血小板数　　　20000 /μL 未満 　網状赤血球数　20000 /μL 未満
stage 5	**最重症**: 好中球 200 /μL 未満に加えて，下記の1項目以上を満たすもの 　血小板数　　　20000 /μL 未満 　網状赤血球数　20000 /μL 未満 　好中球数が0で，顆粒球コロニー刺激因子(G-CSF)の投与に反応しない最重症例を便宜上，劇症型とする

a) 出典: 厚生労働科学研究費補助金難治性疾患克服研究事業 特発性造血障害に関する調査研究（2005年度）．
† 定期的な赤血球輸血とは毎月2単位以上の輸血が必要なときをさす．

b．症　状　3系統の血液細胞が減少するために，それぞれの血球の減少に応じた症状が現れる．赤血球減少による貧血症状（貧血は徐々に進行するので，高度になるまで自覚症状に乏しい），白血球減少による易感染性（特に顆粒球中の好中球が著明に減少するために感染症を合併しやすい），血小板の減少による出血傾向（鼻出血，歯肉出血，皮膚の紫斑など）などがある．

表 26・5 重症度による再生不良性貧血の治療

重症度		治　療	
軽症～中等症 stage 1～2	造血刺激療法	タンパク質同化ステロイド（メテノロン）	
	支持療法	顆粒球コロニー刺激因子（G-CSF）製剤	好中球 1000 /μL 未満
	免疫抑制療法	抗胸腺細胞グロブリン (ATG)	
		シクロスポリン	上記薬剤で，効果がない場合（中等症）
重症 stage 3～5	免疫抑制療法	抗胸腺細胞グロブリン (ATG)	ATG とシクロスポリンの併用療法 ATG によるアナフィラキシーショックを予防するためにメチルプレドニゾロンまたはプレドニゾロンを併用
		シクロスポリン	
	支持療法	G-CSF 製剤	
	造血幹細胞移植		40 歳未満でヒト白血球抗原（HLA）合致ドナーのいる場合は，移植前処置として，シクロホスファミドと ATG を併用

Abu ＝（2S）-2-アミノ酪酸
MeGly ＝ N-メチルグリシン
MeLeu ＝ N-メチルロイシン
MeVal ＝ N-メチルバリン

メテノロン酢酸エステル　　　　シクロスポリン

c. 治　療　薬　　重症度（表 26・4）によって，治療法が選択される（表 26・5）．

i) タンパク質同化ステロイド

メテノロン酢酸エステル
metenolone acetate

メテノロン酢酸エステルが内服で使用される．副作用として，多毛などの男性化作用，肝障害がある．アンドロゲン依存性悪性腫瘍（前立腺癌など）およびその疑いのある患者には禁忌である．

抗胸腺細胞グロブリン
antithymocyte globulin, ATG

ii) 抗胸腺細胞グロブリン（ATG）

抗ヒト胸腺細胞ウサギ免疫グロブリンで，ヒト T 細胞表面抗原に結合し，補体依存性の細胞傷害をひき起こさせることにより，T 細胞を減少させることで効果を発現する．中等症以上に用いられる．生物学的製剤であるため，アナフィラキシーショックを起こすことがある．

シクロスポリン
ciclosporin

iii) シクロスポリン

ヘルパー T 細胞からのインターロイキン 2（IL-2）の産生を抑制し，細胞免疫を低下させる．ATG との併用療法が一般的である．腎機能障害を起こすおそれがあるので，血中濃度測定により適正量を決定する．CYP3A4 により代謝されることから，本酵素の活性に影響を与える多くの医薬品・食品との相互作用がある．副作用として，多毛，歯肉増殖，神経症状，腎毒性，脂質異常症，高血圧，消化器症状がある．

iv) 顆粒球コロニー刺激因子（G-CSF）

遺伝子組換えヒト顆粒球コロニー刺激因子である**フィルグラスチム，レノグラスチム，ナルトグラスチム**（小児に適応）の製剤があり，好中球の産生を特異的に促進するので，好中球が 1000 /μL の場合に用いる．副作用として，ショック，間質性肺炎，急性呼吸窮迫症候群，骨痛などがある．

26・2・4 自己免疫性溶血性貧血

a. 病因・病態　溶血性貧血は，造血能は正常であるが，赤血球の破壊が亢進して起こる貧血の総称である．溶血性貧血は，その原因により表 26・6 に示すように分類される．

自己免疫性溶血性貧血は，自己の赤血球膜抗原に対する抗体が生じ，抗原抗体反応により赤血球膜が傷害されて赤血球が融解をきたして生じる貧血である（Ⅱ型アレルギー）．**クームス試験**により，他の溶血性貧血と鑑別できる．

抗体の反応する温度によって温式自己免疫性溶血性貧血（自己抗体の至適温度が体温域である 37 ℃）と冷式自己免疫性溶血性貧血（自己抗体の至適温度が 4 ℃）に分けられる．さらに，基礎疾患を認めない特発性と先行または随伴する基礎疾患を認める続発性に分類される．続発性として，温式では全身性エリテマトーデス（SLE）や慢性リンパ性白血病などのリンパ増殖性疾患が，冷式ではマイコプラズマやウイルス感染やリンパ増殖性疾患などに伴う場合が多い．

b. 症　状　溶血性貧血共通の症状として，貧血症状以外に黄疸，脾腫，胆石症がみられることがある．

c. 治療薬　以下の順で選択される．

① ステロイド性抗炎症薬療法: **プレドニゾロン，デキサメタゾン**などの投与をクームス試験陰性化が認められるまで継続する．

表 26・6　溶血性貧血の分類

分　類	原　因	疾　患
先天性	赤血球膜異常	遺伝性球状赤血球症
	赤血球酵素異常	グルコース-6-リン酸デヒドロゲナーゼ欠損症 ピルビン酸キナーゼ欠損症
	ヘモグロビン異常	サラセミア 鎌状赤血球貧血
後天性	抗体によるⅡ型アレルギー	自己免疫性溶血性貧血 血液型不適合輸血
	赤血球破砕症候群	播種性血管内凝固症候群（DIC） 溶血性尿毒素症候群
	血球膜表面の補体制御因子の欠損による補体の活性化	発作性夜間ヘモグロビン尿症
	脾機能亢進症	バンチ症候群
	薬　剤	薬剤性溶血性貧血 ・免疫複合型（血管内溶血） ・ペニシリン型（血管外溶血） ・自己免疫型（血管外溶血）

顆粒球コロニー刺激因子
granulocyte-colony stimulating factor, G-CSF

フィルグラスチム（遺伝子組換え）〔filgrastim (genetical recombination)〕: N 末端にメチオニンが結合した 175 個のアミノ酸残基から成るタンパク質（分子量 約 20,000）．

レノグラスチム（遺伝子組換え）〔lenograstim (genetical recombination)〕: チャイニーズハムスター卵巣細胞で産生され，174 個のアミノ酸残基から成る糖タンパク質（分子量 約 20,000）．

ナルトグラスチム（遺伝子組換え）〔nartograstim (genetical recombination)〕: N 末端にメチオニンが結合した 175 個のアミノ酸残基から成るタンパク質（分子量 約 20,000）．

自己免疫性溶血性貧血
autoimmune hemolytic anemia, AIHA

クームス試験（Coombs test）: 赤血球抗原に対する IgG 抗体（不完全抗体）の有無を，抗免疫グロブリン抗体添加後の血球凝集反応によって判定するもので，直接法と間接法がある．直接法は赤血球自体に結合した抗体を，間接法は血清中の自己抗体を検出．

プレドニゾロン
prednisolone

デキサメタゾン
dexamethasone

アザチオプリン
azathioprine

シクロホスファミド
cyclophosphamide

② ステロイドに反応しない場合，脾摘
③ 免疫抑制薬：**アザチオプリン**，**シクロホスファミド**がステロイド性抗炎症薬と併用される．

プレドニゾロン　　デキサメタゾン　　アザチオプリン　　シクロホスファミド

薬剤性溶血性貧血
drug induced hemolytic anemia

> **コラム 26・1　薬剤性溶血性貧血**
>
> 薬剤性溶血性貧血は，薬剤が原因となる貧血のうち，再生不良性貧血に次いで多く，機序により，以下の三つに分類される．
>
> **免疫複合型薬剤**：血漿内タンパク質と結合した薬剤に対する抗体がつくられ，この抗原抗体複合体が赤血球に付着することにより，補体の赤血球への付着をひき起こして溶血を起こす．主としてIgM．イソニアジド，パラアミノサリチル酸，キニジン．
>
> **ペニシリン型**：薬剤が赤血球に付着して抗原となり，これに対する抗体（IgG）がつくられ，補体の関与で溶血をきたす．ペニシリン，セファロスポリン
>
> **自己免疫型**：薬剤が免疫性の異常を起こし，赤血球に対する自己抗体がつくられるようになることにより，自己免疫性溶血性貧血と同様の病態を示す．メチルドパ，レボドパ．

腎性貧血　nephrogenic anemia, renal anemia

エリスロポエチン
erythropoietin

エポエチンアルファ (epoetin alfa)：チャイニーズハムスター卵巣細胞由来細胞株CHO細胞で産生される165個のアミノ酸残基から成る糖タンパク質（分子量約 37,000〜42,000）．

エポエチンベータ（epoetin beta)：チャイニーズハムスター卵巣細胞由来細胞株CHO細胞で産生される165個のアミノ酸残基から成る糖タンパク質（分子量約 30,000）．

鉄芽球性貧血
sideroblastic anemia

26・2・5　腎性貧血

a. 病因・病態　腎臓の動脈血酸素分圧が低下すると，尿細管の間に存在する線維芽細胞様の細胞から**エリスロポエチン**が分泌され，赤芽球前駆細胞から赤芽球への分化増殖が促進する．腎機能不全患者では，エリスロポエチン産生細胞の減少により酸素分圧低下に反応して，エリスロポエチン分泌が亢進しなくなることにより，赤血球産生が低下して腎性貧血をきたす．

b. 治療薬　ヒトエリスロポエチン遺伝子組換え体である**エポエチンアルファ**と**エポエチンベータ**がある．腎性貧血以外に，手術前の自己血貯血のためにも用いられる．副作用として，ショック，高血圧性脳症，脳出血，脳梗塞，肺塞栓などがある．

26・2・6　鉄芽球性貧血

a. 病因・病態　ビタミン B_6 は，ヘム合成の第一段階の5-アミノレブリン酸合成（ALA）における補酵素である（図26・3）．鉄芽球性貧血は，ビタミン B_6 欠乏などによるヘムの合成障害によって，ヘモグロビン生合成が阻害される結果起こる貧血である．結果的に鉄利用の障害をまねくため，鉄がミトコンドリアに蓄積することにより，環状鉄芽球が出現するのが特徴である．伴性劣性遺

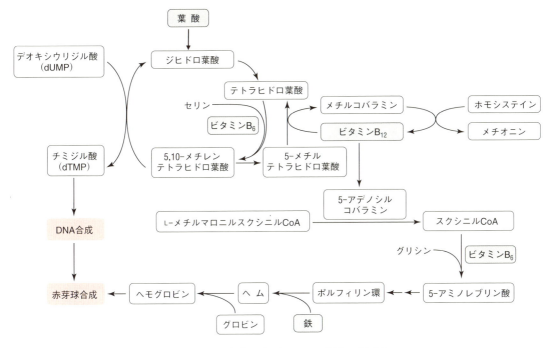

図 26・3　DNA 合成とビタミン B_{12}，葉酸，ビタミン B_6

伝で 5-アミノレブリン酸シンターゼ異常によるものなどの先天性鉄芽球性貧血と，骨髄異形成症候群（MDS）およびアルコールや薬剤による後天性芽球性貧血に大別される．原因薬物として，クロラムフェニコール，サイクロセリン，イソニアジド，ピラジナミドなどがある．

MDS：myelodysplastic syndrome

b．治療薬　ピリドキシン（補酵素型）や，ピリドキサール（活性型）によるビタミン B_6 補充療法が行われる．

ピリドキシン　pyridoxine

ピリドキサール　pyridoxal

> **SBO 27**
> E2(3)②4
>
> 播種性血管内凝固症候群（DIC）について，治療薬の薬理（薬理作用，機序，おもな副作用），および病態（病態生理，症状など）・薬物治療（医薬品の選択など）を説明できる．

27・1 病　態
27・1・1 病態生理

播種性血管内凝固症候群
disseminated intravascular coagulation, DIC

　播種性血管内凝固症候群（DIC）とは，さまざまな基礎疾患により血管内で凝固系の著しい活性化が生じることで，全身の微小血管内に血栓が多発し，種々の臓器の機能障害がもたらされるとともに，凝固系の活性化による凝固因子や血小板の消耗性凝固障害と二次的な線溶系亢進が加わることで出血傾向をきたす症候群である（図 27・1）．

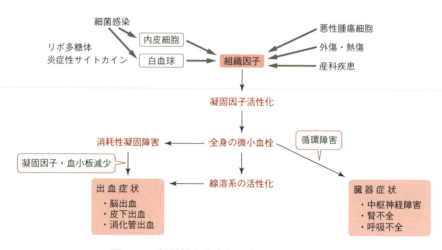

図27・1　播種性血管内凝固症候群の病態生理

急性前骨髄性白血病
acute promyelocytic leukemia, APL

　DIC をひき起こすおもな基礎疾患として，敗血症などの重症感染症，急性白血病，固形がんがあげられる．急性白血病の中では**急性前骨髄性白血病**（APL）で併発する頻度が非常に高い．固形がんでは全身転移など進行した場合に併発する．その他，産科合併症（胎盤早期剝離，稽留分娩，羊水塞栓）や劇症肝炎，外傷，熱傷などで DIC を合併する．

組織因子　tissue factor, TF
フィブリン（fibrin）：線維素ともいう．
組織プラスミノーゲンアクチベーター
tissue plasminogen activator, t-PA
プラスミノーゲン
plasminogen
プラスミン　plasmin

　敗血症などの重症感染症では炎症性サイトカインなどにより単球/マクロファージや血管内皮から産生された**組織因子**（TF）が，急性白血病や固形がんなどでは腫瘍細胞内から組織因子が放出されることにより，外因系凝固因子の活性化がひき起こされ，全身の微小血管に**フィブリン**血栓が形成される．血栓が生じると血管内皮細胞より**組織プラスミノーゲンアクチベーター**（t-PA）が放出され，**プラスミノーゲンをプラスミンに変えて**フィブリン血栓を溶解する（線溶系活性化；図27・2 の下部参照）．凝固因子の活性化による微小血栓形成はすべての DIC に認められるが，線溶系の活性化の程度は基礎疾患により異なる．敗血症などの重症感染症に合併した DIC では凝固活性化は高度であるが，線溶系活

性化は線溶阻止因子の増加などにより軽度にとどまるため，多発した微小血栓は溶解されにくく，微小循環障害による臓器障害が高度であるが，出血症状は軽度である．急性前骨髄性白血病をはじめとする急性白血病に合併した DIC では，白血病細胞による線溶系活性化物質の産生などにより著しい線溶系活性化を伴っており，出血症状が高度であるが臓器障害はほとんどみられない．進行した固形がんに合併した DIC では，凝固・線溶系のバランスがとれており，上記両病系の中間的病態を示す場合が多い．

27・1・2 臨床症候・診断

出血症状としては，皮下や鼻粘膜，口腔粘膜などからの出血や，消化管，肺，脳などの重要臓器の出血など全身性の出血がひき起こされる．血栓による臓器障害としては，腎不全，中枢神経障害，呼吸不全などがひき起こされる．

血液検査，血液凝固機能検査*では，血小板は消費亢進により減少し，**出血時間**は延長する．フィブリノーゲンなどの凝固因子も消耗性に減少して，**プロトロンビン時間（PT）**や**活性化部分トロンボプラスチン時間（APTT）**は延長する．凝固因子活性化により産生されたトロンビンは**アンチトロンビン**と結合して**トロンビン・アンチトロンビン複合体（TAT）**が形成され血中に増加する一方，アンチトロンビンは消耗性に減少する．線溶系の活性化によりフィブリンは分解され，その分解産物である **FDP** や **D-ダイマー**が増加する（図 27・2）．

線溶系の活性化により産生されたプラスミンは **α_2-プラスミンインヒビター（α_2-PI）**と結合して**プラスミン・α_2-プラスミンインヒビター複合体（PIC）**となり血中に増加する．

診断は，臨床症状や検査所見などから総合的に行われる．最も頻用されている厚生労働省 DIC 診断基準を示す（表 27・1）．

* 血液検査，血液凝固機能検査については，本シリーズ"第6巻 医療薬学 I" SBO 16 参照．

出血時間（bleeding time）：耳たぶを穿刺後，30 秒ごとに血液を沪紙に吸い取り，血液の付着がみられなくなるまでの時間を測定する検査．血小板の減少や機能低下時に延長する．

フィブリノーゲン fibrinogen

プロトロンビン時間 prothrombin time, PT

活性化部分トロンボプラスチン時間 activated partial thromboplastin time, APTT

アンチトロンビン antithrombin, AT

トロンビン・アンチトロンビン複合体 thrombin–antithrombin complex, TAT

FDP fibrin/fibrinogen degradation product

D-ダイマー D-dimer

α_2-プラスミンインヒビター α_2-plasmin inhibitor

プラスミン・α_2-プラスミンインヒビター複合体 plasmin–α_2-plasmin inhibitor complex, PIC

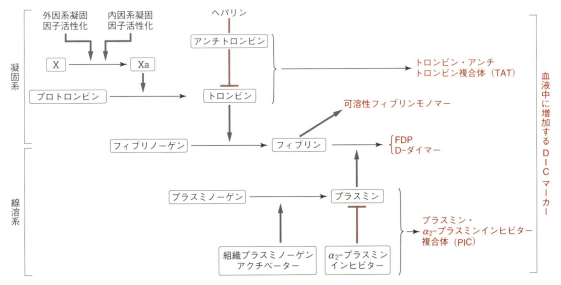

図 27・2　播種性血管内凝固症候群（DIC）のマーカー　➡ は促進反応，⊣ は阻害反応を表す．血液中に増加する DIC マーカーを，赤字で示す．

表 27・1 厚生労働省 播種性血管内凝固症候群（DIC）診断基準[a] [†1,2]

スコア		0点	1点	2点	3点
Ⅰ 基礎疾患		なし	あり		
Ⅱ 臨床症状	出血症状	なし	あり		
	臓器症状	なし	あり		
Ⅲ 検査成績	FDP〔μg/dL〕	10 >	10 ≦, < 20	20 ≦, < 40	40 ≦
	血小板数〔×10^3/μL〕	120 >	120 ≧, > 80	80 ≧, > 50	50 ≧
	フィブリノーゲン濃度〔mg/dL〕	150 <	150 ≧, > 100	100 ≧	
	プロトロンビン時間比	1.25 >	1.25 ≦, < 1.67	1.67 ≦	
Ⅳ 判定	7点以上: DIC, 6点: DIC の疑い, 5点以下: DIC の可能性少ない				

a) 出典: 青木延雄, 長谷川 淳, "'DIC 診断基準のための補助的検査, 所見'の項の改訂について 厚生省特定疾患血液凝固異常調査研究班 昭和62年度業績報告集", p.37〜41 (1988).
†1 白血病および類縁疾患, 再生不良性貧血など高度の血小板減少をみる場合は血小板数および出血症状は0点とし, 4点以上で DIC, 3点で DIC の疑い.
†2 DIC の疑い症例で ①可溶性フィブリンモノマー陽性, ②D-ダイマー高値, ③トロンビン・アンチトロンビン複合体（TAT）高値, ④プラスミン・$α_2$-プラスミンインヒビター複合体（PIC）高値, ⑤病態の進展に伴う得点の増加傾向, ⑥抗凝固療法による改善, のうち2項目以上を満たせば DIC と判定する.

27・2 薬　理

抗凝固薬の薬理, 副作用などに関してはSBO 25・2参照.

27・3 薬物治療

DIC の治療方針としては, 基礎疾患の治療が最も重要であるが, 基礎疾患の治療が困難な場合や時間を要する場合は抗凝固療法と補充療法が必要になる.

a. 抗凝固療法　抗凝固療薬による凝固因子活性化の阻止を目的としてヘパリンや低分子ヘパリン, 合成プロテアーゼ阻害剤, 遺伝子組換えトロンボモジュリン製剤*などが使われる.

b. 補充療法　出血症状の改善目的で行われる. 血小板製剤輸血による血小板の補充と新鮮凍結血漿輸血による凝固因子の補充が行われる. アンチトロンビンの低下した症例では, アンチトロンビンⅢ製剤による補充が行われる.

c. 抗線溶療法　合成プロテアーゼ阻害剤は抗凝固作用に加えて抗線溶作用が期待できる. トラネキサム酸などの抗線溶系薬は, 血栓多発の可能性があるため, その投与には十分な注意が必要である（原則禁忌）が, 線溶系亢進型の DIC ではヘパリン投与下で併用されることがある.

* **遺伝子組換えトロンボモジュリン製剤**: トロンボモジュリンは血管内皮細胞上に存在する生理的抗凝固因子である. トロンビンと結合しトロンビンを不活性化するとともに, プロテインCを活性化してVa, Ⅷaを分解することで抗凝固作用を発揮する. 遺伝子組換えトロンボモジュリン製剤は膜貫通ドメインや細胞内ドメインを除く活性部分から成る可溶性タンパク質製剤で, トロンボモジュリン同様の作用をもつ.

> **SBO 28** 以下の疾患について治療薬の薬理(薬理作用,機序,おもな副作用),および病態(病態生理,症状など)・薬物治療(医薬品の選択など)を説明できる.
> E2(3)②5
> 血友病,血栓性血小板減少性紫斑病(TTP),白血球減少症,血栓塞栓症,白血病(重複*1),悪性リンパ腫(重複*1)

28・1 血友病

血友病は血液凝固因子の異常による先天性の出血性疾患であり,血液凝固Ⅷ因子活性の低下ないし欠乏する血友病Aと,血液凝固Ⅸ因子活性の低下ないし欠乏する血友病Bから成る.

*1 重複とある疾患については,悪性腫瘍の項でも解説している.ここでは血液・造血器系疾患という観点で扱う.

血友病 hemophilia

病態・疫学 凝固因子活性の低下ないし欠乏は,先天性のX染色体長腕上のⅧ因子またはⅨ因子遺伝子の変異よる.血友病Aは血友病Bより多く,全体の80〜85%を占める.伴性劣性遺伝で男性に発現し,女性は保因者となる.新たな遺伝子変異により非保因者の母親から血友病の子供が生まれることもあり,約1/3は家族歴をもたない.

臨床症候・診断 血友病の出血症状としては関節出血,筋肉内出血,皮下血腫など深部出血が特徴的である(表28・1).Ⅷ因子またはⅨ因子それぞれの凝固因子活性のレベルと出血症状の重症度はよく相関し,重症例では乳幼児から出血を繰返す.関節内出血を繰返すことで関節強直,運動機能障害が出現する.

表28・1 血友病の重症度と症状[a]

重症度	凝固因子レベル(%活性)[†]	出血症状
重症	<1%	自然出血,特に関節・筋肉内出血
中等症	1〜5%	時に自然出血,外傷や手術で異常出血
軽症	5〜40%	大きな外傷や手術で異常出血

a) 出典: World Federation of Hemophilia, "Guidelines for the management of hemophilia"(2005). 日本赤十字社が日本語に翻訳し発行している.
† 健常人血漿中の凝固活性を100%とする.

血液凝固機能検査[*2]では,血友病A,血友病Bとも内因系凝固障害により**活性化部分トロンボプラスチン時間(APTT)が延長する**が,外因系凝固検査である**プロトロンビン時間(PT)は正常**であり,血小板機能も正常で**出血時間**は延長しない.

*2 血液凝固機能検査については,本シリーズ"第6巻 医療薬学Ⅰ"SBO 16参照.

薬理 血友病Aに対する凝固因子製剤としては血漿由来のⅧ因子濃縮製剤と遺伝子組換え型Ⅷ因子製剤がある.血友病Bに対する凝固因子製剤として血漿由来Ⅸ因子濃縮製剤と遺伝子組換え型Ⅸ因子濃縮製剤がある.それぞれ不足した凝固因子を補充し,凝固活性を回復させる.

薬物治療 血友病の治療の原則は,凝固因子製剤による凝固因子の補充である.出血時の早期止血目的で行われる止血療法では,出血症状や部位に応じて目標とする凝固因子活性レベルを設定して凝固因子製剤での補充療法を行う.軽症から

デスモプレシン
desmopressin

中等症の血友病Aの出血治療には**デスモプレシン**が用いられる．デスモプレシンは血管内皮などに貯蔵されているⅧ因子を放出させることで，血漿中のⅧ因子を2〜8倍に上昇させる．

重症血友病患者の出血の予防のためには定期補充療法が行われる．週2〜3回，定期的に凝固因子を補充することで，凝固因子の最低値を1%以上に維持することにより自然出血を予防できる．

> **コラム 28・1　インヒビター（抗体）**
>
> 血友病に対して凝固因子製剤の治療を開始した後，凝固因子に対するインヒビター（抗体）が出現し，凝固因子製剤の効果が得られなくなる場合がある．インヒビター対策としては，抗体量を上回る大量の凝固因子製剤を投与してインヒビターを中和したうえで，さらなる凝固因子製剤で止血を図る中和療法（インヒビター低値の場合）や，活性化Ⅶ因子製剤や活性化プロトロンビン複合体（APCC）製剤などによるバイパス療法（インヒビター高値の場合）がある．
> また，後天的に自己免疫疾患としてⅧ因子に対するインヒビター（自己抗体）が出現することで，Ⅷ因子の活性が低下し，種々の出血症状を示す疾患として後天性血友病Aが知られている．

血栓性血小板減少性紫斑病
thrombotic thrombocytopenic purpura, TTP

溶血性尿毒症症候群
hemolytic uremic syndrome, HUS

血栓性微小血管障害症
thrombotic microangiopathy, TMA

フォンヴィルブランド因子
von Willebrand factor

*1 SBO 28・4・1参照．

*2 発展 ADAMTSファミリー：ADAMTSはa disintegrin-like and metalloprotease with thrombospondin type 1 motifの略．特徴的な構造をもつ細胞外分泌型のプロテアーゼ．ヒトでは19種類報告されており，それぞれ特定のタンパク質を切断する．

*3 発展 ずり応力 (shear stress)：流体の移動に対する抵抗力．血管内では，細胞やタンパク質をゆがませる力であり，血小板凝集に重要な役割を演じることがわかってきている．血流速度が速いほど，血液粘度が高いほど，また血管径が小さいほど大きなずり応力がかかる．

*4 チクロピジン，クロピドグレルの副作用については，SBO 25・1a参照．

28・2　血栓性血小板減少性紫斑病

血栓性血小板減少性紫斑病（TTP）は血小板減少，溶血性貧血，腎機能障害，発熱および動揺性精神神経障害を5徴として報告された全身性疾患である．一方，血小板減少，溶血性貧血を認め腎障害が主体である疾患として**溶血性尿毒症症候群**（HUS）があるが，両者は類似の疾患として**血栓性微小血管障害症**（TMA）として包括される．

病態　血小板の粘着や凝集に必要な因子である**フォンヴィルブランド因子**[*1]（vWF）は血管内皮細胞から分泌後，特異的切断酵素であるADAMTS13[*2]により適度な大きさに切断される．TTPではADAMTS13活性の欠損や低下により，vWFが切断されなくなり，血中に血小板結合能の強いvWF多重体が蓄積し，高ずり応力[*3]が発生する微小血管で容易に血小板凝集，血栓を形成する．

TTPにはADAMTS13の遺伝子変異による活性の先天的欠乏（常染色体劣性遺伝）とADAMTS13に対するインヒビター（自己抗体）の出現による後天的な活性低下によるものがある．後天性TTPでは特発性（原因不明）のものと二次性のものがある．二次性TTPの原因として造血幹細胞移植，臓器移植，膠原病（全身性エリテマトーデス，強皮症）や悪性腫瘍，妊娠・分娩などのほか，薬剤性TTPとしてチエノピリジン系抗血小板薬（チクロピジン，クロピドグレル[*4]）やマイトマイシンC，シクロスポリン，インターフェロンなどで報告がある．

臨床症候・診断　TTPでは全身の微小血管に血小板血栓が形成されることで，消費による血小板減少が生じる．また，閉塞・狭窄血管内を通過することで赤血球が機械的に破壊，断片化され，溶血性貧血と破砕赤血球が生じる．微小血管閉塞による臓器症状として，精神神経症状や腎障害が生じる．微小血栓であるため

> **コラム 28・2　血栓性微小血管障害症**
>
> 　血栓性微小血管障害症（TMA）とは血小板凝集主体の血栓が全身の微小血管に形成され，溶血性貧血，血小板減少，血栓による臓器機能障害がひき起こされる疾患群である．TTP のほかに溶血性尿毒症症候群（HUS），非典型溶血性尿毒症症候群（aHUS）から成る．HUS は腸管出血性大腸菌（O157 など）の感染による下痢，血便，急性腎不全を特徴とし，おもに小児に好発する．菌の産生するベロ毒素による血管内皮障害が原因であると考えられている．一方，aHUS は下痢を伴わない HUS の亜型で補体経路の恒常的活性化による血管内皮障害が原因である．aHUS に対し，補体 C5 に対するモノクローナル抗体製剤であるエクリズマブが治療に使われるようになった．

血栓形成に対する生体反応としての線溶系活性化による血栓溶解反応が繰返され，精神神経症状の動揺が起こると考えられている．

　尿検査では尿潜血陽性，血液検査では溶血による間接ビリルビン上昇，ハプトグロビン低下，腎障害によるクレアチニン上昇を示す．末梢血塗末標本では破砕赤血球を認める．

　ADAMTS13 活性は低下し 3% 以下になる．ADAMTS13 に対するインヒビター（抗体）陽性であれば後天性（自己免疫性）である．

　治療　先天性 TTP では新鮮凍結血漿による ADAMTS13 補充が有効である．自己抗体による TTP では新鮮凍結血漿を置換液として用いた血漿交換による ADAMTS13 の補充と自己抗体の除去が有効である．自己抗体の除去目的で，ステロイドパルス療法などが行われる．**リツキシマブ**は有効であるが保険適応外である．血小板輸血は血小板血栓の原料を提供することになるので禁忌である．

リツキシマブ　rituximab

28・3　白血球減少症

　白血球は顆粒球（好中球，好酸球，好塩基球）リンパ球，単球から成る．白血球数 3000 μL^{-1} 以下を**白血球減少症**という．白血球減少症は**顆粒球減少症**と**リンパ球減少症**に分けられる．好酸球や好塩基球は絶対数が少なく顆粒球の大部分は好中球なので，顆粒球減少症は**好中球減少症**ともいわれる．顆粒球数 500 μL^{-1} 以下になると重症感染症を合併しやすい状態となり**無顆粒球症**といわれる．

白血球減少症
leukopenia

顆粒球減少症
granulocytopenia

リンパ球減少症
lymphopenia

好中球減少症
neutropenia

無顆粒球症
agranulocytosis

28・3・1　顆粒球減少症

　病態　顆粒球減少症の原因としては薬剤によるものが多い．抗がん剤などの薬剤あるいはその代謝産物が骨髄造血細胞に対して直接的に傷害する中毒性障害と，薬剤が好中球の細胞膜に結合してハプテンとして働き，抗好中球抗体の産生による好中球減少をひき起こすアレルギー機序による障害の場合がある．原因薬剤はさまざまであるが，抗がん剤のほかに無顆粒球症をきたす薬剤として，抗甲状腺薬（チアマゾール，プロピオチオウラシル），抗血小板薬*（チクロピジン），サルファ剤（サラゾスルファピリジン）など頻度が高い．その他，解熱鎮痛薬（アセトアミノフェン，インドメタシン），抗生物質（ペニシリン系，セ

* SBO 25・1 参照．

フェム系，クロレムフェニコール），ヒスタミン H_2 受容体アンタゴニスト（シメチジン，ファモチジン），抗不整脈薬（プロカインアミド，キニジン），アンギオテンシン変換酵素（ACE）阻害薬（カプトプリル，アラセプリル）など[*1]，さまざまな薬剤で起こりうることに留意する必要がある．

その他の顆粒球減少をきたす疾患として急性白血病や再生不良性貧血，骨髄異形成症候群，巨赤芽球性貧血などの血液疾患や重症感染症，がんの骨髄転移などがあげられる．

治療 薬剤性が疑われる場合は原因と思われる薬剤を直ちに中止することが最も大切である．無顆粒球症では，細菌や真菌感染に対する抵抗力が減弱し，重症感染症を併発する危険性が高く病状の進行も早いので，感染症の早期発見と抗生物質や抗真菌剤による治療が重要である．血液疾患やがん化学療法後の好中球減少に対しては顆粒球増殖因子 G-CSF（フィルグラスチム，レノグラスチム）が投与される．

28・3・2 リンパ球減少症

末梢血リンパ球数が $1500\,\mu L^{-1}$ 以下となった場合をリンパ球減少という．原因としては，抗がん剤，免疫抑制剤，ステロイド性抗炎症薬などの薬剤があげられる．その他ウイルス感染（麻疹，風疹，HIV 感染）や自己免疫疾患（全身性エリテマトーデスや関節リウマチ）などでもリンパ球減少が認められる．

28・4 血栓塞栓症

出血の際の止血機構として血液凝固は起こるが，病的に血管や心臓内で血液凝固により生じた血塊を**血栓**といい，血管が血栓によって完全に閉塞した病態を**血栓症**とよぶ．血栓がはがれて血流に乗り遠隔領域で血管を閉塞した場合が**血栓塞栓症**である．

血栓形成に関与する三つの重要な因子として，① 血流の変化，② 血管壁の性状，③ 血液成分の変化があげられる．血栓は形成される場所により，動脈血栓と静脈血栓に分けられる．

28・4・1 動脈血栓症

動脈血栓は血流が速い環境下における血栓形成であり，まず血小板が血管壁に粘着し血栓形成の足場をつくることが必要であるため，動脈血栓予防には抗血小板薬が有効である．動脈血栓症によってひき起こされる疾患としては，心筋梗塞，脳梗塞，下肢動脈血栓などがある．

病態 動脈硬化巣でプラーク[*2]の破綻により内皮の損傷が起こると，血管内皮下のコラーゲンが露出する（図28・1）．コラーゲンにフォンヴィルブランド因子（vWF）が結合し，さらに vWF 因子に血小板が血小板膜糖タンパク質 GPIb 受容体を介して結合する（血小板粘着）．

血管壁に粘着した血小板は，活性化して ADP やセロトニンなどを放出することにより周囲の血小板も二次的に活性化させる．ADP により血小板の GPIIb/IIIa

受容体が活性化され，フィブリノーゲンが結合するようになると，活性化した血小板が次々とフィブリノーゲンやvWFを介して結合し（血小板凝集），血小板血栓が形成される（一次血栓）．

プラークの破綻により，組織因子の放出による外因性凝固因子活性化と負に帯電した物質による内因性凝固因子の活性化が起こり，産生されたトロンビンによりフィブリンが形成され，血栓が強固になる（二次血栓）．

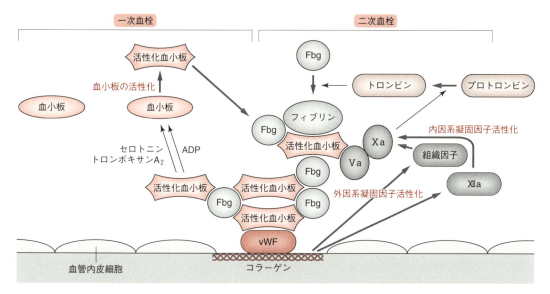

図28・1　動脈血栓の病態生理　Fbg：フィブリノーゲン，vWF：フォンヴィルブランド因子，ADP：アデノシン5′-二リン酸．

28・4・2　静 脈 血 栓 症

静脈血栓は血流が遅い環境下における血栓症で血液凝固因子の活性化が主病態であるため，静脈血栓予防に抗凝固薬が有効である．深部静脈血栓症，肺梗塞などがおもな疾患である．

病態　前述の血栓形成に関与する3因子をひき起こす以下の病態が原因となる．

- 血流のうっ滞：術後や長期臥床，長時間の下肢の下垂（エコノミークラス症候群など）
- 血液成分の変化：妊娠，抗リン脂質症候群，ネフローゼ症候群，脱水による血液濃縮など

  薬剤性としては，エストロゲン製剤や副腎皮質ステロイドなど
- 血管壁の性状：静脈カテーテル留置などによる血管損傷など

28・4・3　塞　栓　症

深部静脈の血栓がはがれて肺動脈を閉塞すれば肺塞栓症となり，心房細動に起因する心房内に形成された血栓がはがれて脳動脈を閉塞すれば脳塞栓となる．頸動脈の動脈硬化性病変に由来する血栓がはがれて脳塞栓を起こすこともある．

ワルファリンカリウム
warfarin potassium

新規経口抗凝固薬 novel oral anticoagulant, NOAC

ダビガトラン dabigatran

リバーロキサバン rivaroxaban

アピキサバン apixaban

エドキサバン edoxaban

薬物治療・予防 脳梗塞や心筋梗塞などの動脈血栓の急性期に対して血栓溶解療法として組織プラスミノーゲン活性化因子製剤に加え，抗血小板薬や抗凝固薬も用いられる．動脈血栓の予防としては，動脈硬化の危険因子（脂質異常症，高血圧，糖尿病，喫煙）の対策とともに抗血小板薬が用いられる．

深部静脈血栓症などの静脈血栓の急性期には未分画ヘパリンや**ワルファリン**などの抗凝固薬が投与される．心房細動で生じる心房内の血栓は，静脈系の血栓と同様に血流うっ滞による凝固因子活性化が原因で生じるため，血栓予防として抗凝固薬のワルファリンが用いられる．非弁膜症性の心房細動における血栓予防に対してはワルファリンのほかに，**新規経口抗凝固薬**（トロンビン阻害薬の**ダビガトラン**，Xa 阻害薬の**リバーロキサバン，アピキサバン，エドキサバン**）も用いられる．リバーロキサバン，アピキサバン，エドキサバンは，静脈血栓塞栓症（深部静脈血栓症および肺血栓塞栓症）の治療および再発抑制にも用いられる．

リバーロキサバン　　　　　　　　　　　ダビガトランエテキシラート

＊ 白血病については，詳しくは本シリーズ"第6巻 医療薬学Ⅳ" SBO 31 参照．

白血病 leukemia

急性白血病
acute leukemia

慢性白血病
chronic leukemia

急性骨髄性白血病
acute myelocytic leukemia, AML

急性リンパ性白血病
acute lymphocytic leukemia, ALL

慢性骨髄性白血病
chronic myeloid leukemia, CML

慢性リンパ性白血病
chronic lymphocytic leukemia, CLL

アピキサバン　　　　　　　　　　　エドキサバン

28・5 白 血 病（重複）＊

白血病は造血細胞の悪性腫瘍である．腫瘍細胞の増殖の場は骨髄であるが，多くの場合，腫瘍細胞は末梢血にも出現する．白血病は分化・成熟能を失った幼弱な造血腫瘍細胞が増殖する**急性白血病**と，分化・成熟能が保たれて成熟した造血腫瘍細胞が増殖する**慢性白血病**に分けられる．さらに，腫瘍細胞が骨髄系の細胞由来かリンパ系細胞由来かにより，**急性骨髄性白血病，急性リンパ性白血病，慢性骨髄性白血病，慢性リンパ性白血病**に分類される．

急性白血病では腫瘍細胞の増殖が速く，正常造血機能は障害されるため，貧血，血小板減少，正常の白血球の減少（腫瘍細胞が末梢血に出てくると白血球数とし

ては増加する）などが急速に進行するので，早期に強力な全身化学療法が必要である．

慢性白血病では腫瘍細胞の増殖はゆっくりであるため，症状の発現は遅いが，白血球増加や血小板増加（慢性骨髄性白血病の場合），貧血などが徐々に現われてくる．最終的には分化の障害も出現して急性白血病化（急性転化）する．

28・6 悪性リンパ腫（重複）*

悪性リンパ腫はリンパ系の造血細胞の悪性腫瘍である．リンパ性白血病との違いはリンパ性白血病では増殖の場が骨髄であるのに対し，悪性リンパ腫では増殖の場がリンパ節や種々の臓器のリンパ組織であることである．

悪性リンパ腫は特徴的な**ホジキン細胞**や**リード・ステルンベルグ巨細胞**がみられる**ホジキンリンパ腫**と，それ以外の**非ホジキンリンパ腫**に分類される．非ホジキンリンパ腫はさらに腫瘍細胞の由来（B細胞由来かナチュラルキラー/T細胞由来か）や大きさ，腫瘍の進展形式などによって細かく分類される．わが国ではびまん性大細胞型B細胞リンパ腫が最も多い．

治療としては全身化学療法が主体であるが，限局した病変には放射線照射も行われる．また，CD20陽性のB細胞リンパ腫にはCD20に対するモノクローナルキメラ抗体薬であるリツキシマブが併用される．

* 悪性リンパ腫については，詳しくは本シリーズ"第6巻 医療薬学Ⅳ" SBO 32参照．

悪性リンパ腫
malignant lymphoma

ホジキン細胞
Hodgkin cell

リード・ステルンベルグ巨細胞（Reed–Sternberg cell）：リード・ステルンベルゲ細胞ともいう．

ホジキンリンパ腫
Hodgkin lymphoma

非ホジキンリンパ腫
non-Hodgkin lymphoma

第7章 泌尿器系，生殖器系疾患の薬，病態，薬物治療

> **SBO 29** 利尿薬の薬理（薬理作用，機序，おもな副作用）および臨床適用を説明できる．
> E2(3)③1

泌尿器系の解剖・生理については，本シリーズ"第4巻 生物系薬学Ⅱ" SBO 21, 35, 36 参照．

利尿薬 diuretic

糸球体濾過量 glomerular filtration rate, GFR

利尿薬は，尿量とナトリウム排泄を増加させ（ナトリウム利尿），同時に陰イオンである塩化物イオンの排泄も増加させる．利尿薬は尿細管において水・ナトリウムの再吸収を抑制するが，全身血行動態を改善して腎血流量や**糸球体濾過量（GFR）**を増加させることによって尿量を増加させる薬物もある．高血圧，心不全，腎不全，ネフローゼ症候群および肝硬変などさまざまの病態において，浮腫の軽減や降圧作用を期待して用いられる．

29・1 利尿薬の尿細管作用部位

利尿薬は尿細管における作用部位から分類される（表29・1，図29・1）．利尿薬の作用部位から，作用機序や利尿効果，電解質排泄パターン，副作用などの差異が説明される．

表 29・1 利尿薬の分類

尿細管作用部位	分 類	利 尿 薬
近位尿細管	炭酸脱水酵素阻害薬	アセタゾラミド
近位尿細管，ヘンレ係蹄	浸透圧利尿薬	D-マンニトール，イソソルビド，濃グリセリン
ヘンレ係蹄	ループ利尿薬	フロセミド，ブメタニド，ピレタニド，アゾセミド，トラセミド
遠位尿細管後半部	チアジド系利尿薬	ヒドロクロロチアジド，トリクロルメチアジド，ベンチルヒドロクロロチアジド
	チアジド系類似利尿薬	メチクラン，インダパミド，トリパミド，メフルシド
遠位尿細管〜皮質集合管	抗アルドステロン薬	スピロノラクトン，カンレノ酸カリウム，エプレレノン
	Na^+チャネル遮断薬	トリアムテレン
	バソプレッシン受容体アンタゴニスト	トルバプタン，モザバプタン

29・2 利尿作用をもつもの

心房から分泌される心房性ナトリウム利尿ペプチドは，利尿作用と血管拡張作用を併せもつ．

ジギタリス製剤は強心作用の結果，心拍出量の増大により腎血流量を増加させる．**アミノフィリン**などのメチルキサンチン誘導体は腎血管拡張作用をもち，腎血流量の増加を介して糸球体濾過量を増加させ利尿効果を発揮する．

また，大量の水分摂取により低張な尿の排泄が増加する（水利尿）．血漿浸透

アミノフィリン aminophylline

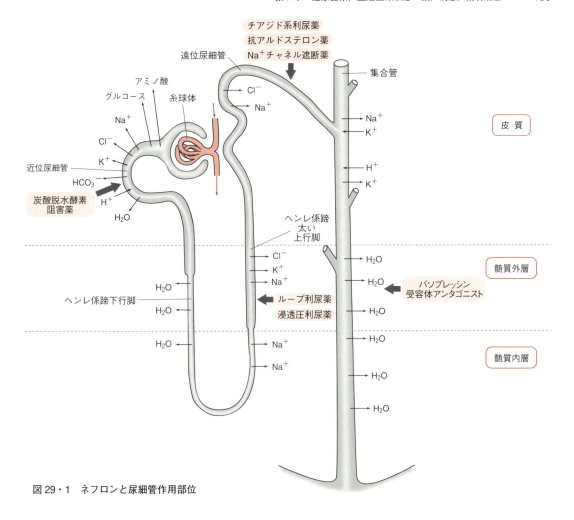

図 29・1 ネフロンと尿細管作用部位

圧が低下し抗利尿ホルモンの分泌が低下するためで，集合管における水再吸収が抑制されるからである．

29・3 炭酸脱水酵素阻害薬

アセタゾラミドは，炭酸脱水酵素を阻害して HCO_3^- の排泄量を増加させる．炭酸脱水酵素を阻害薬すると近位尿細管での Na^+ の再吸収が低下する．しかし，その結果増加した尿細管腔内の Na^+ と水は再吸収能が高いヘンレ係蹄*へと流入するので，尿中への排泄量はさほど増加しない．すなわち炭酸脱水酵素阻害薬は緩和な利尿効果を示す薬物であり，利尿薬としての使用は限定的である．

アセタゾラミド
acetazolamide

ステム -zolamide: 炭酸脱水酵素阻害薬

* ヘンレ係蹄を，ヘンレループともいう．

29・3・1 作用機序

近位尿細管では，Na^+-H^+対向輸送体の働きにより，管腔内のNa^+がH^+と交換に尿細管上皮細胞内へ輸送される．管腔内のHCO_3^-はH^+と反応してH_2CO_3を形成する．H_2CO_3は刷子縁膜にある**炭酸脱水酵素**により速やかにH_2OとCO_2に分解され，CO_2は細胞内に入り，炭酸脱水酵素によりH_2Oと反応してH_2CO_3となる（炭酸脱水酵素はこれら両方向の反応を触媒する）．H_2CO_3はH^+とHCO_3^-にイオン化する．H^+はNa^+-H^+対向輸送体によるNa^+の移動に用いられ，HCO_3^-はNa^+とともにNa^+-HCO_3^-共輸送体によって間質へ輸送される．これにしたがって水が間質へ移動する．アセタゾラミドは炭酸脱水酵素を阻害して，このNa^+，HCO_3^-の再吸収をほぼ完全に抑制する（図29・2）．

> 炭酸脱水酵素（carbonic anhydrase）: 炭酸デヒドラターゼ，カルボニックアンヒドラーゼともいう．

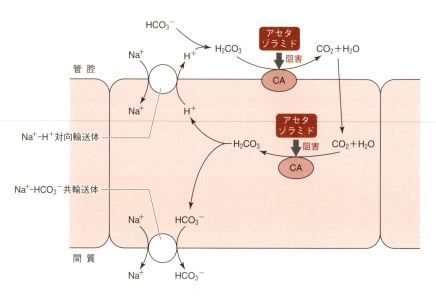

図29・2 近位尿細管におけるNa^+とHCO_3^-の再吸収 CA: 炭酸脱水酵素（炭酸デヒドラターゼ，カルボニックアンヒドラーゼともいう）．

29・3・2 副作用

炭酸脱水酵素阻害薬は尿中へのNa^+排泄と同時にHCO_3^-排泄も増加させるので，尿pHを上昇させるとともに代謝性アシドーシスを起こす．高度の肝機能障害のある患者では，血中アンモニア濃度を上昇させ，肝性昏睡を誘発するおそれがあるので禁忌とされている．スルホンアミド誘導体であるので，スルホンアミドに過敏性を示す患者は禁忌であり，骨髄抑制，皮膚毒性，腎障害などをひき起こすことがある．

> 炭酸脱水酵素阻害薬
> carbonic anhydrase inhibitor

29・3・3 臨床適用

炭酸脱水酵素は赤血球，中枢神経系，毛様体上皮など腎上皮以外にも存在する．炭酸脱水酵素阻害薬のおもな適応は開放隅角緑内障である．毛様体に存在する炭

酸脱水酵素の作用を抑制することによって房水産生を減少させ，眼圧を低下させる．アセタゾラミドの経口あるいは注射薬とは別に，点眼薬として**ドルゾラミド**，**ブリンゾラミド**がある．また，アセタゾラミドには抗痙攣性作用があり，他の抗てんかん薬で効果不十分な場合に追加して用いられることがある．

ドルゾラミド dorzolamide
ブリンゾラミド brinzolamide

29・4 浸透圧利尿薬

D-マンニトールと濃グリセリンは静脈内投与され，イソソルビドは経口投与により，血漿浸透圧を増加させる．糸球体で沪過されるが尿細管ではほとんど再吸収されず，薬理学的には比較的不活性な薬物である．

29・4・1 作用機序

浸透圧利尿薬は尿細管ではほとんど再吸収されないので，水・ナトリウムの再吸収が進むと濃縮される．その結果，尿細管管腔内の浸透圧の上昇をひき起こし，水再吸収を抑制することとなるので尿量が増加する．また，浸透圧利尿薬は細胞外液量を増加させ，腎血流量を増加させ腎髄質の浸透圧物質を洗い出すため，腎髄質の浸透圧は低下する．近位尿細管でも作用を示すが，おもな作用部位はヘンレ係蹄とされている．

浸透圧利尿薬 osmotic diuretic

29・4・2 副作用

血漿浸透圧の上昇によって細胞内から細胞外へ水がひき出され，低ナトリウム血症となり，頭痛，悪心，嘔吐などがひき起こされる．尿閉のある患者や腎障害により排尿障害がある患者では，浸透圧利尿薬の排泄が十分でなく血漿浸透圧の過度の上昇により急性腎不全が現れることがある．急性頭蓋内血腫のある患者には禁忌である．高い頭蓋内圧により一時止血していたものが，頭蓋内圧の減少とともに再び出血し始めることもあるからである．

29・4・3 臨床適用

腎血流量の増加は急性腎不全に対して保護的に働くので，急性腎不全の予防あるいは治療に用いられる．頭蓋内圧を降下させ，脳容積を縮小させるので脳浮腫の治療に用いられる．また，緑内障の治療に用いられる．高い血漿浸透圧により硝子体液が脈絡膜毛細血管にひき込まれ硝子体容積を減少させるので，眼圧を下降させることになる．

ループ利尿薬 loop diuretic

フロセミド　furosemide
ブメタニド　bumetanide
ピレタニド　piretanide
アゾセミド　azosemide
トラセミド　torasemide

29・5 ループ利尿薬——Na^+-K^+-$2Cl^-$共輸送阻害薬

ループ利尿薬は，ヘンレ係蹄上行脚の太い部分に作用して強力な利尿効果を示す．**フロセミド**，**ブメタニド**，**ピレタニド**，**アゾセミド**，**トラセミド**がある．トラセミドは抗アルドステロン作用を併せもつ．

ステム -semide: フロセミド系利尿薬

ステム -etanide: ピレタニド系利尿薬

フロセミド　　　　　　ブメタニド　　　　　　ピレタニド

アゾセミド　　　　　　トラセミド

29・5・1　作 用 機 序

　ヘンレ係蹄上行脚の太い部分では，Na^+-K^+-$2Cl^-$共輸送体によって管腔から上皮細胞内へNa^+，K^+，Cl^-が流入する．ループ利尿薬は，近位尿細管から有機酸輸送系を介して分泌され，管腔側からこの輸送体に結合してこれらの電解質の輸送を阻害する．この部位の昇吸収能が非常に高いので，作用が強力である．Na^+とCl^-の尿中排泄を著明に増加させ，沪過されたNa^+の最大25%を排泄させる．遠位尿細管へのNa^+の負荷が増大するので，これより遠位部のNa^+とK^+の交換系が亢進し，K^+の排泄量は増加する．また，Ca^{2+}とMg^{2+}の尿中排泄も増加する．この部位の再吸収の抑制は，腎髄質間質の高い浸透圧の形成を阻害するので尿濃縮能が低下する．

　ループ利尿薬は腎血流量，特に皮質内層の血流を増加させる．その結果，直血管系の血流が増加し，尿濃縮が抑制される．この腎血流量の増加は少なくともその一部がプロスタグランジンの産生増加によるので，NSAIDの投与はループ利尿薬の効果を減弱させる．

　ループ利尿薬は大部分が血漿タンパク質と結合するので，糸球体で沪過されるのはわずかであるが，近位尿細管の有機酸輸送系により分泌され，太い上行脚管腔側に比較的効率よく到達し，管腔側からNa^+-K^+-$2Cl^-$共輸送体に結合してその機能を阻害する．

29・5・2　副 作 用

　ループ利尿薬は，強力な利尿効果の結果として，水・電解質バランスの異常（電解質失調）や脱水をひき起こす．低カリウム血症，低マグネシウム血症をきたすと，ジギタリス中毒を誘発しやすいばかりでなく，重症心室性不整脈を誘発することもある．血圧低下，循環虚脱をきたす．また，急激な利尿が現れた場合，急速な血漿量減少，血液濃縮をきたし，血栓塞栓症を誘発するおそれがある．

　ループ利尿薬の代謝に対する影響として，高尿酸血症，高血糖，脂質異常症がある．高尿酸血症は，ループ利尿薬が有機酸輸送系において尿酸と競合し，尿酸

の尿細管分泌が低下することで起こる（チアジド系利尿薬*1も同様）．また，内耳においては，内リンパの電解質組成に対する影響から聴覚障害を認めることがある．肝疾患・肝機能障害のある患者では肝性昏睡を誘発することがあり，低カリウム血症によるアルカローシスの増悪により肝性昏睡が悪化するおそれがあるので肝性昏睡患者は禁忌である．無尿の患者，低ナトリウム，低カリウム血症も禁忌である．

相互作用では，アミノグリコシド系抗生物質やシスプラチンとの併用で聴覚障害を増強することがある．アミノグリコシド系，セファロスポリン系抗生物質は腎毒性を増強するおそれがある．

*1 SBO 29・6・2 参照．

*2 高血圧治療ガイドライン 2014

CKD: chronic kidney disease

*3 本シリーズ"第6巻 医療薬学I"SBO 20・2 参照．

*4 CKD 診療ガイドライン 2013

チアジド系利尿薬
thiazide diuretic

*5 サイアザイドともいう．

ヒドロクロロチアジド
hydrochlorothiazide

トリクロルメチアジド
trichlormethiazide

ベンチルヒドロクロロチアジド
benzylhydrochlorothiazide

ステム -thiazide：クロロチアジド系利尿薬

メチクラン　meticrane

インダパミド　indapamide

トリパミド　tripamide

ステム -pamide：スルファモイル安息香酸アミド系利尿薬

メフルシド　mefruside

29・5・3 臨 床 適 用

フロセミドは高血圧の適応をもつが，チアジド系利尿薬に比し，利尿作用は強いが降圧効果は弱い．降圧薬としては一般的にチアジド系利尿薬が使用されることが多い*2．慢性腎臓病（CKD）において，推算糸球体沪過量（eGFR）*3 30〔mL・(分/1.73 m^2)〕未満の場合，降圧利尿薬としてはループ利尿薬が用いられる*4．ループ利尿薬単独あるいはチアジド系利尿薬と併用してネフローゼ症候群の浮腫軽減にも有効である．

"慢性心不全治療ガイドライン（2010年改訂版）"によると，ループ利尿薬は，心不全患者のうっ血に基づく労作時呼吸困難，浮腫等の症状を軽減するために最も有効な薬剤である．"急性心不全治療ガイドライン（2011年改訂版）"では，長時間作用型ループ利尿薬であるトラセミドは，抗アルドステロン効果をもつので，低カリウム血症を回避するのに好都合となる．ループ利尿薬で十分な利尿が得られない場合にはチアジド系利尿薬との併用が試みられる．

29・6　チアジド系利尿薬——Na$^+$-Cl$^-$共輸送阻害薬

チアジド^{*5}**系利尿薬**（ベンゾチアジアジン誘導体）として，**ヒドロクロロチアジド**，**トリクロルメチアジド**，**ベンチルヒドロクロロチアジド**があり，チアジド系類似利尿薬として，**メチクラン**，**インダパミド**，**トリパミド**，**メフルシド**がある．

29・6・1 作用機序

チアジド系利尿薬の主たる作用部位は遠位尿細管で，管腔側膜上のNa^+-Cl^-共輸送体を阻害する．沪過されたNa^+のうち90％以上は遠位尿細管までに再吸収されているので，Na^+-Cl^-共輸送阻害薬の利尿効果は限定的である．ループ利尿薬と同様に糸球体で一部沪過され，有機酸輸送系を介して近位尿細管に分泌され管腔側から作用する．他の利尿薬に比べて，チアジド系利尿薬の降圧効果は大きい．長期的には末梢血管抵抗を低下させることも，チアジド系の降圧効果を一部説明するものである．

29・6・2 副 作 用

*1 SBO 29・5・2参照．

ループ利尿薬と同様に[*1]，体液・電解質バランスの異常をきたす．すなわち，細胞外液量の減少，低血圧，低カリウム血症，低ナトリウム血症，低マグネシウム血症，低クロル血症と代謝性アルカローシスなどをもたらすことがある．慢性投与によりカルシウムの排泄は減少するので高カルシウム血症をきたすことがある．代謝に対する影響として，高尿酸血症，耐糖能の低下，脂質異常症があり，頻度は少ないが光線過敏症，血小板減少症が認められることがある．

29・6・3 臨床適用

*2 アンジオテンシンともいう．
ACE: angiotensin converting enzyme
ARB: angiotensin Ⅱ receptor antagonist, angiotensin Ⅱ receptor blocker
*3 高血圧治療ガイドライン 2014

チアジド系利尿薬は，主要な降圧薬の一つであり，カルシウム拮抗薬，アンギオテンシン[*2]変換酵素（ACE）阻害薬，アンギオテンシンⅡ受容体アンタゴニスト（ARB）とともに，第一選択薬として用いられる．食塩摂取量の多い日本人の高血圧治療に有利である．なお，代謝性の副作用を回避する目的もあり，低用量から開始するとされる．特に高齢者，低レニン性高血圧，CKD合併高血圧，糖尿病，インスリン抵抗性など食塩感受性が亢進した高血圧に効果が期待でき，減塩が困難な高血圧や浮腫を有するなど体液過剰を合併した高血圧，あるいは治療抵抗性高血圧に対する降圧薬としても有用である[*3]．尿タンパク陽性あるいは糖尿病を合併する患者の高血圧治療の第一選択薬はレニン-アンギオテンシン系の抑制薬であるが，利尿薬は第二選択薬となり，eGFR 30〔mL/（分・1.73 m^2）〕以上の場合にはチアジド系利尿薬（チアジド類似薬を含む）が用いられる．

利尿薬は，心不全患者の症状を軽減するために最も有効な薬剤で，肺うっ血所見や全身浮腫など体液貯留による症状が明らかである場合には，ループ利尿薬，チアジド系利尿薬が用いられる．ループ利尿薬の利尿効果減弱の場合には，チアジドとの併用が有効な場合がある．

抗アルドステロン薬
(antialdosterone)：アルドステロン拮抗薬（aldosterone antagonist）ともいう．

スピロノラクトン spironolactone

エプレレノン eplerenone

カンレノ酸カリウム potassium canrenoate

カリウム保持性利尿薬 potassium-sparing diuretic

29・7 抗アルドステロン薬

抗アルドステロン薬は鉱質コルチコイド受容体の遮断薬であり，**スピロノラクトン**，**エプレレノン**，**カンレノ酸カリウム**がある．これらの薬物は，次のNa^+チャネル遮断薬トリアムテレンと同様に，Na^+の排泄を促進してK^+の再吸収を増加させるので，**カリウム保持性利尿薬**といわれる．

スピロノラクトン　　　エプレレノン　　　カンレノ酸カリウム

29・7・1　作 用 機 序

　アルドステロンは，遠位尿細管と集合管の細胞質にある鉱質コルチコイド受容体に結合する．その結果，アルドステロン誘導タンパク質（AIP）が発現し，これが Na^+ チャネルと Na^+ ポンプ（Na^+, K^+-ATP アーゼ）の活性化あるいは発現亢進など多様な作用を示し，結果として Na^+ と水の再吸収を促進し，また K^+ の排泄を増加させる（図 29・3）．抗アルドステロン薬はアルドステロンの鉱質コルチコイド受容体との結合を阻害し，Na^+ の排泄を増加させ，利尿作用を示す．

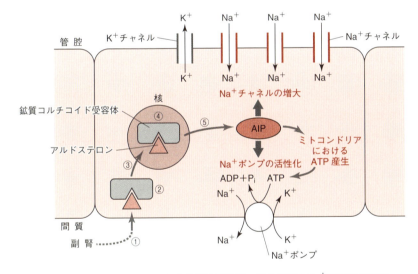

図 29・3　アルドステロンによる遠位尿細管～集合管での Na^+ 再吸収の促進
① アルドステロンが細胞内に入る．② 細胞質内のアルドステロン受容体と結合する．③ この結合物は核内に移行する．④ DNA に作用して転写を促進する．⑤ AIP の合成をもたらす．AIP は少なくとも三つの作用を示す（赤字）．AIP: アルドステロン誘導タンパク質．

29・7・2　副 作 用

　抗アルドステロン薬は，Na^+ チャネル遮断薬トリアムテレンと同様に，高カリウム血症をひき起こすことがある．無尿，腎不全，高カリウム血症の患者は禁忌となる．カリウム製剤やレニン-アンギオテンシン系阻害薬との併用で高カリウム血症を誘発することがある．また，抗アルドステロン薬はプロゲステロン受容体やアンドロゲン受容体にも親和性をもつため，女性化乳房，性的不能，月経不順などをひき起こすことがある．エプレレノンは鉱質コルチコイド受容体への親和性が高く，これらの副作用を起こしにくい．

29・7・3 臨床適用

スピロノラクトンは高血圧と浮腫に，カンレノ酸カリウムは浮腫，エプレレノンは高血圧に用いられる．ループ利尿薬やチアジド系利尿薬と併用されることが多い．

抗アルドステロン薬は，特に低レニン性高血圧に効果が期待できる．また，タンパク尿を減少させるとされているが，レニン-アンギオテンシン系阻害薬との併用では高カリウム血症の注意が必要となる[*1]．心不全に対して，スピロノラクトンやエプレレノンは，ナトリウム貯留や心筋線維化を抑制することが示された[*2]．ただし，エプレレノンに心不全の適応はない．

肝性浮腫あるいは腹水の原因は，低アルブミン血症に伴う高質浸透圧の低下あるいは門脈圧亢進，さらに循環血腫量減少に伴うレニン-アンギオテンシン-アルドステロン系の亢進などが考えられている．塩分，水分制限に加えて利尿薬が用いられるが，抗アルドステロン薬が第一選択薬となり，必要に応じてループ利尿薬が加えられる．

[*1] 高血圧治療ガイドライン 2014
[*2] 慢性心不全治療ガイドライン 2010 年改訂版

Na^+ チャネル遮断薬
sodium channel blocker

29・8 Na^+ チャネル遮断薬

トリアムテレンは遠位尿細管～集合管上皮細胞の管腔側膜上にある上皮性 Na^+ チャネル（図29・3）を遮断して利尿効果を発揮する．利尿効果は弱い．ループ利尿薬やチアジド系利尿薬と併用されることが多い．副作用としては高カリウム血症がある．

バソプレッシン受容体アンタゴニスト vasopressin receptor antagonist
AVP: arginine vasopressin
AC: adenylate cyclase

29・9 バソプレッシン受容体アンタゴニスト（AVP 受容体アンタゴニスト）

バソプレッシンは集合管においてバソプレッシン V_2 受容体に結合すると（図29・4，①），アデニル酸シクラーゼ（AC）が活性化し cAMP 濃度を上昇させる（②）．cAMP 依存性プロテインキナーゼ（A キナーゼ）が活性化し，水チャネル（アクアポリン AQP2）の管腔膜への移動を促進するとともに（③）水チャネル

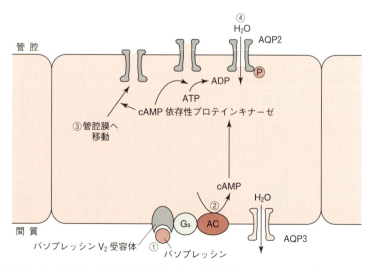

図29・4 バソプレッシンによる水チャネルの活性化　AC: アデニル酸シクラーゼ

をリン酸化し水透過性が亢進し，水の再吸収を促進する（④）．バソプレッシン受容体アンタゴニストである**トルバプタン**と**モザバプタン**はバソプレッシン V_2 受容体を遮断して水の再吸収を抑制し，電解質排泄の増加を伴わない利尿（水利尿）をひき起こす．トルバプタンは，ループ利尿薬などの他の利尿薬で効果不十分な心不全あるいは肝不全における体液貯留に加えて，常染色体優性多発性囊胞腎の進行抑制に用いられ，モザバプタンの適応症は，異所性抗利尿ホルモン産生腫瘍による抗利尿ホルモン不適合分泌症候群における低ナトリウム血症の改善とされる．

トルバプタン tolvaptan
モザバプタン mozavaptane

ステム -vaptan：バソプレッシン受容体アンタゴニスト

トルバプタン　　　　モザバプタン

29・10　心房性ナトリウム利尿ペプチド

心房性ナトリウム利尿ペプチドは，利尿作用，血管拡張作用に加えてレニン-アンギオテンシン-アルドステロン系や交感神経活性の抑制作用をもつ．心房性ナトリウム利尿ペプチド製剤である**カルペリチド**は点滴静注にて，心不全の急性増悪期あるいは重症心不全に用いられる．

心房性ナトリウム利尿ペプチド arterial natriuretic peptide, ANP
カルペリチド carperitide

> **SBO 30**
> E2(3)③2
> 急性および慢性腎不全について，治療薬の薬理（薬理作用，機序，おもな副作用），および病態（病態生理，症状など）・薬物治療（医薬品の選択など）を説明できる．

30・1 腎疾患の診断名

腎疾患には，その原因，障害部位，経過などによりさまざまな診断名がつけられる．それらの診断名は必ずしも一つの観点だけから区別してつけられるわけではないので，しばしば混乱の原因となる．ここでは三つの観点から腎疾患を分類する．これらの分類は，ある腎疾患を異なる観点から切取った側面を示すものであるため，実際には複合的な表現が可能になる．たとえば，糖尿病が長年経過してタンパク尿が増加し腎機能の持続的低下が生じた症例には，"糖尿病性腎症によるネフローゼ症候群を呈する慢性腎不全"という診断がありうる．

a. 臨床症候とその経過による分類 腎機能の低下を伴う腎疾患を腎不全といい，おもにその経過の早さの観点から**急性腎不全**と**慢性腎不全**に分類される．近年ではこれらの診断名は，腎機能低下が症候として現れる前の段階からの病態経過を含む概念として，それぞれ**急性腎障害**（AKI），**慢性腎臓病**（CKD）という語に変えられていることが多い．また，これ以外の臨床症候による分類として，急性腎炎症候群，急速進行性腎炎症候群，慢性腎炎症候群，ネフローゼ症候群，反復性または持続性血尿症候群がある．

b. 組織学的分類 組織学的な検査結果をもとに病変部位や病理像を特徴づけた分類である．おもなものに，一次性糸球体疾患（管内増殖性糸球体腎炎，微小変化型ネフローゼ症候群，巣状糸球体硬化症，膜性腎症，IgA腎症など），尿細管間質性腎炎，腎硬化症，腎盂腎炎，腎癌などがある．

c. 病因による分類 腎疾患は腎臓自体に発生した何らかの異常がもととなる一次性（原発性）のものと腎臓以外の臓器の疾患がもととなる二次性（続発性）のものに大別される．一次性のものの多くはその病因が不明でありおもに組織学的特徴をもとにした診断名がつけられるが，病因が明らかなものとしては薬剤性腎症や遺伝性腎疾患がある．二次性のものには，糖尿病性腎症，ループス腎炎，痛風腎などがある．

30・2 急性腎不全

30・2・1 病態生理

急性腎不全は正常または正常に近い腎機能が数日のうちに急激に低下する病態の総称である．腎機能はおもに**糸球体濾過量**（GFR）の低下を反映する**血清クレアチニン値**か**血中尿素窒素**（BUN）の数日間の上昇により診断される*．多くの場合，**乏尿**（1日600 mL以下）や**無尿**（1日100 mL以下）を伴うが，尿量の減少がみられない場合もある．

急性腎不全は本来可逆性の疾患であるが，多臓器不全の一つとして二次性に発症する急性腎不全は予後が悪く死亡率が高い．そこで，腎機能低下が顕著ではな

急性腎不全 acute renal failure

慢性腎不全 chronic renal failure

急性腎障害 acute kidney injury, AKI

慢性腎臓病 chronic kidney disease, CKD

糸球体濾過量 glomerular filtration rate, GFR

血清クレアチニン serum creatinine

血中尿素窒素 blood urea nitrogen, BUN

* 糸球体濾過量，血清クレアチニン，血中尿素窒素については，本シリーズ"第6巻 医療薬学I" SBO 17・6 参照．

乏尿 oliguria

無尿 anuria

い時点からの早期の診断と治療を目的としてAKIの概念が用いられるようになっている．AKIの診断基準は，48時間以内の血清クレアチニン値上昇あるいは6時間以上の持続的尿量減少である．短時間のわずかな腎機能の悪化による診断が可能であるが，尿量の減少のみでの判断の場合には尿路閉塞を除外するなど，一部は急性腎不全と重ならない部分もある．

急性腎不全の原因は以下の三つに大別される（図30・1）．

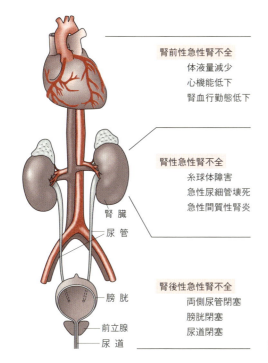

図30・1 急性腎不全の原因

a．腎前性急性腎不全　循環血液量の低下からGFRの低下が起こる急性腎不全で，急性腎不全の約60％を占める．全身の循環動態の変化は，出血，下痢などの原因による体液量減少，心機能低下による心拍出量の減少などで起こる．また，非ステロイド性抗炎症薬は腎血管拡張性のプロスタグランジン産生を抑制して腎血行動態の低下をひき起こすことにより，アンギオテンシン変換酵素（ACE）阻害薬やアンギオテンシンⅡ受容体アンタゴニスト（ARB）はアンギオテンシンⅡによる輸出細動脈の収縮を抑制することにより，いずれもGFRの低下をひき起こす．早期に原因に対処すれば回復が見込めるが，循環動態の低下が長引くと尿細管上皮細胞が虚血により壊死し，腎性急性腎不全となる．

b．腎性急性腎不全　腎実質の傷害のために起こる急性腎不全で，急性腎不全の35％を占める．腎性急性腎不全のほとんどが**急性尿細管壊死**であり，虚血によるものと腎毒性物質によるものがある．外因性の腎毒性物質としてはアミノグリコシド系抗生物質やシスプラチンなどの薬物および重金属，造影剤などがある．また，内因性の腎毒性物質として，横紋筋融解症で遊離するミオグロビンや溶血性疾患によるヘモグロビンが知られている．一方，糸球体の傷害は急性糸

ACE: angiotensin-converting enzyme

ARB: angiotensin Ⅱ receptor blocker

球体腎炎などに起因し，急性間質性腎炎はペニシリン系抗生物質や非ステロイド性抗炎症薬で起こりうる．

c. 腎後性急性腎不全 腎臓から下の尿路における尿の通過障害が原因となる急性腎不全で，急性腎不全の5％以下を占める．骨盤内悪性腫瘍や尿管結石などによる尿管閉塞と，前立腺疾患，神経因性膀胱*などによる膀胱・尿道閉塞がある．

* コラム 32・1 (p.205) 参照．

30・2・2 症　状

乏尿・無尿の臨床症状が出やすいが，特に初期では尿量の低下が顕著ではない場合もある．このほか，血清クレアチニン値や BUN の上昇，高カリウム血症などの検査所見がみられる．

30・2・3 治　療

治療の基本は原因の早期除去である．つまり腎前性急性腎不全ならば，補液・輸血などによる体液量補充，心機能低下への対応などを行う．腎後性急性腎不全ならば下部尿路の通過障害を取除く．薬剤性の腎性急性腎不全ならば原因薬物の投与を中止し，原因不明もしくは改善しない間質性腎炎などには必要に応じてステロイド性抗炎症薬や免疫抑制薬を用いる．原因物質除去および尿毒症症状の緩和のための**透析**療法が重要である．感染症が原因である場合には抗菌薬を投与する．

透 析　dialysis

急性腎不全に伴う高カリウム血症の治療には，**ポリスチレンスルホン酸ナトリウム**や**ポリスチレンスルホン酸カルシウム**が用いられる．これらの陽イオン交換樹脂は経口または注腸投与により消化管においてカリウムイオンを吸着するために高カリウム血症を改善する．腹痛，便秘，悪心・嘔吐，下痢などを起こすことがあり，腸管への残留を避けるために排泄を促す必要がある．

ポリスチレンスルホン酸ナトリウム　sodium polystyrene sulfonate

ポリスチレンスルホン酸カルシウム　calcium polystyrene sulfonate

30・3 慢性腎不全

30・3・1 病態生理

慢性腎不全は，腎機能の障害が非可逆的に徐々に進行し，最終的には血液透析などの代替療法が必要な状態となる腎不全である．急性腎不全では単一ネフロン当たりの GFR が低下するのに対して，慢性腎不全では機能ネフロンの数が減少している．残存ネフロンでは代償的に GFR が上昇して腎機能の維持に寄与するが，この過負荷が結果的に糸球体硬化を進行させて，さらなる機能ネフロンの減少につながってしまうと考えられている．すべての腎疾患が慢性腎不全の初期原因となりうるが，糖尿病性腎症，慢性糸球体腎炎，腎硬化症が透析導入に至る三大原疾患である．

30・3・2 症　状

慢性腎不全はその病期によって腎障害の程度が悪化していくに伴い，さまざまな臨床症状が現れる．

a. 第 1 期 GFR が正常の 50 % 以上保たれているが腎予備力が低下している時期で，血清クレアチニン値や BUN は正常なのでほとんど無症状であり，腎不全とはいわない時期である．

b. 第 2 期 GFR が 50〜30 % になると軽度の血清クレアチニン値上昇，BUN 上昇とともに，軽度貧血や夜間尿を認めるようになる．ナトリウムや水の貯留から血圧も上昇する．

c. 第 3 期 さらに腎機能障害が進行して GFR が 30〜10 % になると倦怠感や脱力感という自覚症状を覚えるようになり，高度の血清クレアチニン値上昇，BUN 上昇，貧血とともに，高カリウム血症，高リン血症，低カルシウム血症，代謝性アシドーシスなどが現れる．

d. 第 4 期 GFR が 10 % 以下になると尿毒症症状がひどくなり，末期腎不全となる．

30・3・3 治　療

治療の目的は慢性腎不全の進行を防止して末期腎不全に至らせないとともに心血管疾患の発症を抑制することである．原疾患の種類に関わらず，生活指導，食事療法，薬物治療を含めた集学的治療が必要である．

a. 生活指導 肥満と喫煙は腎不全進行と心血管疾患の危険因子であり，肥満の是正と禁煙が必要である．血圧や腎機能に応じた適度な運動が推奨される．

b. 食事療法 水分の過剰摂取や極端な制限は不要である．食塩の過剰摂取は高血圧をきたしやすいので，3〜6 g/日を基本とする．摂取タンパク質量は軽症時には健常人と同程度で構わないが，重症度が進むにつれて制限する．このとき，摂取エネルギー量が必要以上に低下しないように配慮する必要がある．

c. 薬物治療 慢性腎不全の薬物治療は，原因病態に対する治療と合併症状に対する治療の二つの目的がある（図 30・2）．

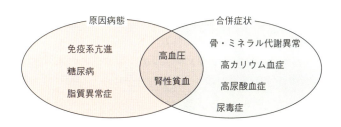

図 30・2　慢性腎不全で薬物治療の対象となるおもな症状

1) **降圧薬***： 慢性腎不全によるナトリウムと水の貯留は高血圧をひき起こし，高血圧は腎不全を悪化させるという悪循環があるため，血圧の適正値維持は重要である．糖尿病合併腎不全，軽度以上のタンパク尿を示す腎不全にはアンギオテンシン変換酵素阻害薬またはアンギオテンシン II 受容体アンタゴニストを第一選択薬とする．一方，糖尿病を合併せずタンパク尿ではない腎不全には，これらの降圧薬のほかに**長時間作用型 Ca^{2+} チャネル遮断薬**，**利尿薬**，アドレナリン β 受

* 各降圧薬の薬理作用については SBO 21（高血圧）参照．

容体アンタゴニスト，アドレナリンα受容体アンタゴニストなどの中から患者の病態に合わせて適宜選択する．

2) **糖尿病治療薬**[*1]：透析導入の原疾患の第1位である糖尿病性腎症の進展抑制のため，厳格な血糖値コントロール（HbA1cで6.9％未満，NGSP値）が必要である．ただし，重篤な腎機能障害がある場合には，用量を調節して慎重投与もしくは禁忌の治療薬が多いので，注意が必要である．血糖管理が不十分な場合はインスリンを積極的に用いる．

3) **ステロイド性抗炎症薬と免疫抑制薬**：ネフローゼ症候群やループス腎炎ではプレドニゾロンやメチルプレドニゾロンなどのステロイド性抗炎症薬を用い，治療抵抗性の場合にシクロホスファミド，シクロスポリンなどの免疫抑制薬も用いられる．

4) **脂質異常症治療薬**[*2]：脂質異常症は慢性腎不全や心血管疾患の危険因子であるため，食事療法や運動療法と並行して薬物治療が行われる．管理目標はLDLコレステロール120 mg/dL未満である．HMG-CoA還元酵素阻害薬がタンパク尿や微量アルブミン尿を軽減するため頻用されるが，フィブラート系薬物との併用は横紋筋融解症のリスクが増大するために避ける．

5) **エリスロポエチン**：慢性腎不全では腎臓でのエリスロポエチン産生が低下して腎性貧血をきたし，貧血は腎機能障害や心不全を増悪させる．ヒトエリスロポエチン製剤のほかに，鉄欠乏がある場合には鉄剤が用いられる．

6) **骨・ミネラル代謝異常の治療薬**：腎臓はミネラル代謝調節を行う臓器であるため，慢性腎不全では高リン血症に伴う二次性副甲状腺機能亢進症が生じる．また，腎不全による活性型ビタミンD_3の産生低下も低カルシウム血症をひき起こし副甲状腺ホルモン分泌の亢進につながる．これらのミネラル代謝異常は線維性骨炎，骨軟化症，血管の異所性石灰化などをひき起こす．高リン血症には食事療法とともにリン結合性ポリマーである**セベラマー**，**沈降炭酸カルシウム**などのリン吸着薬を用いる．沈降炭酸カルシウムは低カルシウム血症の補正も行える．セベラマーには便秘・腹部膨満などの消化器症状が多く，沈降炭酸カルシウムは高カルシウム血症の原因ともなるので注意する．

7) **高カリウム血症・代謝性アシドーシスの治療薬**：腎機能の低下が進むとカリウム排泄低下と代謝性アシドーシスにより高カリウム血症となる．血圧管理のために用いられるアンギオテンシン変換酵素阻害薬，アンギオテンシンⅡ受容体アンタゴニスト，カリウム保持性利尿薬なども高カリウム血症をひき起こす．この場合，チアジド系利尿薬またはループ利尿薬の使用を検討する．高カリウム血症の是正にはポリスチレンスルホン酸カルシウムなどの陽イオン交換樹脂を，代謝性アシドーシスの補正には炭酸水素ナトリウムを用いる．

8) **高尿酸血症治療薬**[*3]：腎機能低下に伴い尿酸排泄が低下するため，高尿酸血症が生じる．尿酸生成を抑制する**アロプリノール**を用いるが，腎機能が低下するとアロプリノール代謝物による致死的な中毒症候群を起こすことがあるため，使用量を減じる必要がある．このような場合には，低用量のアロプリノールと尿酸排泄促進薬である**ベンズブロマロン**の併用も行われる．

[*1] 各薬物の薬理作用については本シリーズ"第6巻 医療薬学Ⅲ"SBO 15参照．

[*2] 各薬物の薬理作用については本シリーズ"第6巻 医療薬学Ⅲ"SBO 16参照．

LDL：low density lipoprotein（低密度リポタンパク質）

HMG-CoA：hydroxymethylglutaryl-CoA（ヒドロキシメチルグルタリルCoA）

セベラマー sevelamer
沈降炭酸カルシウム precipitated calcium carbonate
アロプリノール allopurinol
ベンズブロマロン benzbromarone

[*3] 各薬物の薬理作用については本シリーズ"第6巻 医療薬学Ⅲ"SBO 17（高尿酸血症・痛風）参照．

30・4 尿毒症

急性腎不全，慢性腎不全に関わらず，GFR が正常の 30% を下回るぐらいまで低下すると，倦怠感や脱力感をはじめとするさまざまな全身症状（表 30・1）が現れてくる．その病態を**尿毒症**とよぶ．尿毒症は腎機能低下により尿素，クレアチニン，フェノール，ジメチルアミン，インドール酢酸など多種の尿毒症性毒素

尿毒症　uremia

表 30・1　尿毒症の症状

症　状	部　位
全　身	倦怠感
消化器	悪心・嘔吐，食欲不振，下痢
中枢神経	記憶力低下，集中力低下，うつ状態，傾眠傾向，頭痛，意識障害，痙攣，昏睡
末梢神経	知覚障害（しびれ，灼熱感，下肢のムズムズ感）
循環器	うっ血性心不全，心膜炎，難治性の高血圧
血　液	貧血，出血傾向，電解質異常，アシドーシス
その他	肺水腫，網膜症，骨病変，皮膚引掻痒，易感染性，性機能障害

が複合的に蓄積するために生じると考えられている．尿毒症を放置すると数日で死に至ることもあり，**血液透析**が適応となる．症状が軽度であれば，薬物療法として**球形吸着炭**を服用することで毒素を活性炭に吸着させて症状を改善させることも可能である．球形吸着炭は同時に投与した他の薬物も吸着する可能性があり，多剤とは同時に服用しないようにする．

血液透析　hemodialysis

> **SBO 31**
> E2(3)③3
>
> ネフローゼ症候群について，治療薬の薬理（薬理作用，機序，おもな副作用），および病態（病態生理，症状など）・薬物治療（医薬品の選択など）を説明できる．

31・1 病　態

31・1・1 病態生理・症状

ネフローゼ症候群は，タンパク尿を主症状とする腎疾患の総称である．成人のネフローゼ症候群の診断基準としては大量のタンパク尿（3.5 g/日以上の持続）と低アルブミン血症（血清アルブミン値 3.0 g/dL 以下）の両所見が必須で，浮腫と高 LDL コレステロール血症も必須ではないが重要な所見となる．

ネフローゼ症候群にはおもに腎臓に病因がある一次性（原発性）ネフローゼ症候群と全身性疾患など他の部位に原因がある二次性（続発性）ネフローゼ症候群に分けられるが，ここでは一次性ネフローゼ症候群の症状をあげる．二次性ネフローゼ症候群ではこれらに加え，原疾患に関連した症状も現れる．

a. タンパク尿　糸球体沪過膜は血管内皮細胞，基底膜，足細胞による 3 層構造を形成している*．この膜の分子ふるいによる透過制限（サイズバリア）と基底膜の陰性荷電をもつ糖鎖によるアルブミンなどの陰性荷電タンパク質との電気的反発（チャージバリア）により，正常糸球体では高分子タンパク質の沪過が制限されている．少量のアルブミンは沪過されるが，すべて近位尿細管で再吸収されるため，通常では尿中に検出されない．しかし，これらのバリア機能が何らかの原因により破綻すると，大量のタンパク質が原尿中に沪過されて尿細管での再吸収量を上回りタンパク尿となる．

b. 低アルブミン血症・低タンパク血症　ネフローゼ症候群で尿中に漏出されるタンパク質の中心はアルブミンであり，肝臓での代償的なアルブミン産生増加でも尿中への喪失は十分に補えず，低アルブミン血症が認められる．アルブミンのほかにもプラスミノーゲンなどの β グロブリン分画や IgG などの γ グロブリン分画の血中濃度低下がみられることがあり，低タンパク血症となる．

c. 浮腫　浮腫は組織の細胞外液の増加によるむくみであり，循環血液量の低下に基づく機序（underfilling 説）と増加に基づく機序（overfilling 説）が考えられている．低アルブミン血症により血漿の膠質浸透圧が低下すると体液は血管内から組織間質へ移動して浮腫が生じる．同時に循環血液量が低下するためにレニン-アンギオテンシン-アルドステロン系，交感神経系，抗利尿ホルモン分泌の亢進が生じ，水・ナトリウムの貯留により浮腫が増悪すると考えられる．一方，尿中へ漏出したプラスミンによって尿細管でのナトリウム再吸収亢進に伴い循環血液量が増加すると，やはり血漿浸透圧が低下して組織間質への体液移動が促進される．

d. 脂質異常症　血漿の膠質浸透圧低下は肝臓によるアルブミン産生だけでなく VLDL の合成促進をひき起こす．このため，**高 LDL コレステロール血症**と**高中性脂肪血症**がみられ，腎機能低下と心血管疾患のリスクを上昇させている．

ネフローゼ症候群
nephrotic syndrome

タンパク尿　proteinuria

* 糸球体の構造については，本シリーズ "第 4 巻生物系薬学 II" SBO 21・1 参照．

低アルブミン血症
hypoalbuminemia

低タンパク血症
hypoproteinemia

浮　腫　edema

脂質異常症（dyslipidemia）: 本シリーズ "第 6 巻医療薬学 III" SBO 16 参照．

VLDL: very low-density lipoprotein（超低密度リポタンパク質）

LDL: low density lipoprotein

e. その他の症状　腎機能低下，血液凝固系の亢進，線溶系の低下，免疫力の低下による易感染性，高血圧などが起こることがある．

31・1・2　関連する組織学的疾患名
ネフローゼ症候群は臨床症候による疾患名である．これらの症候をきたしやすい病理組織学的異常にもとづく一次性腎疾患名とその特徴をまとめる（表31・1）．

表31・1　ネフローゼ症候群を起こしやすい一次性腎疾患（組織学的分類）

疾患名	好発年齢	経過	病理組織学的な所見
微小変化型ネフローゼ症候群	小児 若年者	急激な浮腫発現（特に顔面，下腿）	ほぼ正常の所見 電子顕微鏡像で足突起消失が見られる
巣状分節性糸球体硬化症	若年者	急激な浮腫発現（特に顔面，下腿）	一部糸球体に部分的な硬化性病変
膜性腎症	中高年	無症状または浮腫（慢性に経過）	糸球体濾過膜の肥厚，スパイク形成
膜性増殖性糸球体腎炎	あまり年齢差なし	無症状または浮腫（慢性に経過）	糸球体濾過膜の肥厚，基底膜の二重化 メサンギウム細胞の増殖

31・2　薬理
ネフローゼ症候群の治療に用いる薬物には，病因である免疫学的異常に用いるものと，腎機能の維持または随伴症状の改善に用いるものとがある*．

* 腎機能維持または随伴症状の改善に用いられる薬物については，SBO 30・3・3参照．

31・2・1　ステロイド性抗炎症薬
ネフローゼ症候群によく用いるステロイド性抗炎症薬は合成ステロイド薬の**プレドニゾロン**と**メチルプレドニゾロン**である．生体の副腎皮質ステロイドホルモンである**コルチゾール**を含め，糖質コルチコイドは強い抗炎症・免疫抑制作用をもつ．糖質コルチコイドは細胞内で核内受容体である**糖質コルチコイド受容体**に結合して，AP-1 や NF-κB などの転写因子の活性を抑制し，炎症や免疫反応に関与するさまざまなサイトカインやシクロオキシゲナーゼなどの生合成を抑制する．また糖質コルチコイドによるキニン分解酵素（アンギオテンシン変換酵素と同一）の発現誘導なども抗炎症作用に寄与している．

プレドニゾロン
prednisolone

メチルプレドニゾロン
methylprednisolone

ステム (-)pred-: プレドニゾン／プレドニゾロン誘導体

コルチゾール　cortisol

AP-1: activator protein 1

NF-κB (nuclear factor κB): 本シリーズ"生物系薬学Ⅰ" p.157 参照．

コルチゾール　　プレドニゾロン　　メチルプレドニゾロン

ステロイド性抗炎症薬の副作用は多岐にわたり，特に過剰な連続投与により，高血糖，易感染性，消化管障害，骨粗鬆症，副腎不全，精神神経障害，高血圧，浮腫などが生じる．

31・2・2 免疫抑制薬

免疫抑制薬の中でも，ネフローゼ症候群に適用のある薬には以下のようなものがある．

シクロスポリン
ciclosporin

a. シクロスポリン　カルシニューリンはT細胞活性化の際にIL-2などのサイトカイン産生を誘導するホスファターゼで，**シクロスポリン**はこの酵素の阻害薬である．同様の作用機序をもつものにタクロリムスがあるが，こちらは保険適用がない．

副作用　腎障害，高血圧，高血糖，高カリウム血症，多毛，歯肉肥厚，振戦などである．また，CYP3A4で代謝を受けるため，CYP3A4の活性に影響を及ぼす医薬品と併用する場合は注意が必要である．

ミゾリビン　mizoribine

b. ミゾリビン　ミゾリビンはその一リン酸化体が核酸のプリン合成系酵素を阻害することにより，T細胞およびB細胞の分裂・増殖を阻害して細胞性免疫と液性免疫をともに抑制する．

副作用　骨髄機能抑制，感染症，肝機能障害，胃腸障害などである．また，催奇形性が報告されているので，妊婦または妊娠している可能性のある女性には禁忌である．

シクロホスファミド
cyclophosphamide

c. シクロホスファミド　シクロホスファミドはその活性代謝物が核酸やタンパク質のアルキル化をひき起こす．特にグアニン残基のアルキル化によりDNAを架橋し，B細胞のDNA合成を阻害することから免疫抑制作用を示す．

副作用　骨髄機能抑制，脱毛，出血性膀胱炎，悪心・嘔吐などがある．

リツキシマブ　rituximab

d. リツキシマブ　抗CD20モノクローナル抗体である**リツキシマブ**は，B細胞に特異的に結合して細胞傷害を起こす．

副作用　アナフィラキシー様症状，間質性肺炎，汎血球減少，B型肝炎の増悪などが知られている．

Abu ＝ （2S）-2-アミノ酪酸
MeGly ＝ N-メチルグリシン
MeLeu ＝ N-メチルロイシン
MeVal ＝ N-メチルバリン

シクロスポリン　　　　　　　　　　ミゾリビン　　シクロホスファミド

31・3　治　　療

31・3・1　薬物治療

治療の中心はステロイド性抗炎症薬で，必要に応じて浮腫などに対する補助療法や生活指導と並行して進める．治療は長期にわたり，2〜4週間程度の初期量継続に続き半年から2年にもおよぶ段階的減量と低用量維持が行われる．そのため主要な生体内糖質コルチコイドであるコルチゾールよりも，作用が長く電解質

コルチコイドとしての副作用が弱いプレドニゾロンの経口製剤がおもに使用される．また，通常量のステロイド性抗炎症薬で寛解導入が困難な症例や重篤な腸管浮腫で経口製剤の内服吸収に問題がある場合には，**ステロイドパルス療法**が行われることがある．これは，比較的大量（500〜1000 mg/day）のメチルプレドニゾロンを2時間程度で点滴することを3日間行い，このクールを1〜2週間ごとに1〜3クール行うものである．大量点滴の間は，プレドニゾロンを経口投与する．

ステロイド抵抗性あるいは頻回再発型のネフローゼ症候群には，ステロイド性抗炎症薬の経口投与に加えて免疫抑制薬が用いられる．ただし，免疫抑制薬は腎障害をはじめとする各種の副作用をもち，また腎排泄性のものが多いことから，特に腎機能低下例では投与量に十分注意して用いなければならない．図31・1に微小変化型ネフローゼ症候群の治療アルゴリズムを示す．

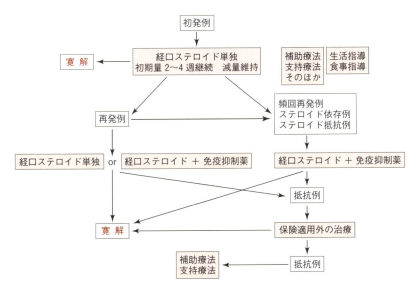

図31・1 微小変化型ネフローゼ症候群の治療アルゴリズム 厚生労働省難治性疾患克服研究事業進行性腎障害に関する調査研究班 編，'エビデンスに基づくネフローゼ症候群診療ガイドライン2014'，東京医学社，p.83（2014）より許可を得て転載．

31・3・2 浮腫の治療

浮腫はネフローゼ症候群の主たる症状で，QOLの改善のために原疾患の治療と合わせて症状の改善が重要である．浮腫の病態生理でも記したとおり，低アルブミン血症，ナトリウムと水の貯留が浮腫をひき起こす．そこで，ナトリウムバランスの補正つまり食事からの**塩分制限**が行われる．わが国の高血圧治療や慢性腎疾患の推奨値から，ネフローゼ症候群の患者に対してもこれらと同じ6 g/dayが推奨されている．水の貯留については，水分制限よりも利尿薬による有効循環血漿量の是正が行われる．**ループ利尿薬**が最も用いられ，効果が不十分な場合にはチアジド系利尿薬を併用する．アルブミン製剤の投与は限定的で一時的なものなので，緊急避難的に使用されることもある．

QOL: quality of life（生活の質）

SBO 32 過活動膀胱および低活動膀胱について，治療薬の薬理（薬理作用，機序，おもな副作用），および病態（病態生理，症状など）・薬物治療（医薬品の選択など）を説明できる．

E2(3)③4

32・1 過活動膀胱
32・1・1 病態

* 膀胱の構造と機能については，本シリーズ"第4巻 生物系薬学Ⅱ" SBO 21・2 参照．

過活動膀胱
overacive bladder

頻 尿 frequent urination

神経因性膀胱（neurogenic bladder, neuropathic bladder）: コラム 32・1 参照．

a. 症 状　下部尿路機能障害は，尿を膀胱*内に蓄える**蓄尿機能**の障害と尿を排泄する**排尿機能**の障害とに大別される．**過活動膀胱**は蓄尿機能障害の一つで，蓄尿障害で生じる症状のうち，**尿意切迫感**がある症候群をいう．尿意切迫感とは，突然起こる我慢できないような強い尿意であり，尿が充満するにつれて徐々に強くなる正常の尿意とは異なるものである．通常は**頻尿**（1日8回以上の排尿）と夜間頻尿（夜間に排尿のために1回以上起きなければならない）を伴い，70％以上に**切迫性尿失禁**も伴う．

b. 病態生理　過活動膀胱の原因は特定できないものが大半を占めるが，その発症には膀胱や尿道からの求心性神経の亢進（知覚過敏）と脳における求心性神経入力の処理障害が関わっていると考えられている．脳梗塞や多発性硬化症をはじめとする各種の神経障害により一種の**神経因性膀胱**として尿意切迫感がしばしば生じる．また，肥満，食塩過剰摂取，加齢などによる自律神経系の活動亢進や膀胱の血流障害，炎症なども，排尿筋過活動や尿意切迫感の原因となる（図 32・1）．

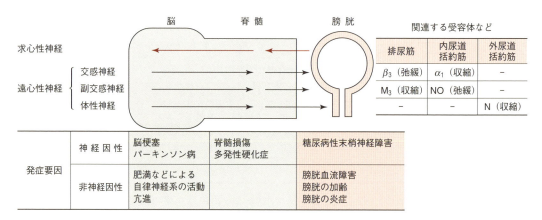

図 32・1　排尿に関わる神経系・受容体と過活動膀胱の発症要因　N: ニコチン性アセチルコリン受容体

32・1・2 薬 理

a. 抗コリン薬　排尿時には副交感神経系の活性亢進により放出されたアセチルコリンが排尿筋のムスカリン性アセチルコリン M_3 受容体を刺激して膀胱収縮をひき起こす（図 32・1）．また，神経終末に存在するムスカリン性アセチルコリン M_1 受容体がアセチルコリン放出を促進している．このため，抗コリン

薬はアセチルコリンの遊離と膀胱収縮作用の両方を阻害する．また，膀胱の伸展や侵害に伴って膀胱上皮細胞がアセチルコリンを遊離し，このアセチルコリンが求心性神経の活性亢進により尿意切迫感をひき起こすとも考えられており，抗コリン薬はこの作用を抑制することも期待される．抗コリン薬としては**オキシブチニン，プロピベリン，トルテロジン，ソリフェナシン**などがある．

オキシブチニン　oxybutynin
プロピベリン　propiverine
トルテロジン　tolterodine
ソリフェナシン　solifenacin

オキシブチニン　プロピベリン　トルテロジン

ソリフェナシン　ミラベグロン

副作用に，口渇，便秘，腹痛，排尿困難，頭痛，めまいなどがある．オキシブチニンには経皮吸収型製剤があり，経口製剤に比べて副作用が少ない．

b. アドレナリン β_3 受容体アゴニスト　排尿筋のアドレナリン β_3 受容体は交感神経系の刺激により活性化されると平滑筋の弛緩をひき起こす（図32・1）．したがって，選択的 β_3 アゴニストである**ミラベグロン**は，膀胱弛緩作用により蓄尿機能を亢進させて過活動膀胱の諸症状を改善する．

ミラベグロン　mirabegron

抗コリン薬に特徴的な副作用はほとんど認められないが，心血管障害をもつ患者に対しては頻脈や血圧上昇に注意する必要がある．また動物実験では生殖器系への影響が認められたため，生殖可能な年齢の患者への投与はできる限り避けることが望ましい．

32・1・3 治　　療

a. 原疾患の治療　明白な原疾患がある場合は，原疾患の治療を行う．発症要因にあげた疾患のほかにも，前立腺肥大症，前立腺癌，下部尿路感染症，下部尿路結石，子宮内膜症などで過活動膀胱の症状が現れる．

b. 行動療法　体重減少，運動，禁煙，食事・飲水指導，便秘改善などの生活指導が行われる．また，尿を我慢する膀胱訓練や定時的な排尿を促す計画療法も行われる．切迫性尿失禁には理学療法として骨盤底筋訓練も有効である．

c. 薬物治療　抗コリン薬またはアドレナリン β_3 受容体アゴニストの単独投与が行われる．前立腺肥大症を伴う男性患者の場合には，**タムスロシン，ナフトピジル**などのアドレナリン α_1 受容体アンタゴニスト，もしくは内因性の一酸化窒素（NO）の作用を増強するホスホジエステラーゼ5阻害薬の**タダラフィル**を用いる．

タムスロシン　tamsulosin
ナフトピジル　naftopidil
タダラフィル　tadalafil

タムスロシン　　　　　　　　　ナフトピジル　　　　　　　　タダラフィル

32・2　低活動膀胱

32・2・1　病　　態

低活動膀胱
underactive bladder

排尿筋低活動
detrusor underactivity

a．症　　状　　**低活動膀胱**は排尿機能障害の一種で，**排尿筋低活動**を示す病態をいう．排尿筋の低活動は尿流動態検査（ウロダイナミクス検査）で検出される所見で，排尿時の膀胱内圧上昇の減弱もしくは持続時間の短縮として認められる．過活動膀胱ではこの検査で排尿筋過活動が認められることも多いが必須ではなく，あくまで尿意切迫感という症状が決め手であったのに対し，低活動膀胱は尿流動態検査のよる排尿筋低活動が決め手となる．おもな症状は，尿勢低下，尿線途絶，排尿遅延（排尿準備ができてから排尿開始までに時間がかかる），腹圧排尿（排尿の開始や維持のために力を要する）などである．

b．病態生理　　過活動膀胱と同様に神経性要因（脊髄損傷，自律神経障害などによる神経因性膀胱）と非神経性要因（前立腺肥大症，加齢など）がある．明らかな原因疾患がなくても，中高年になると加齢により膀胱壁における平滑筋の占める割合が低下して結合組織の占める割合が増加する．そのため，排尿筋低活動とともに低コンプライアンス膀胱（膀胱壁の伸展性の低下）になりやすい．

32・2・2　薬　　理

ベタネコール
bethanechol

ジスチグミン　distigmine

a．コリン作動薬　　排尿筋は副交感神経終末から分泌されるアセチルコリンによって収縮する（図32・1）．そこで，アセチルコリンよりもアセチルコリンエステラーゼに分解されにくく長時間作用する**ベタネコール**やコリンエステラーゼ阻害薬である**ジスチグミン**が使用できる．

ベタネコール　　　　　　　　　　　　　　ジスチグミン

通常使用される量では心血管系にはほとんど影響しないが，投与量が多くなると副作用として血管拡張，徐脈，心拍出量低下，腹痛などがみられる．重篤な副作用として，コリン作働性クリーゼがある．

b．アドレナリン α_1 受容体アンタゴニスト　　内尿道括約筋は交感神経終末から分泌されるノルアドレナリンによる α_1 受容体刺激により収縮する（図32・

1). 内尿道括約筋の弛緩は排尿筋低活動を直接改善するわけではないが，尿道抵抗を減少させるために低活動膀胱の諸症状の改善に役立つ．タムスロシン，ナフトピジル，**ウラピジル**，**シロドシン**などが用いられる．

副作用は低血圧，めまい，失神，胃部不快感などがある．

ウラピジル　urapidil
シロドシン　silodosin

ウラピジル

シロドシン

32・2・3 治　療

薬物治療としてはコリン作動薬単独またはコリン作動薬とアドレナリン α_1 受容体アンタゴニストの併用治療が行われる．アドレナリン α_1 受容体アンタゴニストの適用はほとんどが前立腺肥大に伴う排尿障害であるが，ウラピジルは神経因性膀胱に伴う排尿困難が適応となっており女性でも使用できる．適応外ではあるが同様に**テラゾシン**も用いられる．

テラゾシン　terazosin

テラゾシン

排尿が十分にできない患者の場合はカテーテルを用いて膀胱に溜まった尿を排出する**間欠導尿**が行われるが，患者自身あるいは介護者が行うには感染症を起こさないように清潔操作の理解や手技の習得が必要である．

コラム 32・1　神経因性膀胱

下部尿路機能障害でも腎疾患と同様に，同じ症状に対して疾患や病態に応じた複数の診断名がつく場合がある．神経因性膀胱という診断名は，排尿に関連する神経の障害が原因となって膀胱の蓄尿および排尿機能に異常が生じた状態につけられる病態名である．したがって，神経性要因によって尿意切迫感と頻尿が生じれば，過活動膀胱であると同時に神経因性膀胱であるといえる．同様に，神経性要因によって排尿筋低活動を生じれば，低活動膀胱であると同時に神経因性膀胱である．ほかに，尿意がないにも関わらず失禁してしまう反射性尿失禁も神経因性膀胱の一種である．

> **SBO 33**
> E2(3)③5
>
> 以下の泌尿器系疾患について，治療薬の薬理（薬理作用，機序，おもな副作用），および病態（病態生理，症状など）・薬物治療（医薬品の選択など）を説明できる．
> 慢性腎臓病（CKD），糸球体腎炎，糖尿病性腎症，薬剤性腎症，腎盂腎炎（重複*1），膀胱炎（重複*1），尿路感染症（重複*1），尿路結石

*1 重複とある疾患については，代謝系疾患・細菌感染症の項でも解説している．ここでは泌尿器系疾患という観点で扱う．

慢性腎臓病 chronic kidney disease, CKD

Cr：creatinine

タンパク尿 proteinuria

アルブミン尿 albuminuria

*2 **推算糸球体濾過量** (estimated glomerular filtration rate, eGFR) の計算方法は，本シリーズ "第6巻 医療薬学 I" SBO 20・2 参照．

33・1 慢性腎臓病（CKD）

33・1・1 病　態

慢性腎臓病（CKD）は，慢性腎不全という腎機能の低下に主眼をおいた病態を拡張し，より早期の腎障害を含めた慢性に経過する腎病変を包括する概念である．早期発見・早期治療により末期腎不全や心血管疾患の発症を抑制することを目的としている．

CKDの定義は，以下の二つの条件のいずれか，または両方が3カ月以上持続することとなっている．

① 尿異常，画像診断，血液，病理で腎障害の存在が明らか．特に尿タンパク/クレアチニン（Cr）比が0.15〔g/gCr〕以上の**タンパク尿**（尿アルブミン/クレアチニン比が30〔mg/gCr〕以上の**アルブミン尿**）の存在が重要．

② **推算糸球体濾過量***2（eGFR）が60〔mL/(min・1.73 m^2)〕未満．

表33・1　慢性腎臓病（CKD）の重症度分類[a],[†]

原疾患	タンパク尿区分		A1	A2	A3
糖尿病	尿アルブミン定量〔mg/日〕尿アルブミン/Cr比〔mg/gCr〕		正常	微量アルブミン尿	顕性アルブミン尿
			30未満	30〜299	300以上
高血圧，腎炎，多発性嚢胞腎，移植腎，不明，その他	尿タンパク定量〔g/日〕尿タンパク/Cr比〔g/gCr〕		正常	軽度タンパク尿	高度タンパク尿
			0.15未満	0.15〜0.49	0.50以上
糸球体濾過量(GFR)区分〔mL/(min・1.73 m^2)〕	G1	正常または高値	≧90		
	G2	正常または軽度低下	60〜89		
	G3a	軽度〜中等度低下	45〜59		
	G3b	中等度〜高度低下	30〜44		
	G4	高度低下	15〜29		
	G5	末期腎不全（ESKD）	<15		

a) 出典：日本腎臓学会編，"CKD診療ガイド2012", p.3, 東京医学社（2012）より許可を得て転載．
† 重症度は原疾患・GFR区分・タンパク尿区分を合わせたステージにより評価する．CKDの重症度は死亡，末期腎不全，心血管死亡発症のリスクを □ のステージを基準に □，□，□ の順にステージが上昇するほどリスクは上昇する（"KDIGO CKD guideline 2012" を日本人用に改変）．

また，CKD の重症度は原因，腎機能（eGFR: G），タンパク尿（アルブミン尿: A）の三つによる区分で評価され（表 33・1），重症度に応じて心血管死亡や末期腎不全などのリスクが高くなる．

33・1・2 治　　療

CKD 治療の目的は，腎機能の低下を防ぎ末期腎不全と心血管疾患の発症を抑制することである．表 33・2 に "CKD 診療ガイド 2012" で示されている CKD の病期別治療法をあげる*．

* それぞれの治療については，SBO 30・3・3（慢性腎不全）参照．

表 33・2　慢性腎臓病（CKD）の病期別治療法 a)

CKD 病期ステージ		ハイリスク群†	G1 (A1 以外)	G2 (A1 以外)	G3a	G3b	G4	G5
生活習慣改善		喫煙，BMI < 25						
食事指導	減 塩		高血圧なら 6 g/day 未満	6 g/day 未満				
	タンパク質				0.8〜1.0 g/(kg 体重・day)		0.6〜0.8 g/(kg 体重・day)	
	カリウム						高カリウム血症なら制限	
血圧管理		高血圧ガイドライン準拠	130/80 mmHg 以下 原則的にアンギオテンシン変換酵素（ACE）阻害薬やアンギオテンシンⅡ受容体アンタゴニスト（ARB）を処方					
血糖値管理	目標値	HbA1c は 6.9 %（NGSP 値）未満						
	用量注意				インスリン，スルホニル尿素（SU）薬		インスリン	
	禁 忌					ビグアナイド薬	ビグアナイド薬，チアゾリジン薬，SU 薬	
脂質管理	目標値	LDL コレステロール 120 mg/dL						
	注 意				薬物による横紋筋融解症			
	禁 忌						フィブラート系（グリノフィブラート以外）	
貧血管理	原因検索	腎性貧血以外の原因検索						
	鉄欠乏対策				鉄欠乏があれば鉄剤投与			
	腎性貧血				赤血球造血刺激因子製剤で Hb 10〜12 g/dL に			
骨・ミネラル対策	目 標				リン，カルシウム，副甲状腺ホルモン（PTH）を基準値内に			
	リン補正				リン制限食		リン吸着薬	
	PTH 補正						活性型ビタミン D	
カリウム・アシドーシス対策	原因検索				高カリウム血症，アシドーシスの原因検索			
	カリウム補正				食事カリウム制限（1500 mg/day） ループ利尿薬，陽イオン交換樹脂			
	アシドーシス補正				炭酸水素ナトリウム			
尿毒素対策							球形吸着炭	
そのほか					腎排泄性薬剤の投与量・間隔の調整			

a) 出典: 日本腎臓学会編，"CKD 診療ガイド 2012"，見返し，東京医学社（2012）より改変，許可を得て転載．
† ハイリスク群とは GFR が 90 mL/(min・1.73 m^2) 以上であっても，高血圧，糖尿病，脂質異常症，肥満，喫煙習慣などの CKD になりやすい危険因子をもっている人のこと．

33・2 糸球体腎炎

一次性糸球体疾患は，WHOの臨床症候分類では五つに分類される．これらの分類のうちの一つはネフローゼ症候群*であり，それ以外の四つをあげる．

糸球体腎炎
glomerular nephritis,
glomerulonephritis

＊SBO 31 参照．

33・2・1 急性腎炎症候群

a．病態 日単位で急激にタンパク尿，血尿，高血圧，糸球体沪過量（GFR）低下，浮腫が出現する症候群である．小児（特に3～10歳の男児）に好発し，多くの場合は先行感染が認められ，特にA群β溶血性レンサ球菌の感染による**溶連菌感染後急性糸球体腎炎**が代表的である．病理学的には管内増殖性糸球体腎炎の組織像をとり，糸球体の著しい腫大と糸球体毛細血管内腔の狭小化，細胞数の増加（富核）がみられる．

b．治療 原因となる感染症が継続している場合にはペニシリン系またはマクロライド系抗生物質による治療を行い，高血圧や浮腫に対しては食事療法や利尿薬で対応する．小児では90％以上，成人でも80％程度が完治するが，慢性化がみられる場合もある．

急性腎炎症候群
acute nephritic syndrome

GFR: glomerular filtration rate

溶連菌感染後急性糸球体腎炎 post streptococcal acute glomerulonephritis

33・2・2 急速進行性糸球体腎炎症候群

a．病態 数週から数カ月で急激または潜在性にタンパク尿，血尿，貧血が発症し，腎不全が進行する症候群である．病理組織学的には，糸球体毛細血管の壊死断裂によりボーマン腔内の細胞増殖で形成される三日月または半月状の細胞性・線維性組織（半月体）がみられる**半月体形成性糸球体腎炎**が典型像である．

b．治療 ステロイド性抗炎症薬と免疫抑制薬，抗凝固薬，抗血小板薬による多剤併用療法を行う．症状に応じて薬物療法に加え透析療法が行われることもある．

急速進行性糸球体腎炎症候群 rapidly progressive golmerulonephritic syndrome

半月体形成性糸球体腎炎 crescentic glomerulonephiritis

33・2・3 反復性または持続性血尿症候群

a．病態 血尿が潜在性あるいは急激に出現し，年単位で反復的もしくは持続的に観察される症候群である．学校検尿や職場検診などで偶然発見されることが多い．タンパク尿はみられないか軽微で，高血圧や浮腫はみられない．日本ではこの症候群に重なる分類として，無症候性タンパク尿・血尿という語を用いることが多い．

反復性または接続性血尿症候群 recurrent or persistent hematuria

33・2・4 慢性腎炎症候群

a．病態 年単位の経過で持続してタンパク尿，血尿，高血圧を認め，しだいに腎不全に陥る症候群である．本症を示す疾患で最も頻度が高いのはメサンギウム増殖性糸球体腎炎のうちメサンギウム領域にIgAの沈着を認める**IgA腎症**であるが，ほかにも膜性増殖性糸球体腎炎，膜性腎症，巣状糸球体硬化症などもある．

b．治療 IgA腎症に対する薬物治療にはおもにステロイド性抗炎症薬と腎保護を目的としたレニン-アンギオテンシン系阻害薬が適用されるが，このほ

慢性腎炎症候群
chronic nephritic syndrome

IgA 腎症
IgA nephropathy

かに免疫抑制薬，口蓋扁桃摘出術 + ステロイドパルス療法，抗血小板薬，$n-3$ 系脂肪酸（エイコサペンタエン酸[*1]；EPA）を用いることもある．

[*1] **エイコサペンタエン酸**
eicosapentaenoic acid, EPA

33・3　糖尿病性腎症[*2]

全身性の疾患が原因となる二次性腎疾患の代表的存在で，慢性透析療法導入原因疾患の第1位でもあるのが**糖尿病性腎症**である．1型糖尿病でも2型糖尿病でも腎症は同様に発症し，糖尿病三大合併症の一つとして，糖尿病網膜症，糖尿病神経障害とともに知られている．

[*2] 糖尿病については，本シリーズ"第6巻 医療薬学Ⅲ" SBO 15 参照．

糖尿病性腎症
diabetic nephropathy

33・3・1　病　態

a．病　期　糖尿病性腎症は尿中アルブミン量・尿タンパク量と GFR (eGFR) から五つの病期に分類されている（図 33・1）．糖尿病は発病しているものの腎障害は認められない第1期（腎症前期）は，糸球体濾過量が亢進していることが多い．つづく第2期（早期腎症期）には**微量アルブミン尿**（30〜299 mg/gCr）が認められ，軽度から中等度の組織病変も観察される．第3期（顕性腎症期）にはアルブミン尿もしくはタンパク尿が認められ，徐々に腎機能も低下する．第4期（腎不全期）になると高度な eGFR の低下〔30 mL/(min・1.73 m^2) 未満〕がさらに進行し，悪化すれば第5期（透析療法期）へと移行してしまう．

微量アルブミン尿
microalbuminuria

b．病態生理　糖尿病性腎症の主因は持続する高血糖であるが，同時に発症しやすい高血圧や脂質異常症も糸球体障害に関連する．高血糖によってひき起

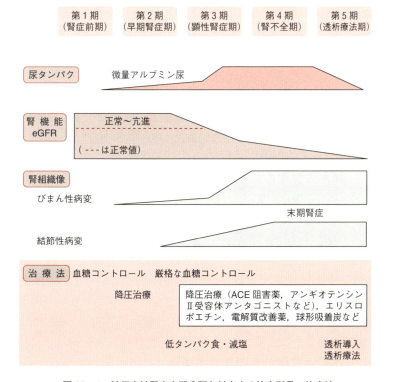

図 33・1　糖尿病性腎症病期分類と対応する検査所見・治療法

AGEs: advanced glycation end producuts

PKC: protein kinase C

こされる代謝異常,たとえば終末糖化産物(AGEs)の産生,酸化ストレス増大,プロテインキナーゼC(PKC)活性化,ポリオール代謝亢進などは,糸球体濾過膜を構成する血管内皮細胞や足細胞,メサンギウム細胞などを傷害あるいは活性化して炎症をひき起こす.濾過膜傷害によるマクロファージ活性化,炎症性サイトカイン産生や漏出アルブミンが病態を悪化させ,糸球体硬化や間質線維化の結果,機能ネフロン数が減少してしまう(図33・2).

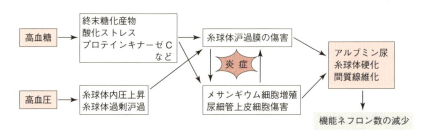

図33・2 糖尿病性腎症の発症機序

c. 治 療 全病期を通じて必要なのが,原疾患である糖尿病の治療と血圧のコントロールである.降圧治療には腎保護作用のある**アンギオテンシン変換酵素阻害薬**もしくは**アンギオテンシンⅡ受容体アンタゴニスト**が用いられ,十分な降圧効果が得られない場合は長時間作用型Ca^{2+}チャネル遮断薬や利尿薬を用いる.病態の進行具合によっては,腎性貧血に対するエリスロポエチン,高カリウム血症に対する電解質改善薬,尿毒症に対する球形吸着炭なども用いることがある.糖尿病性腎症には,高血糖をひき起こすステロイド性抗炎症薬の投与は原則禁忌である.第3期以降の場合は徐々に食事のタンパク質制限と減塩を行う(図33・1).

アンギオテンシン変換酵素阻害薬
angiotensin-converting enzyme inhibitor

アンギオテンシンⅡ受容体アンタゴニスト
angiotensinⅡreceptor antagonist, angiotensinⅡreceptor blocker, ARB

33・4 薬 剤 性 腎 症

薬剤性腎症とは,薬剤の投与により新たに発症あるいは悪化した腎障害で,該当薬剤の中止により腎障害の消失または進行の停止が認められるものをいう.

薬剤性腎症
drug nephropathy

33・4・1 薬剤性腎症の危険因子と予防

中毒性に腎障害をきたす薬物は用量依存型のものが多い.したがって危険因子としては,血中濃度の上昇につながる腎機能低下,脱水状態,高齢などがあげられる.薬剤の排泄経路が腎排泄型か肝代謝型かの確認とともにこれらの要因の確認を行い,必要に応じて脱水の補正や薬物投与量の調節を行う.一方,過敏性に腎障害をきたす薬物は投与量や投与期間に関わらず発症する.この場合は,**薬物アレルギー**の既往を確認するとともに発熱,皮疹などの他のアレルギー症状の出現に注意しておく必要がある.

33・4・2 薬剤性腎症の原因となる薬物

薬剤性腎症を起こす薬物は,その障害部位別に分類されることが多いが,ここ

では"薬剤性腎障害診療ガイドライン 2016"で示された病態別分類で整理する（表 33・3）．特に腎障害をひき起こしやすい薬物は，**非ステロイド性抗炎症薬（NSAID），抗腫瘍薬，抗菌薬，造影剤，抗リウマチ薬，カルシニューリン阻害薬**である．

NSAID: nonsteroidal antiinflammatory drug

表 33・3　薬剤性腎症の原因薬物とその病態[a]

発症機序	おもな臨床病型	病態	主要薬剤
中毒性	急性腎障害，慢性腎不全	尿細管毒性物質による急性尿細管壊死，尿細管萎縮	アミノグリコシド系抗菌薬，白金製剤，ヨード造影剤，バンコマイシン，コリスチン，浸透圧製剤
	慢性腎不全	慢性間質性腎炎	非ステロイド性抗炎症薬(NSAID)，重金属，アリストロキア酸
	急性腎障害	血栓性微小血管症	カルシニューリン阻害薬，マイトマイシン C
	近位尿細管障害（尿糖，尿細管性アシドーシス，ファンコーニ症候群）	近位尿細管での各種障害	アミノグリコシド系抗菌薬
	遠位尿細管障害（濃縮力障害，尿細管性アシドーシス，高カリウム血症）	集合管での各種障害	リチウム製剤，アムホテリシン B，ST 合剤，カルシニューリン阻害薬
アレルギー・免疫学的機序	急性腎障害	急性尿細管間質性腎炎	抗菌薬，ヒスタミン H_2 受容体アンタゴニスト，NSAID など多数
	ネフローゼ	微小変化型ネフローゼ	金製剤，D-ペニシラミン，NSAID，リチウム製剤，インターフェロン α，トリメタジオン
	タンパク尿～ネフローゼ	膜性腎症	金製剤，D-ペニシラミン，ブシラミン，NSAID，カプトプリル，インフリキシマブ
		半月体形成性腎炎	D-ペニシラミン，ブシラミン
	急性腎障害～慢性腎不全	抗好中球細胞質抗体（ANCA）関連血管炎	プロピルチオウラシル，アロプリノール，D-ペニシラミン
間接毒性	急性腎障害	腎血流量の低下，脱水/血圧低下に併発する急性尿細管障害	NSAID，RAS 系阻害薬[†]〔ACE 阻害薬[†]，アンギオテンシン II 受容体アンタゴニスト（ARB），抗アルドステロン薬〕
		腎血流障害の遷延による急性尿細管壊死	
		横紋筋融解症による尿細管障害→尿細管壊死	各種向精神薬，スタチン，フィブラート系薬
	電解質異常（低ナトリウム血症，低カリウム血症）	おもに遠位尿細管障害	NSAID
	多尿	高カルシウム血症による浸透圧利尿	ビタミン D 製剤，カルシウム製剤
	慢性腎不全	慢性低カリウム血症による尿細管障害	利尿薬，下剤
尿路閉塞性	急性腎障害，水腎症	過剰にプリン体生成の結果，尿酸結石により閉塞	抗がん剤による腫瘍崩壊症候群
	急性腎障害	結晶形成性腎剤による尿細管閉塞	溶解度の低い抗ウイルス薬，抗菌薬の一部，トピラマート

[a] 出典：薬剤性腎障害の診療ガイドライン作成委員会著，"薬剤性腎障害診療ガイドライン 2016", p.2（2016）より許可を得て転載．
[†] RAS 系：レニン-アンギオテンシン系，ACE：アンギオテンシン変換酵素．

33・4・3 治　療

治療の基本は該当薬物の中止である．なるべく早期に原因となる薬物を特定したうえで中止または減量すれば，数日から数週間で腎機能は回復することが多い．必要な場合は水分の摂取あるいは補液を行い，腎障害が回復しないか重篤な場合は透析療法も行う．原因薬物の中止にも関わらず急性尿細管間質性腎炎で腎障害が回復しない場合には，ステロイド性抗炎症薬による治療も有効である．

腎盂腎炎 nephropyelitis, pyelonephritis

＊ 腎盂腎炎・膀胱炎・尿路感染症については，詳しくは本シリーズ"第6巻 医療薬学Ⅳ" SBO 7 参照．

33・5　腎 盂 腎 炎（重複）＊

尿路感染症のうち腎盂や腎杯の炎症がさらに腎実質にまで及んだもので，経過の違い，他の尿路系に基礎疾患があるか否かにより急性/慢性，単純性/複雑性の腎盂腎炎がある．

膀胱炎 cystitis

33・6　膀　胱　炎（重複）＊

尿路感染症のうち膀胱に生じた炎症のことをいい，腎盂腎炎と同様に急性/慢性，単純性/複雑性の膀胱炎がある．

尿路感染症 urinary tract infection

33・7　尿 路 感 染 症（重複）＊

尿路感染症とは腎臓，腎盂，腎杯，尿管，膀胱，尿道に生じた感染症をいい，上記の腎盂腎炎，膀胱炎のほか，尿道炎が代表的である．

尿路結石 urolithiasis

33・8　尿　路　結　石

尿路結石は結石が発生した部位によって上部尿路結石（腎結石，尿管結石）と下部尿路結石（膀胱結石，尿道結石）に分類され，上部尿路結石が全体の約96％を占める．男性の方が女性より2.4倍ほど発症率が高い．

33・8・1 病　態

a. 症 状　尿路結石の三大症状は，疼痛，血尿，結石の排出である．疼痛は腰背部から側腹部にかけての激しい疼痛（疝痛発作）のことが多いが，腎結石

表33・4　尿路結石の種類と関連疾患

	カルシウム結石	感染結石	尿酸結石	シスチン結石
頻　度[†]	90 %	3 %	5 %	1 %
結石の主成分	シュウ酸カルシウム リン酸カルシウム	リン酸マグネシウム アンモニウム	尿　酸	シスチン
関連する疾患	副甲状腺機能亢進症 尿細管性アシドーシス 高カルシウム尿症 高シュウ酸尿症	尿路感染症	痛　風	シスチン尿症
X線画像	濃く写る	やや淡く写る	写らない	淡く写る

† 頻度はその他が1 %．

の場合は疼痛の頻度は低く，あっても鈍痛であることが多い．疝痛は尿路の閉塞による急激な腎内圧の上昇と尿管の過剰な蠕動亢進によると考えられている．血尿は結石による尿路の損傷で生じる．

b. 結石の種類　関連する疾患や病態により結石の主成分が異なる（表33・4）．このため，結石の種類からある程度の原因の推定と再発の予防が可能であるが，実際には尿路結石の60〜80％は基礎疾患が不明である．

c. 予防　尿路結石，特にカルシウム結石の5年再発率は45％と非常に高い．したがって，基礎疾患が明らかな場合にはその治療を行うとともに，再発予防として，水分の多量摂取，肥満の防止，食生活の改善（シュウ酸，プリン体，塩分の制限）が重要である．

33・8・2 治療

長径10 mm未満の尿管結石の多くは自然排石が期待できるので，薬物治療を含む保存的治療（排石促進，溶解療法，疼痛管理）を行う．それ以上の大きさ，あるいは症状発現後1カ月以内に自然排石を認めない場合には侵襲的治療を考える．

a. 排石促進　1日2〜3Lを目標とした飲水と適度な運動による排石促進を図る．尿管結石の場合は尿管弛緩による排石を目的として，アドレナリンα_1受容体アンタゴニストである**タムスロシン**，Ca^{2+}チャネル遮断薬である**ニフェジピン**や**ニカルジピン**が有効である．また，利尿作用を目的に**ウラジロガシエキス**，猪苓湯，チアジド系利尿薬，**イソソルビド**なども用いられる．

タムスロシン　tamsulosin
ニフェジピン　nifedipine
ニカルジピン　nicardipine

ステム -dipine: Ca^{2+}チャネル遮断薬，ニフェジピン誘導体

イソソルビド　isosorbide

D-ペニシラミン
D-penicillamine

チオプロニン　tiopronin

b. 溶解療法　シュウ酸カルシウム結石，尿酸結石，シスチン結石には，尿のアルカリ化により成分の析出を抑制して溶解を図るために，クエン酸製剤が使用される．シスチン結石の場合は，さらにシスチンの易溶化剤であるD-ペニシラミンかチオプロニンを併用する．

ペンタゾシン　pentazocine

ブチルスコポラミン
butylscopolamine

c. 疼痛管理　非ステロイド性抗炎症薬が第一選択薬である．他に非麻薬性鎮痛薬の**ペンタゾシン**や鎮痙薬である**ブチルスコポラミン**が用いられる．

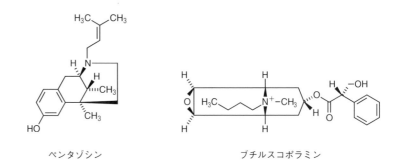

ペンタゾシン　　　　　　　　ブチルスコポラミン

d. 侵襲的治療　外科的手段を用いて結石を破砕し，結石を摘出あるいは自然排石する治療である．体外衝撃波結石破砕術は低侵襲ですべての部位の尿路結石が治療対象となる．経尿道的尿管結石破砕術は尿道から挿入した尿管鏡により結石の破砕と吸引除去を行う．経皮的腎結石破砕術は大きな結石や尿管狭窄症例などで行われるが，最も外科的侵襲が大きい．

SBO 34　以下の生殖器系疾患について，治療薬の薬理（薬理作用，機序，おもな副作用），および病態（病態生理，症状など）・薬物治療（医薬品の選択など）を説明できる
E2(3)③6
前立腺肥大症，子宮内膜症，子宮筋腫

34・1　前立腺肥大症
34・1・1　概　念

前立腺は男性の膀胱直下にあるクルミ大の臓器で，尿道を取巻き，精液の約30％を占める前立腺液を分泌する*．前立腺は尿道を取囲む内腺と，その外側の外腺に分けられる．**前立腺肥大症**は内腺の過形成によって生じる良性疾患で，高齢者に多く，尿道を圧迫して**排尿障害**をもたらす（図34・1）．一方，**前立腺癌**は外腺から発生する．

* 男性生殖器の構造は本シリーズ"第4巻 生物系薬学Ⅱ" SBO 22 参照．

前立腺肥大症
benign prostatic hyperplasia, prostatic hypertrophy, BPH

排尿障害　dysuria

前立腺癌
prostatic cancer

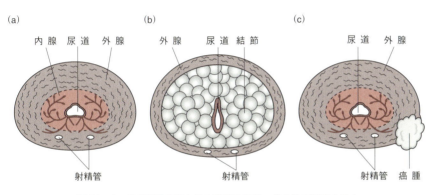

図34・1　前立腺肥大症と前立腺癌の病理　前立腺の断面を示す．
(a) 正常，(b) 前立腺肥大症，(c) 前立腺癌．

34・1・2　疫　学

前立腺肥大症は，高齢男性の排尿障害で最も多い原因であり，その有病率は高く，加齢とともに増加する．前立腺の過形成は組織学的に50歳代の男性では約40％に，80歳代では約90％に認められ，その一部に臨床症状が出現する．

34・1・3　病　態

前立腺肥大症では内腺の腺組織のほか，線維組織や平滑筋組織も増大し結節を形成する．その発症には加齢と男性ホルモン（アンドロゲン）が関与する．テストステロンから前立腺内の5α還元酵素によって生じるジヒドロテストステロンが腺増生を促進する．前立腺の炎症も過形成に関わっている．結節は長期間かけて大きさと数が増大して腫大し，内腺内を通過する尿道を機械的に圧迫・閉塞することで排尿障害を生じる．内腺の平滑筋組織や前立腺部尿道が交感神経アドレナリンα_1受容体刺激により収縮し，尿道抵抗が増加する機能的な閉塞も生じる．また，尿道が閉塞すると二次的に膀胱機能が変化し，排尿筋の過活動や排尿反射の亢進が生じ，頻尿や尿意切迫などの刺激症状も起こる．以上のように前立腺肥

大症の病態には前立腺の腫大，下部尿路の閉塞，下部尿路症状の3要素が関与している．

34・1・4 症　状
初期の刺激症状から，しだいに排尿障害や残尿が生じるようになり，尿閉へと進む．病期は3期に分けられる．

ⅰ）第1期（刺激期）
排尿時不快感，頻尿，特に夜間頻尿のような刺激症状や，尿線が細く弱く，排尿時間が長くなるなどの軽度の排尿困難が認められるが，残尿は生じない．

ⅱ）第2期（残尿発生期）
排尿後も膀胱内に残尿があり，排尿困難も増加する．刺激症状も強まり頻尿や尿意切迫感も増え，我慢できずに失禁することもある（切迫性尿失禁）．また，飲酒，過労，冷えなどをきっかけに急性尿閉となることもある．

ⅲ）第3期（慢性尿閉期）
慢性的に多量の残尿があり，自力での排尿が困難な尿閉となる．尿が少しずつ漏れ出すこともある（溢流性尿失禁）．膀胱が拡大し，尿路の内圧上昇により水腎症となって腎機能障害，尿毒症となる．

34・1・5 診　断

a．臨床症状　前述の病期分類のほか，前立腺肥大症の症状を客観的に評価するため，国際前立腺症状スコア（IPSS）が用いられ（表34・1），軽度（0～7点），中等症（8～19点），重症（20～35点）と評価される．

IPSS: International Prostate Symptom Score

表34・1　国際前立腺症状スコア[†]

	点　数
1. 残尿感 2. 2時間以内の頻尿 3. 尿線途絶 4. 切迫感 5. 尿線細小 6. 排尿開始のいきみ 7. 夜間尿	0: まったくなし 1: 5回に1回未満 2: 2回に1回未満 3: 2回に1回 4: 2回に1回以上 5: ほとんど常に

[†] 1～6は0～5点，7は夜間排尿の回数（5回以上は5回とする）を点数とする．

b．直腸内指診　直腸壁を介して弾性硬の均一に腫大した前立腺を触れる．一方，前立腺癌では硬く，凸凹不整である．

c．超音波検査　経腹的あるいは経直腸的に行い，大きさを確認する．前立腺癌との鑑別に有用である．

そのほかに尿流測定，残尿測定，尿道造影を行い，前立腺癌との鑑別には腫瘍マーカーのPSAの測定や生検を行う．前立腺肥大症ではPSAは軽度の増加にとどまる．

PSA: prostate specific antigenの略．4 ng/mL以上ならば前立腺癌を疑う．本シリーズ"第6巻 医療薬学Ⅰ" 18・5参照．

34・1・6 治　療

a．治療法の選択　前立腺肥大症の治療の目的は排尿障害の改善である．薬物療法と手術療法があり，治療の必要性（病期）や患者の希望に応じて選択す

る．重症例では手術の適応となる（図34・2）．

i) 第1病期

薬物療法（保存的治療）：アドレナリン α_1 受容体アンタゴニスト，抗男性ホルモン薬，5α 還元酵素阻害薬など

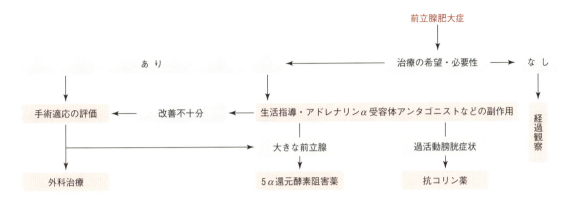

図34・2　前立腺肥大症治療のアルゴリズム　"前立腺肥大症診療ガイドライン"，日本泌尿器科学会編，p.2，RichHill Medical（2011）より改変．

ii) 第2～3病期

外科治療（手術療法）：経尿道的前立腺切除術*が標準的な手術方法．ほかにレーザー前立腺核出術，加熱療法（マイクロ波やレーザーなどで前立腺を加熱し変性）など多くの経尿道的な方法がある．

* 経尿道的前立腺切除術 (transurethral resection of prostate, TURP)：内視鏡下，尿道内に挿入した電気メスで周囲の前立腺内腺を少しずつ削る手術法．

b. 薬物療法（表34・2）

i) 薬物の種類と作用

アドレナリン α_1 受容体アンタゴニスト：タムスロシン，ナフトピジル，ウラピジル，シロドシン，プラゾシン，テラゾシンなどがある．前立腺や尿道の平滑筋に分布する α_1 受容体を遮断して平滑筋を弛緩させ，尿道抵抗を低下させ排尿障害を改善させる．前立腺平滑筋には α_{1A}，α_{1D} サブタイプが多く，頻用されるタムスロシン（α_{1A}），ナフトピジル（α_{1D}），シロドシン（α_{1A}）は前立腺や尿道に対して選択性に高く，非選択性のプラゾシンなどに比べて起立性低血圧やめまいの頻度が低い．症状の改善にはアドレナリン α_1 受容体アンタゴニストが最も有効である．

タムスロシン　tamsulosin
ナフトピジル　naftopidil
ウラピジル　urapidil
シロドシン　silodosin
プラゾシン　prazosin
テラゾシン　terazosin

抗男性ホルモン薬（抗アンドロゲン薬）：クロルマジノン，アリルエストレノールなどがある．前立腺はアンドロゲン依存性であり，抗アンドロゲン薬は前立腺肥大症の結節を縮小させ，排尿障害を改善し症状を軽減させる．効果の発現は緩徐で，また限定的であり，中断により前立腺は再度増大する．

クロルマジノン chlormadinone
アリルエストレノール allylestrenol

5α 還元酵素阻害薬　デュタステリド：前立腺内での5α 還元酵素を阻害してテストステロンからジヒドロテストステロンの産生を抑え，肥大した前立腺体積を明らかに縮小させ排尿障害を改善する．

デュタステリド dutasteride

ホスホジエステラーゼ5阻害薬　タダラフィル：ホスホジエステラーゼ5を阻害することにより，膀胱平滑筋，前立腺および下部尿路血管の平滑筋内サイクリックGMP（cGMP）濃度を上昇させる．cGMP増加による膀胱，前立腺の平

cGMP：cyclic GMP

表34・2 前立腺肥大症の薬物療法の推奨グレード[a]

治療方法	推奨グレード[†]
アドレナリン α_1 受容体アンタゴニスト	
タムスロシン, ナフトピジル, ウラピジル, シロドシン, テラゾシン	A
プラゾシン	C1
5α 還元酵素阻害薬	
デュタステリド	A
抗男性ホルモン薬	
クロルマジノン, アリルエストレノール	C1
その他	
漢方薬（八味地黄丸, 牛車腎気丸）	C1
植物エキス製剤, アミノ酸製剤	C1

[†] 出典: 日本泌尿器科学会編, "前立腺肥大症診療ガイドライン", p.48, RichHill Medical (2011) より改変.
[a] A: 強く勧められる, C1: 勧めるだけの根拠が明確でないが, 行ってもよい.

タムスロシン

ナフトピジル

ウラピジル

シロドシン

プラゾシン

テラゾシン

クロルマジノン酢酸エステル

アリルエストレノール

デュタステリド

滑筋弛緩作用で，膀胱の弛緩，尿道抵抗の低下が生じ，頻尿を抑える．血管拡張作用を介した血流増加も前立腺肥大症に伴う排尿障害の症状緩和に寄与する．

植物抽出物，漢方薬など：植物エキス製剤，アミノ酸製剤，漢方薬（八味地黄丸など）がある．浮腫や炎症による排尿困難，頻尿や残尿感などの自覚症状にある程度有用とされるが，作用機序は不明であり，効果も明瞭でない．他剤と併用される．

ⅱ）**使用上の注意**

アドレナリン α_1 受容体アンタゴニスト：利尿薬や降圧薬との併用で降圧作用が増強されるので注意する．

抗男性ホルモン薬，5α還元酵素阻害薬：いずれも PSA を低下させるため，潜在する前立腺癌の早期診断を困難にする可能性がある．副作用には性欲減退，勃起障害，女性化乳房のほか，抗男性ホルモンは肝機能障害を起こすことがあり，重篤な肝障害の患者では禁忌である．

抗コリン薬：鎮痙薬，抗ヒスタミン薬，三環系抗うつ薬，抗精神病薬，パーキンソン病治療薬などの抗コリン作用のある薬物は膀胱機能を抑制し，尿閉をきたすことがあるので，前立腺肥大症や排尿障害のある患者には用いない．ただし，頻尿が強い場合（過活動膀胱*）には**オキシブチニン**などの抗コリン薬をアドレナリン α 受容体アンタゴニストに併用投与することがある．

* SBO 32 参照．
オキシブチニン
oxybutynin

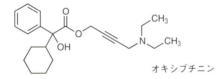
オキシブチニン

34・2 子宮内膜症

子宮内膜症
endometriosis

34・2・1 概　念

子宮内膜またはその類似組織が子宮内腔以外に異所性に存在し，増殖する疾患である．おもに骨盤腔内の卵巣，腹膜，ダグラス窩（最多）などに発生する（図34・3）．なお，子宮筋層内のものは**子宮腺筋症**とよばれる．子宮内膜様組織は本来の内膜と同様にエストロゲンに反応して増殖や脱落，月経様出血を繰返し，腹

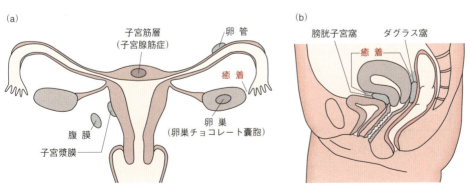

図 34・3　子宮内膜症の好発部位

卵巣チョコレート嚢胞
chocolate cyst of ovary

膜上の小結節から線維化，嚢胞化（出血によりチョコレート色の液体が貯留：**卵巣チョコレート嚢胞**など），周囲組織との癒着などへと進展する．不妊症の重要な原因の一つである．

34・2・2 疫　　学

子宮内膜症は20歳代後半〜30歳代に多く，そのなかでも子宮腺筋症は40歳代が最多で，いずれも閉経期以降は減少する．妊娠中は月経が止まり，プロゲステロンが増加し，エストロゲンが減少するため，子宮内膜症の進行や症状が軽減する．近年，初経の低年齢化，晩婚化，少子化による月経回数の増加などにより，患者数は増加している．

34・2・3 病　　因

子宮内膜を含む月経血が卵管を逆流して異所性に移植するという説や，腹膜上皮などが化生（内膜組織への分化）するという説があるが，まだ明確でない．子宮腺筋症は子宮内膜組織が筋層内に直接進入して発症すると考えられる．

34・2・4 症　　状

月経周期ごとに，内膜症部位で増殖と剥離・出血を繰返すため，月経時の下腹部痛や腰痛（月経痛）が生じる．卵巣チョコレート嚢胞やダグラス窩の病変では症状が強い．進行すると周囲との癒着などにより，月経時以外にも下腹部，腰痛，排便痛や性交痛が生じる．月経痛は年齢とともに増強し，閉経期以降は軽快する．子宮腺筋症では月経痛と過多月経が主症状である．不妊症の15〜20％に子宮内膜症が認められる．

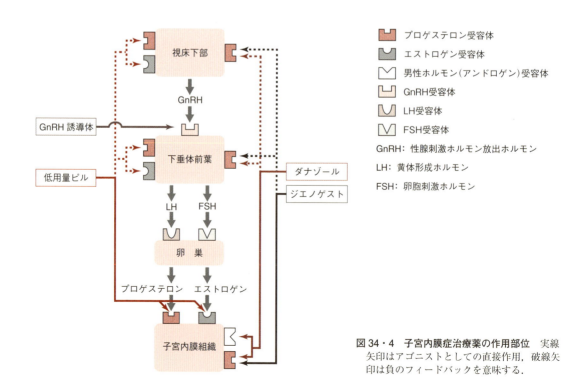

図34・4　子宮内膜症治療薬の作用部位　実線矢印はアゴニストとしての直接作用，破線矢印は負のフィードバックを意味する．

34・2・5 診 断

自覚症状の聴取，内診・直腸診のほか，超音波検査，コンピュータ断層撮影（CT），磁気共鳴断層撮影法（MRI）あるいは腹腔鏡などで嚢胞，二次性の癒着などを確認し，悪性疾患を除外する．腫瘍マーカーのCA125*が陽性化することも多い．

CT：computerized tomography

MRI：magnetic resonance imaging tomography

＊ 本シリーズ "第6巻医療薬学Ⅰ" SBO 18・5 参照．

34・2・6 治 療

疼痛の軽減，病巣の除去を目的とする．生殖能保持の希望するかにより治療法を選択する（図34・4）．

a. 対症療法　月経時の疼痛に対しては非ステロイド性抗炎症薬（NSAID）や漢方薬を投与する．

ⅰ）NSAID

疼痛にはプロスタグランジンが関与するため，プロスタグランジン合成阻害作用をもつNSAID（**イブプロフェン**など）が鎮痛効果を示す．疼痛が生じる前から投与する方が効果的である．

ⅱ）漢方薬

芍薬甘草湯，桂枝茯苓丸などが用いられる．

b. ホルモン療法　薬物治療の主体であり，エストロゲンによる子宮内膜増殖を抑制することを目的にする．

ⅰ）性腺刺激ホルモン放出ホルモン（GnRH）誘導体（ブセレリン，リュープロレリン，ナファレリン，ゴセレリン）

下垂体の性腺刺激ホルモン放出ホルモン受容体を持続的に刺激することで受容体数を減少させ（ダウンレギュレーション），その結果黄体形成ホルモン（LH），卵胞刺激ホルモン（FSH）放出が抑制されて低エストロゲン状態となる（偽閉経効果）．点鼻あるいは皮下投与で用いられる．副作用として，低エストロゲン状

NSAID：nonsteroidal antiinflammatory drug

イブプロフェン（ibuprofen）：構造式は p.7 参照．

GnRH：gonadotropin releasing hormone

ブセレリン　buserelin

リュープロレリン　leuprorelin

ナファレリン　nafarelin

ゴセレリン　goserelin

ステム -relin：下垂体ホルモン放出促進ペプチド類

LH：luteinizing hormone

FSH：follicle stimulating hormone

態による更年期障害（頭痛，ほてりなど），骨量低下などをきたすため，投与期間は原則6カ月までとする．流産を誘発するため，妊婦，妊娠の可能性のある女性には禁忌，母乳に移行するため授乳中も禁忌である．

ダナゾール　danazol

ii) ダナゾール

テストステロン誘導体であり，プロゲステロン受容体と男性ホルモン受容体のアゴニスト作用をもつ．視床下部・下垂体のプロゲステロン受容体を介した負のフィードバックによるゴナドトロピン分泌抑制，卵巣のエストロゲン合成阻害とともに，子宮内膜の両受容体に作用して子宮内膜増殖を直接抑制する．副作用には，男性化（にきび，多毛，嗄声），肝機能障害，血栓症などがある．

ジエノゲスト　dienogest

iii) ジエノゲスト

プロゲステロン誘導体で，選択性の高いプロゲステロン受容体アゴニストである．子宮内膜へのプロゲステロン作用により，強い子宮内膜増殖抑制を示すとともに，視床下部・下垂体の受容体を介した負のフィードバックにより，卵巣の卵胞発育を抑制し，エストロゲン合成も低下させる．副作用は少なく，長期投与が可能である．

ダナゾール　　　　　ジエノゲスト

低用量ピル　low dose estrogen progesteron, LEP

エチニルエストラジオール (ethinylestradiol)：構造式は p. 228 参照．

ノルエチステロン (norethisterone)：構造式は p. 228 参照．

iv) 低用量ピル

経口避妊薬としても用いられる低用量のエストロゲン（**エチニルエストラジオール**）とプロゲステロン（**ノルエチステロン**など）の合剤．視床下部・下垂体の受容体に作用して負のフィードバックをかけ，LH，FSH の分泌が低下するため，卵胞が発育せず，エストロゲンの分泌が低下する．また，プロゲステロン作用により子宮内膜組織の増殖を抑える．しかし，最低限必要とされるホルモン濃度は薬物により保たれる．副作用には，吐き気，頭痛，乳房痛などのほか，重大な副作用として血栓症（四肢，肺，心，脳，網膜など）がある．

c. 手術療法　腹腔鏡下や開腹して癒着剝離，内膜症組織の除去を行う．不妊症では積極的に実施される．また，卵巣チョコレート嚢胞は，卵巣癌を合併する可能性もあり，手術が優先される．根治的手術としては子宮および両側付属器摘出術がある．

子宮筋腫　uterine leiomyoma

34・3　子宮筋腫

34・3・1　概　念

生殖年齢の女性に好発する子宮平滑筋の良性腫瘍で，エストロゲン依存性であるため，閉経後は退縮する．大部分は子宮体部から発生し，粘膜下，筋層内，漿膜下のいずれからも進展し，有茎性ポリープ状を示す場合や，巨大化する場合もある（図 34・5）．症状のある患者に薬物療法，手術療法などの治療を行う．

34・3・2　疫　学

30～40 歳代に好発し，40 歳以上の 20～40％ に筋腫が存在する．筋腫に子宮内膜症や子宮腺筋症が高頻度に合併する．

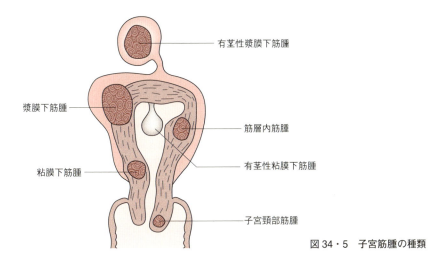

図 34・5　子宮筋腫の種類

34・3・3　病　　因

発生原因は不明だが，エストロゲン依存性であり，筋腫にはエストロゲン受容体が多く発現する．エストロゲンが減少する閉経後には退縮する．円形で白く硬く，正常な子宮筋との強化が明瞭な結節をつくり，多発することが多い．

34・3・4　症　　状

無症状のことも多いが，過多月経，それによる鉄欠乏性貧血，不正性器出血，腹痛（月経困難症）が認められる．特に粘膜下筋腫でこれらの症状が強い．漿膜下筋腫や筋層内筋腫では，下腹部腫瘤を触れることがあり，周辺臓器の圧迫で頻尿，便秘，腰痛がみられることもある．不妊症の原因ともなる．

34・3・5　診　　断

内診で，不整で硬く腫大した子宮や硬結を触れる．超音波検査，MRI，子宮鏡で腫瘤を認める．悪性の子宮肉腫との鑑別が重要である．

34・3・6　治　　療

症状がない，あるいは軽ければ経過観察する．症状が強い，筋腫が大きい，悪性（子宮肉腫）が疑われる場合などは治療の対象となる．さらに，妊娠の希望，閉経までの期間，筋腫の位置などによって治療方法を選択する．

a. 薬物療法　偽閉経療法として性腺刺激ホルモン放出ホルモン誘導体を用いる．閉経が近い場合に閉経を待つ目的で，また術前に筋腫を縮小させる目的で投与する．原則 6 カ月以上は投与できない．

b. 手術療法　妊娠を希望する場合には，開腹あるいは腹腔鏡（内視鏡）下での筋腫核出術で筋腫のみ摘出する．妊娠を希望しない場合や悪性が疑われる場合は子宮全摘術を行う．

> **SBO 35**　妊娠・分娩・避妊に関連して用いられる薬物について，薬理（薬理作用，機序，おもな副作用），および薬物治療（医薬品の選択など）を説明できる．
> E2(3)③7

　正常な妊娠，分娩では，薬物を用いる必要はないが，切迫早産，微弱陣痛など，妊娠の維持，分娩の進行が困難なときは，補助的に子宮収縮薬，子宮収縮抑制薬などを用いる．避妊や不妊治療を目的に，ホルモン関連薬が単独で，あるいは他の方法と組合わせて用いられる．

35・1　子宮収縮薬

　子宮収縮薬には，オキシトシン，プロスタグランジン，麦角アルカロイド（表35・1）があり，分娩誘発・陣痛促進，分娩後出血の防止，人工流産に用いられる．

表35・1　子宮収縮薬の特徴

	薬物	投与方法	作用	適応	副作用	
下垂体後葉ホルモン	オキシトシン	点滴静注	律動的子宮収縮 乳汁分泌	分娩誘発・陣痛促進 弛緩出血	過強陣痛，子宮破裂，頸管裂傷，胎児機能不全，ショック，悪心・嘔吐	不整脈，血圧変動，水中毒
プロスタグランジン	ジノプロスト（PGF$_{2α}$）	点滴静注	律動的子宮収縮	分娩誘発・陣痛促進 人工流産		呼吸困難・喘鳴，顔面紅潮
	ジノプロストン（PGE$_2$）	内服	律動的子宮収縮 子宮頸管熟化	分娩誘発・陣痛促進		顔面紅潮
	ゲメプロスト（PGE$_1$誘導体）	膣坐薬	子宮収縮 子宮口開大	人工流産	子宮破裂，頸管裂傷，ショック，悪心・嘔吐，顔面紅潮	
麦角アルカロイド	エルゴメトリン	注射	持続的子宮収縮	弛緩出血 子宮復古不全 人工流産	悪心・嘔吐，血圧上昇，頭痛，狭心症，心筋梗塞	
	メチルエルゴメトリン	内服・注射				

35・1・1　薬理

オキシトシン　oxytocin

　a. オキシトシン　下垂体後葉ホルモン（ペプチドホルモン）で子宮平滑筋細胞膜上のオキシトシン受容体に作用する．Gタンパク質（G$_q$）を介してホスホリパーゼCを活性化し，合成されたイノシトール1,4,5-トリスリン酸（IP$_3$）が筋小胞体からCa^{2+}放出を促進する．細胞内Ca^{2+}濃度上昇がミオシン軽鎖キナーゼを活性化し，ミオシン軽鎖がリン酸化され平滑筋の収縮をひき起こす．妊娠末期，分娩後に感受性が高く，律動的子宮収縮が生じるため，分娩誘発，微弱陣痛に用いられ，弛緩出血にも適応となっている．輸液ポンプを用いて点滴静注される．

IP$_3$: inositol 1,4,5-trisphosphate

オキシトシン　　Cys-Tyr-Ile-Gln-Asn-Cys-Pro-Leu-Gly-NH$_2$

副作用 おもな副作用は，過強陣痛，それによる子宮破裂，頸管裂傷，胎児機能不全のほか，ショック，不整脈，悪心・嘔吐，血圧変動，水中毒などである．

b. プロスタグランジン ジノプロスト（$PGF_{2\alpha}$，点滴静注），ジノプロストン（PGE_2，内服），ゲメプロスト（PGE_1誘導体，膣坐薬）がある．いずれの薬物もGタンパク質共役型のプロスタグランジン受容体（FP受容体，EP1受容体など）を介して，オキシトシンと同様の機序で細胞内 Ca^{2+} 濃度を上昇させ，子宮収縮を生じる．ジノプロスト，ジノプロストンは律動的子宮収縮による分娩誘発・陣痛促進に適応されるほか，妊娠のどの時期でも子宮を収縮させるため，ジノプロスト，ゲメプロストは人工流産にも用いられる．ジノプロストンは，子宮頸管熟化作用ももつ．

副作用 おもな副作用は，過強陣痛，子宮破裂，頸管裂傷，胎児機能不全，ショック，悪心・嘔吐，顔面紅潮のほか，ジノプロストは気管支平滑筋収縮による呼吸困難，喘鳴や心室細動が生じることもあり，気管支喘息またはその既往がある患者は禁忌である．

ジノプロスト　dinoprost
ジノプロストン
dinoprostone
ゲメプロスト　gemeprost

ステム -prost(-)：プロスタグランジン類

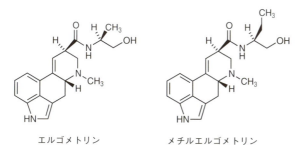

ジノプロスト　　　　ジノプロストン　　　　ゲメプロスト

c. 麦角アルカロイド 麦角アルカロイドである**エルゴメトリン**，**メチルエルゴメトリン**は，子宮平滑筋に直接作用して子宮収縮を生じる．妊娠末期，分娩後に感受性が高く，持続的子宮収縮を生じるため，分娩誘発には用いず，分娩後出血の防止のため，弛緩出血，子宮復古不全に用いられる．人口流産の適応もある．注射あるいは内服で投与する．

副作用 悪心・嘔吐，血圧上昇，頭痛などのほか，狭心症，心筋梗塞が生じることもある．

エルゴメトリン
ergometrine
メチルエルゴメトリン
methylergometrine

ステム (-)erg-：麦角アルカロイド誘導体

エルゴメトリン　　　メチルエルゴメトリン

35・1・2 薬物治療

a. 分娩誘発・陣痛促進

ⅰ）治療方針

経膣分娩が可能で陣痛がなく，医学的適応である母体側因子（微弱陣痛，前期

破水，妊娠高血圧症候群など），胎児側因子（児救命や新生児治療が必要な場合，絨毛膜羊膜炎，過期妊娠，糖尿病合併妊娠，胎児発育不全など）や社会的適応（妊婦や医療側の事情により特定の日時に分娩する計画分娩）がある場合に，人工的に陣痛を起こして分娩を促す．

オキシトシン，プロスタグランジン製剤のジノプロスト，ジノプロストンが用いられる．過強陣痛の危険があるため，2剤以上の子宮収縮薬の同時併用は禁忌である．通常，ジノプロストン（経口）は，オキシトシンやジノプロストの点滴静注以前に投与される．

ii) 薬物治療上の注意点

子宮収縮薬は，分娩監視装置などで子宮収縮や胎児心拍の変化をモニターし，母体のバイタルサインをチェックするなど，胎児および妊婦の観察を行い，十分注意しながら投与する．3薬剤とも，子宮破裂や難産の原因となる帝王切開・子宮切開の既往，前置胎盤，骨盤狭窄，胎位異常（横位など），過強陣痛や，常位胎盤早期剥離，重度胎児機能不全（胎児仮死）がある場合などは禁忌であり，帝王切開が必要となる．子宮頸管熟化が不十分な場合は，頸管が開大せず，分娩誘発が不良となるため，器械的方法や子宮頸管熟化薬の**プラステロン**投与により頸管熟化を行ってから子宮収縮薬を投与する．

プラステロン硫酸エステルナトリウム（sodium prasterone sulfate）：直接作用のほか，エストラジオールに変換されて子宮頸部組織に作用する．コラーゲン分解酵素活性を増大させ，子宮頸部の軟化，伸展性の増加などの頸管熟化作用を示す．

プラステロン硫酸エステルナトリウム

b. 分娩後出血の防止　児娩出後〜産褥期の子宮収縮不良による子宮の胎盤剥離面からの出血（早期の弛緩出血，分娩24時間以降の子宮復古不全）を止める．子宮筋の疲労や子宮内の胎盤遺残物が原因となる．放置すると，貧血，大量出血ではショック，母体死亡にもつながる．治療は，子宮内に胎盤遺残物があれば除去し，子宮底マッサージ，直接圧迫，子宮収縮薬投与などの保存的治療を行うが，無効の場合は外科的に止血を行う．子宮収縮薬では，弛緩出血にはオキシトシンと麦角アルカロイド，子宮復古不全には麦角アルカロイドが用いられる．感染の徴候があれば抗菌薬も投与する．

c. 人工流産　母体保護法で定められた妊娠22週未満での治療的流産（人工妊娠中絶）のため，陣痛を誘発する．身体的・経済的理由により母体の健康を害する場合などに，本人および配偶者の同意のもとで実施する．薬物では，ゲメプロスト（膣坐薬，人工流産だけが適応），ジノプロスト，麦角アルカロイドが用いられる．

リトドリン　ritodrine

硫酸マグネシウム　magnesium sulfate

35・2　子宮収縮抑制薬

おもな子宮収縮抑制薬には，**リトドリン**，**硫酸マグネシウム**があり，切迫流産，切迫早産などに用いられる．

35・2・1 薬理

a. リトドリン　アドレナリン β_2 受容体アゴニストであり，平滑筋細胞内のサイクリック AMP（cAMP）の増加によるプロテインキナーゼ A 活性化を介して，ミオシン軽鎖キナーゼがリン酸化されて不活性化し，子宮平滑筋が弛緩する．切迫流産，切迫早産に適応される．内服や点滴静注で用いられる．

cAMP: cyclic AMP

副作用　頻脈・動悸（β_1 受容体刺激作用も一部あるため），振戦，高血糖，肺水腫，無顆粒球症，肝機能障害，横紋筋融解症などがある．重篤な心疾患・高血圧・糖尿病・甲状腺機能亢進症，妊娠 16 週未満などは禁忌である．

およびその鏡像異性体

リトドリン

b. 硫酸マグネシウム　平滑筋細胞膜の Ca^{2+} チャネルで Ca^{2+} に拮抗する．細胞外からの Ca^{2+} 流入が抑制され，細胞内 Ca^{2+} 濃度が低下することでミオシン軽鎖キナーゼの活性化が抑制され，子宮平滑筋が弛緩する．切迫早産のほか，子癇も適応となり，点滴静注で投与される．

副作用　倦怠感，顔面紅潮，頭痛，悪心・嘔吐のほか，Mg^{2+} 中毒症状である筋緊張低下，呼吸不全・呼吸停止，不整脈（房室ブロック，伝導障害）・心停止などが生じることがある．新生児には，呼吸障害，筋緊張低下などが認められる．重症筋無力症，心ブロック，低張性脱水は禁忌である．投与中は，Mg^{2+} 中毒を防ぐために慎重に観察し（膝蓋腱反射消失や呼吸数低下の有無，血中 Mg^{2+} 濃度の測定など），Mg^{2+} 中毒に対してはグルコン酸カルシウムを投与する．分娩直前まで投与する場合は，新生児に対する気管内挿管などの蘇生を実施できる体制を確保する．

35・2・2 薬物治療

切迫流産（22 週未満），切迫早産（22 週〜37 週未満）の際に，胎児の成熟が不十分な状態で分娩することを防ぎ，妊娠期間を延長するために子宮収縮抑制薬が投与される．妊娠 34 週になるまでは，可能な限り妊娠を継続する．切迫流産にはリトドリン（ただし 16 週以降），切迫早産にはリトドリン，硫酸マグネシウムが適応となる．硫酸マグネシウムはリトドリンの効果不十分，あるいは副作用で使用できない場合に用いる．

破水を生じた場合は感染予防のために抗菌薬を投与し，胎児肺の成熟（サーファクタント産生増加）を促進して出生後の呼吸窮迫症候群の予防するために副腎皮質ステロイド（胎児移行性がよい**ベタメタゾン**）を投与する．

ベタメタゾン
betamethasone

35・3 避妊薬

避妊を目的に女性が用いる薬物に，**経口避妊薬**がある．

経口避妊薬（oral contoraceptive, OC）: ピル（pill）ともいう．

エチニルエストラジオール
ethinylestradiol

ノルエチステロン
norethisterone

レボノルゲストレル
levonorgestrel

デソゲストレル
desogestrel

ステム (-)gest(-)：黄体ホルモン（プロゲスチン）類

35・3・1 薬　理

経口避妊薬は，エストロゲン（卵胞ホルモン薬）とプロゲストーゲン（黄体ホルモン薬）の合剤である．エストロゲンとしては**エチニルエストラジオール**，プロゲストーゲンとしては**ノルエチステロン，レボノルゲストレル**あるいは**デソゲストレル**が用いられる．副作用軽減のため，日本で現在用いられる経口避妊薬はエストロゲン含有量が 50 μg 未満であり，低用量ピルともよばれる．

経口避妊薬のおもな作用機序（図 35・1）は，含有するエストロゲンとプロゲストーゲンが，視床下部，下垂体前葉に作用して負のフィードバックをかけ，卵胞刺激ホルモン（FSH），黄体形成ホルモン（LH）の分泌が低下し，卵胞の発育と排卵を抑制することである．また，プロゲストーゲンの作用として，子宮内膜の増殖抑制による着床阻害や，頸管粘膜の粘稠度上昇による精子通過の阻害が生じることなども関与する．

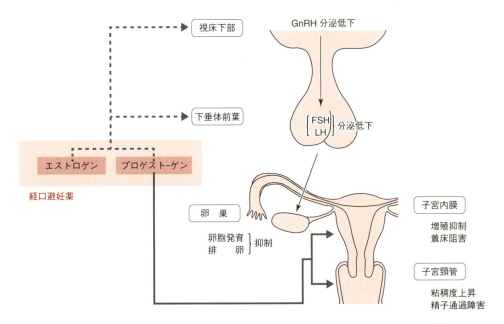

図 35・1　経口避妊薬の作用機序　GnRH：性腺刺激ホルモン放出ホルモン，FSH：卵胞刺激ホルモン，LH：黄体形成ホルモン．実線矢印はアゴニストとしての直接作用，破線矢印は負のフィードバックを意味する．

副作用　経口避妊薬の重大な副作用として，血栓症（四肢，肺，心，脳など）が知られている．頻度の高い副作用には，悪心・嘔吐，頭痛，乳房緊満感・乳房

痛, 不正性器出血, 下腹部痛, 浮腫などがある. 禁忌は, 血栓症リスクの高い状態 (脳血管障害・冠状動脈疾患・肺塞栓症・血栓性静脈炎やその既往, 抗リン脂質抗体症候群, 大手術前後, 35歳以上で1日15本以上の喫煙者, 重度の高血圧や糖尿病など), エストロゲン依存性腫瘍 (乳癌, 子宮体癌), 重症の肝疾患などである.

副効用 経口避妊薬の服用による利点 (副効用) として, 子宮内膜症・月経困難症・月経前症候群などの改善があり, この目的でも低用量ピルが投与される. 良性乳房疾患 (線維腺腫など)・子宮体癌・卵巣癌の発症率も低下させる.

35・3・2 薬物治療

避妊法には, 経口避妊薬, 子宮内避妊器具, コンドーム, 不妊手術などがあるが, 経口避妊薬は女性主体で避妊ができ, 効果は確実で服用を中止すれば妊娠能力が回復し, 前記した副効用があるなどの利点が多い.

(a) 一相性

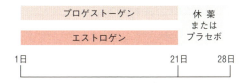

エストロゲン: エチニルエストラジオール
プロゲストーゲン: ノルエチステロン, レボノルゲストレルまたはデソゲストレル

(b) 三相性

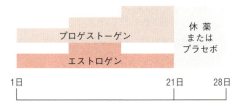

図35・2 経口避妊薬 (低用量ピル) の種類と服用方法

経口避妊薬には, 一相性と三相性の薬剤がある (図35・2). いずれも21日服用後に, 7日間は休薬 (21錠タイプ) あるいはプラセボを服用 (28錠タイプ) し, 最後の7日間に血中ホルモン減少による消退出血が生じる. 一相性は21錠中のホルモン含量は一定であるが, 三相性は生理的な分泌パターンに合わせ, エストロゲンとプロゲストーゲンの含有量が増減する. 確実な避妊には正確な服用が必要であり, 服用量や休薬期間を間違えないように指示し, 飲み忘れときの対応も適切に指導する.

緊急避妊法: 避妊をしなかった, または避妊に失敗したときの緊急避妊法としては, レボノルゲストレル内服 (72時間以内) や, 銅付加子宮内避妊器具の挿入などがある.

SBO 36
E2(3)③8

以下の生殖器系疾患について説明できる．
異常妊娠，異常分娩，不妊症

36・1 異常妊娠

異常妊娠
abnormal pregnancy

妊娠中に胎児側あるいは母体側に生じるさまざま病的状態を**異常妊娠**という（表36・1）．

表36・1 代表的な異常妊娠と異常分娩

異常妊娠	異常分娩
母体の異常 　妊娠悪阻 　妊娠高血圧症候群	**前期破水**
着床の異常 　異所性妊娠	**娩出力の異常** 　微弱陣痛・過強陣痛
妊娠の継続の異常 　胎児発育不全 　流産	**産道の異常** 　狭骨盤 　児頭骨盤不均衡
妊娠期間の異常 　早産 　過期妊娠	**胎児と付属物の異常** 　回旋進入の異常 　胎位の異常 　臍帯の異常 　胎児機能不全
胎児と付属物の異常 　多胎妊娠 　常位胎盤早期剥離 　前置胎盤 　羊水過多症・羊水過少症 　胎児機能不全・胎児死亡	**分娩時間の異常** 　遷延分娩
	母体の損傷と出血 　子宮破裂 　軟産道の破損 　弛緩出血
	羊水塞栓症

a．妊娠悪阻　妊娠初期のつわり（悪心・嘔吐，食欲不振）が悪化し，著しい嘔吐で食物や水分の摂取が困難になり脱水，5％以上の体重減少，電解質異常が生じた状態をいう．栄養障害でケトン体が出現する．十分な輸液を行う．

b．妊娠高血圧症候群　妊娠20週以降，分娩後12週まで高血圧がみられる場合，または高血圧にタンパク尿を伴う場合で，これが単なる妊娠の偶発合併症でないもの．妊婦の約5％に生じる．痙攣発作を伴うものは**子癇**という．原因は明確ではないが，胎盤形成不全，サイトカインなどが関与すると考えられる．重症例では胎盤機能障害により胎児発育不全，常位胎盤早期剥離，胎児機能不全・死亡に至ることもある．治療は安静，食事療法（減塩とカロリー制限），対症的な薬物治療（降圧薬としてヒドララジンとメチルドパ，抗痙攣薬として硫酸マグネシウムなど）を行うが，重症例では分娩による妊娠の中断が最良の治療である．

c．異所性妊娠（子宮外妊娠）　子宮腔以外の場所に受精卵が着床し発育した状態（図36・1）．卵管妊娠（大部分），卵巣妊娠，腹膜妊娠，頸管妊娠があり，卵管破裂や腹腔内への大出血を起こす．尿中 hCG が高値にも関わらず超音波検

hCG: human chorionic gonadotropin（ヒト絨毛性性腺刺激ホルモン）

査で子宮腔内に胎嚢を認めない．早期に胎児組織を摘出（卵管切開など）する．あるいは，メトトレキサート投与で成長を止める．破裂時は急激な下腹部痛を訴え，出血性ショックとなるため，緊急手術を行う．

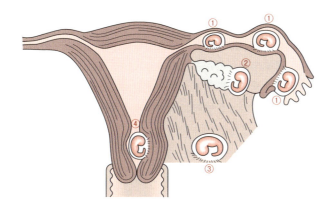

図36・1　異所性妊娠の部位　①卵管妊娠，②卵巣妊娠，③腹膜妊娠，④頸管妊娠．

d．胎児発育不全　胎児の発育が抑制され，体重が平均−1.5 SD[*1]以下となっている状態[*2]．胎児が比較的成熟していれば人工早産することもある．

e．流　産　妊娠22週未満の妊娠中絶をいう．全妊娠の10〜15％で生じる[*3]．性器出血，下腹部痛を伴う．自然流産のほかに人工流産もある．

f．早　産　妊娠22週以降で37週未満の分娩をいう．妊娠高血圧症候群，常位胎盤早期剥離や胎児機能不全などにより妊娠を中断させる人工早産と，前期破水，頸管無力症（頸管が早期に軟化）などによる自然早産がある．子宮収縮（腹痛を伴う），性器出血，頸管開大などで早産となる可能性が高い状態を**切迫早産**という．切迫早産には安静とともに子宮筋弛緩作用をもつβ_2刺激薬（**リトドリン**）や**硫酸マグネシウム**を用いる[*4]．

一方，陣痛が発来せずに妊娠が42週以上持続している状態を**過期妊娠**という．胎盤機能が低下し胎児のリスクが増大するため，人工的に分娩を行う．

g．多胎妊娠　複数の妊卵が同時に着床し発育している状態．双胎（双子），三胎（三つ子）などで，一卵性と多卵性（二卵性など）がある．不妊症治療のための排卵誘発などで，特に二卵性が増加傾向にある．流早産が多く，周産期死亡率も高い．流早産や妊娠高血圧症候群の予防，栄養摂取に努め，分娩時は陣痛微弱や胎児損傷に注意する．

h．常位胎盤早期剥離　正常部位の胎盤が分娩以前に剥離した状態．胎児への血液循環が障害され胎児機能不全・死亡となる．下腹部の激痛と外出血を認める．胎児死亡率は高い．母体は出血性ショックを示し，剥離部から血中へ流入した組織トロンボプラスチンなどにより，播種性血管内凝固症候群[*5]（DIC）が発症し妊産婦死亡の原因となる．妊娠高血圧症候群との合併が多い．腹部外傷，前期破水，絨毛膜羊膜炎などが誘因となることもある．帝王切開などで速やかに分娩するとともにショック，DICの治療を行う．

i．前置胎盤　胎盤が子宮の出口（内子宮口）に付着した状態．帝王切開

[*1] SD：標準偏差

[*2] 原因には妊娠高血圧症候群，甲状腺機能異常，糖尿病，栄養障害，喫煙，アルコールなどの母体因子，胎盤の血流量低下や形態異常などの胎盤因子，子宮内感染や染色体異常（ダウン症候群など），先天異常などの胎児因子がある．

[*3] 原因は胎児因子として染色体異常（最多），臍帯や胎盤の異常，母体因子として子宮の異常（奇形，筋腫，頸管無力症），感染症（絨毛膜羊膜炎）などがある．

リトドリン (ritodrine)：構造式は p. 227 参照．

硫酸マグネシウム
magnesium sulfate

[*4] SBO 35・2 参照．

[*5] SBO 27 参照．

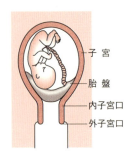

図 36・2 前置胎盤

の既往はリスク因子である．胎児の経腟分娩が不可能となり，子宮口の開大で胎盤が剥離し大出血が起こりうる．胎児の成熟を待って帝王切開で分娩する（図36・2）．

j. 羊水過多症・羊水過少症　胎児を取囲む羊水が異常に多い（800 mL以上）あるいは少ない（100 mL以下）状態．糖尿病による胎児尿の過剰産生，嚥下障害や消化管奇形による吸収障害などで羊水過多症が生じ，子宮の増大による圧迫症状（腹部緊満，呼吸困難など）を認める．尿路奇形による胎児尿産生低下などで羊水過少症が生じ，胎動を感じる．臍帯圧迫による胎児機能不全や四肢の変形などを生じやすい．いずれも分娩時に微弱陣痛や常位胎盤早期剥離などの異常を生じやすい．

異常分娩　abnormal labor

36・2　異常分娩

分娩過程の異常と分娩時の母体に生じる代表的な病的状態を表36・1に示す．

a. 前期破水　陣痛発来以前に羊水を取囲む卵膜が破れ，羊水が子宮外に流出すること．全分娩の10～25％に生じる．絨毛膜羊膜炎，羊水過多などが原因となる．多くは自然に陣痛が発来する．上行性感染を起こすため抗生物質で対応し，胎児が成熟していれば分娩を行う．

b. 微弱陣痛・過強陣痛　微弱陣痛とは，陣痛発作（子宮筋の収縮）の頻度，持続あるいは強さが減弱する状態をいう．破水したり分娩が進行していれば，薬物[*1]（ジノプロスト，ジノプロストンやオキシトシン）などを用いて陣痛を促進する．一方，陣痛が異常に強い状態を過強陣痛という．激痛を訴え子宮破裂や胎児機能不全を起こすことがある．子宮収縮薬の誤用や産道通過の抵抗が大きい場合などに生じる．子宮収縮を緩和するとともに，速やかな娩出に努める．

[*1] これらの薬物の構造式はp.225参照．

ジノプロスト　dinoprost

ジノプロストン　dinoprostone

オキシトシン　oxytocin

c. 狭骨盤　産道を形成する骨盤が狭く，経腟分娩が困難あるいは不可能な状態をいい，帝王切開となることが多い．

d. 回旋進入の異常・胎位の異常　分娩時には，通常は屈位（前かがみ）の児頭の頭頂から後頭が先進して4回の回旋運動（第1～4回旋）を行いながら産道を通過して娩出される（図36・3）．後頭が後方にそり返る反屈位では第2回旋も逆方向で，分娩遷延，産道や児の外傷，胎児機能不全を生じやすい．また，手足が先進して産道に脱出することもあり，放置すると予後は不良である．

子宮内の胎児の姿勢を胎位といい，正常の頭位に対して骨盤位（いわゆる逆子）では胎児の殿部や足から娩出される．分娩遷延，産道や児の外傷，胎児機能不全を生じやすい．

e. 臍帯の異常　臍帯が胎児に巻付いたり，胎児より先に産道に懸垂することがあり，頸部圧迫や臍帯血流の遮断により胎児機能不全・死亡に至る可能性もある．帝王切開などの緊急の対応が必要となる．

[*2] 胎児機能不全の原因には，
・妊娠中: 絨毛膜羊膜炎，胎盤機能不全，常位胎盤早期剥離，臍帯の血流障害
・分娩時: 過強陣痛，子宮破裂，前置胎盤，臍帯異常
などがある．

f. 胎児機能不全　妊娠中あるいは分娩時の胎児に生じる低酸素症とそれに伴うアシドーシスにより正常でない所見が存在する場合を胎児機能不全という[*2]．胎児心拍数パターンの異常がみられる．重篤化すると胎児死亡に至る．酸素投与や過強陣痛に対する子宮収縮抑制薬などで回復しない場合は分娩を急ぐ．

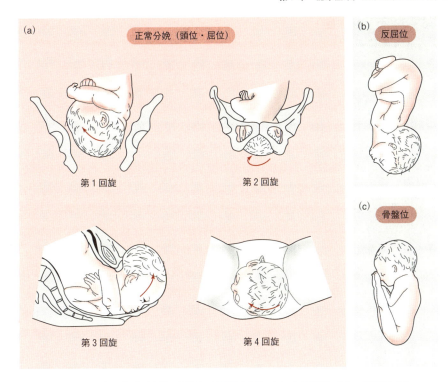

図 36・3　正常分娩時（頭位・屈位）の児頭の回旋（a）と反屈位（b），骨盤位（c）

出生後に脳性麻痺などの後遺症が残る可能性もある．

g．遷延分娩　分娩開始後，初産婦で 30 時間，経産婦で 15 時間が経過しても児娩出に至らない状態[*1]．胎児機能不全に至るため，陣痛増強剤の投与，吸引分娩や帝王切開などで分娩を促進する．

h．子宮破裂　分娩中などに生じる子宮の裂傷．経産婦に多く，帝王切開や子宮筋腫の手術後の瘢痕部が破裂する場合も多い．腹部打撲，陣痛促進薬の不適切投与などが原因となる．腹部激痛とともにチアノーゼ，頻脈，血圧低下などの出血性ショックとなる．緊急に開腹し止血する．児の予後は不良である．

i．軟産道の損傷　分娩時の軟産道の急激または過度の伸展や伸展性不足により，頸管裂傷，腟裂傷，会陰裂傷が生じ，強い出血を認める．深い会陰裂傷は外肛門括約筋が断裂し，便失禁の原因となる．胎盤娩出後に止血縫合する．

j．弛緩出血　分娩終了後の子宮筋の収縮が不十分なため，胎盤剝離面の血管が物理的に圧迫されずに生じる持続的な出血[*2]．出血量が多いとショック症状を呈し，播種性血管内凝固症候群（DIC）を発症することもある．子宮収縮薬投与，圧迫止血，経カテーテル肝動脈塞栓術などで止血を図る．

k．羊水塞栓　羊水成分（羊水，胎脂，胎便，皮膚細胞など）が母体血中に流入し，肺塞栓，肺高血圧症，急性心不全，呼吸不全，DIC による大量の性器出血やショックを生じる重篤な病態で，死亡率は 40〜80％ に達する．多くは分娩中から出産後 2 時間以内に発症し，呼吸困難，チアノーゼ，痙攣，意識障害などで初発する．呼吸・循環管理と DIC の治療を早期から行う．

*1 遷延分娩の原因：微弱陣痛，産道抵抗の増大（産道，胎児，回旋進入の異常など）．

*2 弛緩出血の原因には，
・子宮筋の過度の伸展：多胎妊娠，羊水過多
・子宮筋の疲労：長時間の子宮収縮薬の使用，遷延分娩
などがある．

不妊 infertility

36・3　不 妊 症

生殖年齢にある男女が妊娠を希望して性生活を行っているにもかかわらず1年以上妊娠しない状態を**不妊**という．全夫婦の約10％が不妊症といわれる．

a. 原　因　不妊は表36・2に示す多岐にわたる原因で生じる．

女性側の原因は内分泌因子（排卵因子），卵管因子，子宮因子，頸管因子，膣・会陰因子に分けられ，卵管因子が最も頻度が高い．先天的異常（奇形など）あるいは後天的異常（感染・炎症，筋腫などの腫瘍，内膜症など）による器質的障害，排卵障害（内分泌異常），頸管粘液分泌不全，抗精子抗体産生などの機能的障害で排卵・受精・着床のいずれかの過程が妨げられる．

男性側が原因の場合を男性不妊という．造精機能（精子産生機能）障害，精管（精子の通路）通過障害，副性器障害や性機能障害など，多くの原因があるが，多くは精索静脈瘤などに起因する造精機能障害である．

女性不妊，男性不妊がそれぞれ40％程度であるが，原因が明らかでない原因不明不妊もある（10％）．

b. 診　断　生殖器の診察とともに，月経歴，結婚歴，妊娠分娩歴，不妊期間，既往歴（糖尿病や甲状腺疾患などの内分泌疾患，腹腔内手術，生殖器の感染症，子宮内膜症など），性生活の状況，常用薬などを聴取する．

表36・2　不妊症の原因疾患

不妊因子	原因疾患	不妊の機序
内分泌因子（排卵因子）	無排卵，無月経 卵胞発育不全，黄体機能不全，高プロラクチン血症 甲状腺疾患，副腎皮質疾患	視床下部-下垂体-卵巣系の異常や，その他の内分泌臓器の異常によって排卵の障害が生じ，無月経となる．無排卵の原因は視床下部の障害が最も多い．
卵管因子	1. 卵管通過障害 　付属器炎（クラミジア，淋菌感染など） 2. 卵管周囲癒着 　虫垂炎，付属器炎，子宮内膜症など	性感染症などで卵管の器質的・機能的障害が生じ，卵管采での卵子の捕捉障害，卵管での受精障害や受精卵の通過障害などが生じる．女性では最も多い．
子宮因子	子宮奇形 子宮筋腫 子宮腺筋症 子宮内腔の癒着	子宮の器質的・機能的障害で着床が妨げられる．
頸管因子	頸管炎 頸管粘液分泌不全 抗精子抗体	頸管炎では子宮頸管の通過障害が生じる．精子の子宮への進入が障害される．
膣・会陰因子	膣閉鎖・欠損 膣炎 半陰陽	膣・会陰の先天性異常による機械的閉塞，炎症による精子機能の障害などで，精子の進入が阻止される．
男性因子	1. 造精機能障害 　精索静脈瘤，停留精巣，内分泌障害などによる精子減少症，無精子症や精子無力症 2. 精路通過障害 　精巣上体炎，精管結紮術後など 3. 副性器障害 　前立腺炎など 4. 性機能障害 　心因性，脊髄損傷，糖尿病などによる勃起不全や射精障害	不妊の原因が男性側にある場合が約40％である．男性不妊の約半数は造精機能障害と推定される．
その他	原因不明不妊 染色体異常	

超音波検査，基礎体温*，内分泌検査（FSH，LH，プロラクチン，エストロゲン，プロゲステロン），頸管粘液検査，抗精子抗体，子宮卵管造影，クラミジア抗体価，精液検査を行い，さらに腹腔鏡検査などを加える．

c. 治　療

排卵障害：シクロフェニル，抗エストロゲン薬の**クロミフェン**（視床下部からのGnRH，FSH，LHの分泌促進），**ゴナドトロピン**（FSHあるいはhMGで卵胞を発育させた後，LHやhCGを投与）により排卵を誘発する．排卵後の黄体機能不全があれば，プロゲステロンを補充する．高プロラクチン血症に対しては下垂体からのプロラクチン分泌を抑制するドパミンアゴニスト（ブロモクリプチン，カベゴリンなど）を投与する．

卵管性不妊症：卵管通水法・通気法や卵管形成術を行う．効果がなければ生殖補助医療を考慮する．

子宮性不妊症・頸管因子による不妊症：子宮奇形や子宮筋腫には手術，感染症には抗生物質治療，頸管粘液分泌不全にはエストロゲン投与を行う．精子抗体陽性の場合は生殖補助医療も考慮する．

男性不妊：造精機能障害には薬物治療（性腺刺激ホルモン，男性ホルモン，抗エストロゲン薬，感染があれば抗生物質），精路通過障害には手術が行われる．効果が得られない場合は生殖補助医療を考慮する．

生殖補助医療：両側卵管閉塞，重症子宮内膜症，原因不明不妊，重度の造精機能障害などの難治性不妊症には，人工授精・体外授精・胚移植，顕微授精（卵細胞質内精子注入法）などの生殖補助医療が適応となる．

---

* 基礎体温は排卵があれば高温相，低温相の2相性を示すが，無排卵ならば1相性で，多くは無月経となる．

FSH：follicle stimulating hormone（卵胞刺激ホルモン）

LH：luteinizing hormone（黄体形成ホルモン）

クロミフェン　clomifene

GnRH：gonadotropin-releasing hormone（性腺刺激ホルモン放出ホルモン）

ゴナドトロピン
gonadotropin

hMG：human menopausal gonadotropin（閉経婦人尿性腺刺激ホルモン）

人工授精：精子浮遊液を注射器で女性器内に注入する．男性不妊，頸管因子による不妊などが適応である．

体外授精・胚移植：排卵直前の卵子を卵巣から採取し，体外で精子と授精し，子宮に胚を移植・着床させる．卵管性不妊症，男性不妊，抗精子抗体による場合などに用いられる．

顕微授精（卵細胞質内精子注入法）：顕微鏡下で1個の卵にマイクロピペットを用いて精子を注入して授精させ，子宮に戻す．精子がきわめて少ない重度男性不妊でも可能である．

第8章 化学構造と薬効

> **SBO 37** 循環器系・泌尿器系・生殖器系の疾患に用いられる代表的な薬物
> E2(3)④1 の基本構造と薬効(薬理・薬物動態)の関連を概説できる.

37・1 ジギタリス製剤の化学構造

ジギトキシン digitoxin
ジゴキシン digoxin

メチルジゴキシン
metildigoxin
デスラノシド deslanoside

　ジギトキシン,ジゴキシンはジギタリス葉 (*Digitalis purpurea*) から得られた強心配糖体であり,ステロイド骨格に不飽和ラクトン環と糖鎖が結合した構造をもつ(図37・1). 強心配糖体は心筋細胞膜に存在する Na^+, K^+-ATPアーゼを阻害し,心筋収縮を増強する. 臨床では,ジゴキシン,メチルジゴキシン,デスラノシドが用いられる. いずれもステロイド骨格の17位にβ配向した不飽和ラクトン環をもち,B/C環はトランス, C/D環はβ-シスの立体配座をもち,これらの構造が強心活性には必須と考えられている. メチルジゴキシンはジゴキシンをメチル化した半合成品であり,ジゴキシンよりも消化管から吸収されやすい.

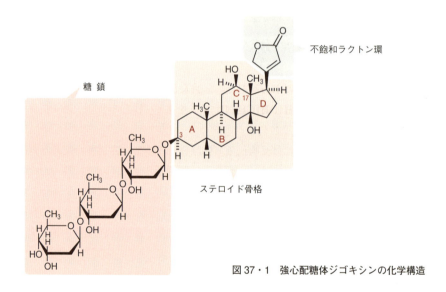

図37・1　強心配糖体ジゴキシンの化学構造

37・2　交感神経系に作用する薬物
37・2・1　アドレナリンβ受容体アゴニストの化学構造

ノルアドレナリン
noradrenaline

アドレナリン adrenaline

イソプレナリン
isoprenaline

ドブタミン dobutamine

カテコール *O*-メチルトランスフェラーゼ catechol *O*-methyltransferase, COMT

デノパミン denopamine

　交感神経の節後線維から遊離される神経伝達物質はノルアドレナリンであり,カテコール環とエタノールアミン側鎖から成るカテコールアミン骨格をもつ(図37・2). 一般に,アミノ基に置換基のないノルアドレナリンに比べ,メチル基の付いたアドレナリンやイソプロピル基の付いたイソプレナリンは,β作用が強くなる. さらに大きな置換基がアミノ基に付くとβ受容体に対する選択性が増加する(ドブタミンなど). また,ベンゼン環の3位, 4位のヒドロキシ基を除いたり,置換基を導入すると,カテコール *O*-メチルトランスフェラーゼ(COMT)による代謝を受けにくくなることが知られている(デノパミンなど). 循環器系疾患では,イソプレナリンやβ_1受容体を選択的に刺激するドブタミンが注射剤

として急性または重症心不全の治療に用いられ，心臓のβ_1受容体を介して強心作用を示す．デノパミンは経口剤として慢性心不全の治療に用いられる．

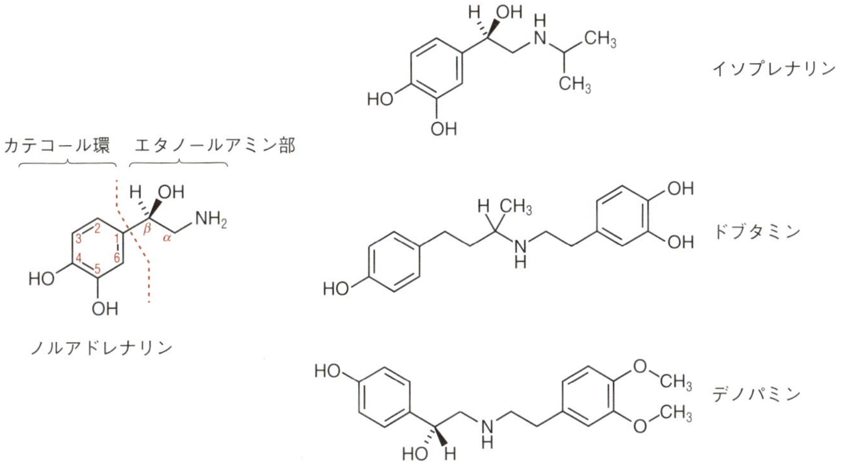

図 37・2　アドレナリンβ受容体アゴニストの化学構造

37・2・2　アドレナリンβ受容体アンタゴニストの化学構造

多くのアドレナリンβ受容体アンタゴニストは，カテコールアミン骨格の芳香環とエタノールアミンの間に-OCH_2-基を挿入したアリールオキシプロパノールアミン骨格〔R^1-$OCH_2CH(OH)CH_2NH$-R^2〕をもつ（図 37・3）．**プロプラノロール**，**ピンドロール**，**アルプレノロール**などは非選択的アドレナリンβ受容体アンタゴニストであり，心拍数および心拍出量を低下させることにより，高血圧や不整脈の治療，狭心症の予防に用いられる．一方，アリール置換基（R^1）の変換から得られた**メトプロロール**，**アテノロール**などは選択的アドレナリンβ_1受容体アンタゴニストであり，気管支喘息患者の治療においても比較的安全に使用できる．

プロプラノロール　propranolol

ピンドロール　pindolol

アルプレノロール　alprenolol

メトプロロール　metoprolol

アテノロール　atenolol

ステム　-olol：アリールオキシアミノアルコール構造をもつアドレナリンβ受容体アンタゴニスト

アリールオキシプロパノールアミン骨格

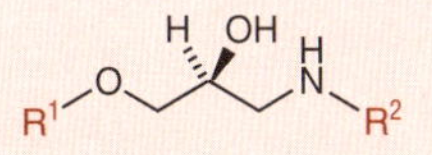

薬物名	R^1	R^2
プロプラノロール	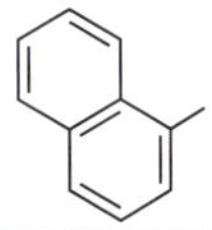	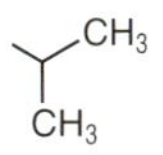
ピンドロール	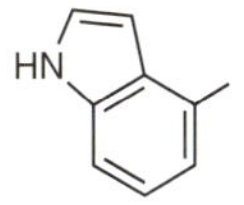	
メトプロロール	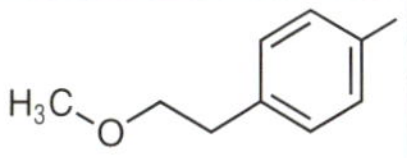	
アテノロール	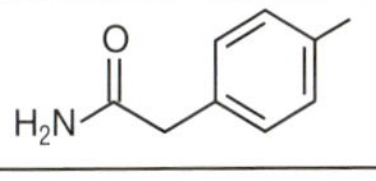	

図 37・3　アドレナリンβ受容体アンタゴニストの化学構造　ラセミ体医薬品の場合，局方などではR体の構造を表記する．しかしアリールオキシプロパノールアミンはS体がより強い活性をもつ．

37・2・3 アドレナリンα受容体アンタゴニストの化学構造

プラゾシン prazosin
ブナゾシン bunazosin
テラゾシン terazosin
ドキサゾシン doxazosin

ステム -azosin: プラゾシン系降圧薬

プラゾシンは代表的なキナゾリン系のアドレナリンα_1受容体アンタゴニストであり，そのほかにブナゾシン，テラゾシン，ドキサゾシンなどがある（図37・4）．これら薬物は，選択的にα_1受容体を拮抗することにより末梢抵抗血管を拡張し，高血圧の治療に用いられる．

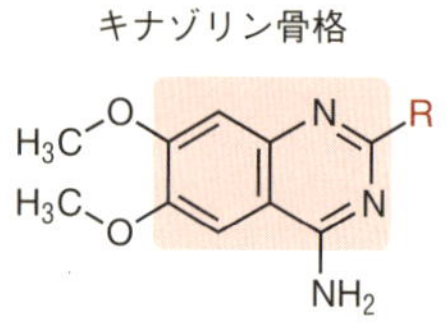

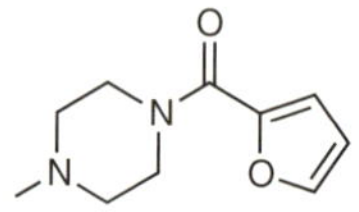

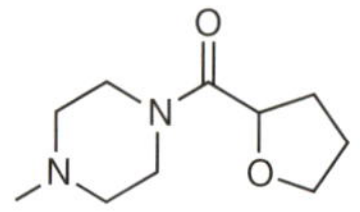

図37・4 アドレナリンα_1受容体アンタゴニストの化学構造

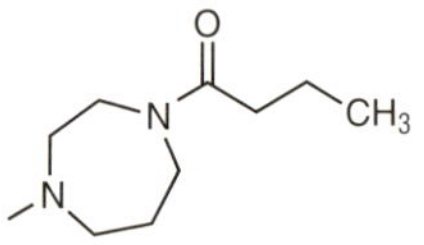

37・3 Ca^{2+}チャネル遮断薬（カルシウム拮抗薬）の化学構造

ニフェジピン nifedipine
アムロジピン amlodipine
ニカルジピン nicardipine

ステム -dipine: ニフェジピン系のCa^{2+}チャネル拮抗薬

ベラパミル verapamil

Ca^{2+}チャネル遮断薬は，その化学構造からジヒドロピリジン系（ニフェジピン，アムロジピン，ニカルジピンなど），フェニルアルキルアミン系（ベラパミル），

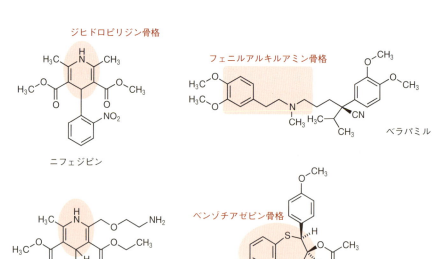

図37・5 Ca^{2+}チャネル遮断薬の化学構造

ベンゾチアゼピン系（**ジルチアゼム**）に分類される（図 37・5）．Ca^{2+} チャネル遮断薬は，血管平滑筋細胞膜の電位依存性 L 型 Ca^{2+} チャネルを遮断して Ca^{2+} 流入を抑制し，血管平滑筋を弛緩させる．また，心筋や心臓の刺激伝導系にも抑制作用を示す．このため，高血圧，不整脈，狭心症の治療に用いられる．ただし，ジヒドロピリジン系 Ca^{2+} チャネル遮断薬の心筋に対する作用は弱く，臨床用量では心臓にほとんど影響を与えない．

ジルチアゼム　diltiazem

37・4　レニン-アンギオテンシン系に作用する薬物

37・4・1　アンギオテンシン変換酵素阻害薬の化学構造

アンギオテンシン変換酵素阻害薬は，血管収縮因子であるアンギオテンシンⅡの産生（アンギオテンシンⅠからアンギオテンシンⅡへの変換）を阻害し，その昇圧作用を抑制する．一方，アンギオテンシン変換酵素は降圧効果を示すブラジキニンを分解するキニナーゼⅡと同一酵素であり，アンギオテンシン変換酵素阻害薬はブラジキニンの分解も抑制して，その降圧作用を増強する．アンギオテンシン変換酵素阻害薬には**カプトプリル**，**リシノプリル**，**エナラプリル**，**アラセプリル**などがあり，これらの薬物は C 末端にプロリン骨格をもつ（図 37・6）．カプトプリルなどの-SH 基をもつ薬物は，発疹などの副作用を起こしやすい．また，エナラプリル，アラセプリルは経口吸収性を改良するために合成されたプロドラッグであり，肝臓のエステラーゼで代謝されて活性型となる．

カプトプリル　captopril
リシノプリル　lisinopril
エナラプリル　enalapril
アラセプリル　alacepril

ステム -pril: アンギオテンシン変換酵素 (ACE) 阻害薬

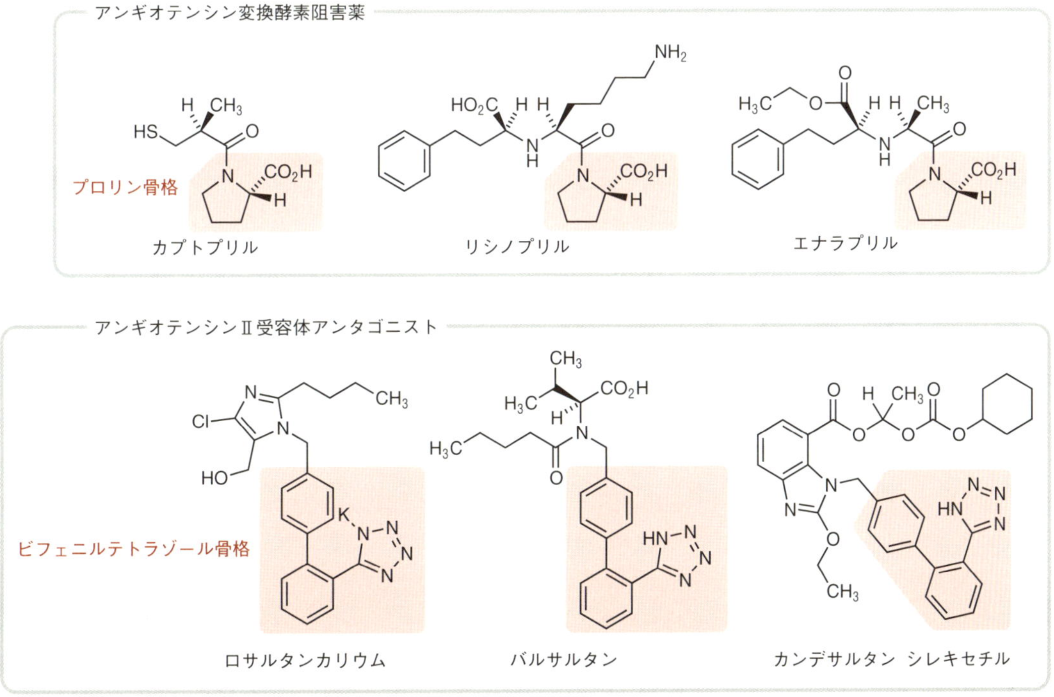

図 37・6　レニン-アンギオテンシン系に作用する薬物

37・4・2 アンギオテンシンⅡ受容体アンタゴニストの化学構造

ロサルタン　losartan

バルサルタン　valsartan

カンデサルタン　candesartan

オルメサルタン　olmesartan

ステム -sartan：アンギオテンシンⅡ受容体アンタゴニスト

カンデサルタン シレキセチル　candesartan cilexetil

オルメサルタン メドキソミル　olmesartan medoxomil

アンギオテンシンⅡ受容体にはAT$_1$およびAT$_2$の2種がある．アンギオテンシンⅡ受容体アンタゴニストである**ロサルタン**，**バルサルタン**，**カンデサルタン**，**オルメサルタン**などの薬物は，AT$_1$受容体を選択的に遮断し，降圧作用を示す．これらの薬物はビフェニルテトラゾール骨格をもち（図37・6, p.239），高血圧の第一選択薬として用いられる．なお，カンデサルタンおよびオルメサルタンはプロドラッグである**カンデサルタン シレキセチル**，**オルメサルタン メドキソミル**として投与される（図37・6）．

37・5　利尿薬の化学構造
37・5・1　チアジド系利尿薬

チアジド系利尿薬はベンゾチアジアジン骨格をもち（図37・7），遠位尿細管後半部におけるNa$^+$-Cl$^-$共輸送を阻害し，Na$^+$, Cl$^-$の再吸収を抑制することにより利尿作用を示す．チアジド系化合物として**トリクロルメチアジド**，**ヒドロクロロチアジド**，**ベンチルヒドロクロロチアジド**などがある．

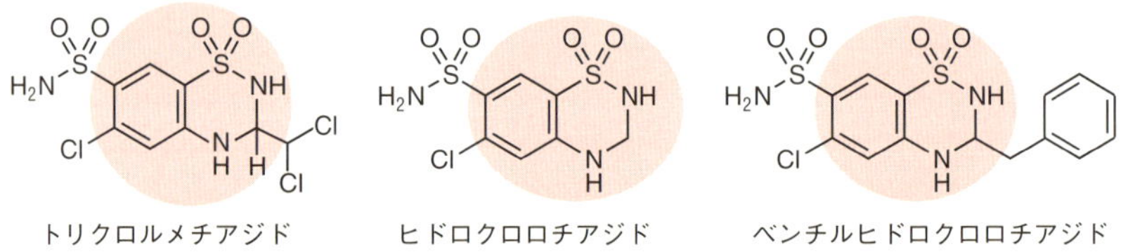

トリクロルメチアジド　trichlormethiazide

ヒドロクロロチアジド　hydrochlorothiazide

ベンチルヒドロクロロチアジド　benzylhydrochlorothiazide

ステム -thiazide：クロロチアジド系利尿薬

図37・7　チアジド系利尿薬の化学構造

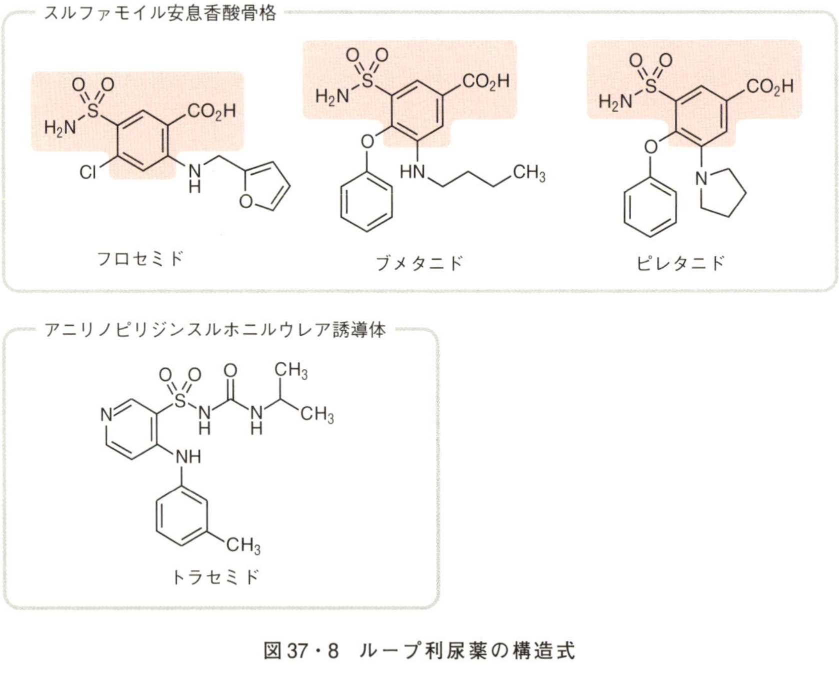

図37・8　ループ利尿薬の構造式

37・5・2 ループ利尿薬

ループ利尿薬は，ヘンレ係蹄上行脚の尿細管腔側でNa^+-K^+-$2Cl^-$共輸送体を阻害することにより，Na^+，Cl^-の再吸収を抑制し利尿作用を示す．代表的なループ利尿薬である**フロセミド**はスルファモイル安息香酸誘導体であり，類似薬に**ブメタニド**，**ピレタニド**などがある（図37・8）．ほかに，アニリノピリジンスルホニルウレア誘導体の**トラセミド**があり，抗アルドステロン作用を併せもつことから，低カリウム血症を起こしにくい．

フロセミド　furosemide
ブメタニド　bumetanide
ピレタニド　piretanide
トラセミド　torasemide

37・5・3 カリウム保持性利尿薬（抗アルドステロン薬，Na^+チャネル遮断薬）

抗アルドステロン薬である**スピロノラクトン，カンレノ酸カリウム，エプレレノン**は，アルドステロンと類似の構造をもつ（図37・9）．これら抗アルドステロン薬は，遠位尿細管と集合管においてアルドステロン受容体（鉱質コルチコイド受容体）を遮断し，アルドステロンの作用を抑制することによってNa^+の再吸収を抑制し，利尿作用を示す．特に，9位，11位にエポキシ基をもつエプレレ

スピロノラクトン
spironolactone
カンレノ酸カリウム
potassium canrenoate
エプレレノン　eplerenone

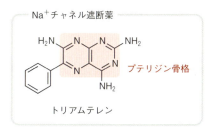

図37・9　カリウム保持性利尿薬の化学構造

ノンはアルドステロン受容体に対する作用選択性が高いことが知られている．Na^+チャネル遮断薬の**トリアムテレン**はプテリジン骨格をもっており（図37・9），遠位尿細管と集合管において，再吸収に関与するNa^+チャネルを遮断することによって利尿作用を示す．

トリアムテレン
triamterene

索　引

ISA　123
IFN-γ　2, 10
IL-1β　2, 10
IL-6　2, 10, 61
IgE抗体　12
ICA　44
IgA腎症　208
ITP　48
IPSS　216
IVIG　41
アクアポリン　190
悪性関節リウマチ　62
悪性腫瘍　87
悪性貧血　43
悪性リンパ腫　181
アクタリット　63
アザチオプリン　22, 41, 46, 52, 88, 170
アシクロビル　58
アジソン病　43
アシタザノラスト　17
亜硝酸アミル　120
アジルサルタン　138
アスパラギン酸アミノトランス
　　　　　　　　フェラーゼ　126
アスピリン　6, 89, 129, 144, 155, 157
アスピリンジレンマ　157
アスピリン喘息　8
アセタゾラミド　183
アセチルコリン　150
N-アセチルプロカインアミド　99
アセトアミノフェン　9, 81, 83
アセブトロール　100
アセメタシン　7
アゼラスチン　17
アゾセミド　185
アダムス・ストークス症候群　96
アダムス・ストークス発作　96
アダリムマブ　41, 66
アデニル酸シクラーゼ　156, 190
アデノシン　124
アデノシンA_1受容体　104, 124

アデノシン 5′-三リン酸　104
アテノロール　100, 237
アトピー性皮膚炎　12, 24
アドレナリン　37, 109, 236
アドレナリン$α_2$受容体アゴニスト
　　　　　　　　　　　　141
アドレナリン$α$受容体アンタゴニスト
　　　　　　　　　　　141, 238
アドレナリン$α_1$受容体アンタゴニスト
　　　　　　　　　135, 204, 217
アドレナリン$α_2$受容体アンタゴニスト
　　　　　　　　　　　　136
アドレナリン$αβ$受容体アンタゴニスト
　　　　　　　　　　　　134
アドレナリン$β$受容体　100
アドレナリン$β$受容体アゴニスト　236
アドレナリン$β_3$受容体アゴニスト
　　　　　　　　　　　　203
アドレナリン$β$受容体アンタゴニスト
　　　　　100, 113, 117, 122, 134, 141, 237
アドレナリン$β_2$受容体刺激　14
アドレノクロム　154
アドレノクロムモノアミノグアニジン
　　　　　　　　　　　　154
アトロピン　104
アナフィラキシーショック　37
アナフィラキシー様反応　37
アニリノピリジンスルホニルウレア
　　　　　　　　　誘導体　241
アバタセプト　66
アピキサバン　158, 180
アフェレーシス療法　53
アポフェリチン　164
アミオダロン　102
アミノ酸製粉乳　33
アミノフィリン　39, 182
アムロジピン　123, 137, 238
アモスラロール　135
アラキドン酸　156
アラセプリル　239
アリスキレン　139
アリルエストレノール　217
アリールオキシプロパノールアミン
　　　　　　　　　骨格　237
RANKL　77
アルガトロバン　144

アルキル化薬　23, 46, 53
アルテプラーゼ　128, 161
アルドステロン　189
$α$型ヒト心房性ナトリウム利尿
　　　　　　　　ペプチド　112
アルファカルシドール　74
$α$受容体→アドレナリン$α$受容体
$α_2$-PI→$α_2$-プラスミンインヒビター
$α_2$-プラスミンインヒビター　173
アルプレノロール　237
アルプロスタジル アルファデクス　144
アレルギー　12
アレルギー性結膜炎　29, 32
アレルギー性紫斑病　48
アレルギー性鼻炎　12, 29
アレルギー用ミルク　33
アレンドロン酸　75
アロチノロール　135
アロプリノール　196
アンギオテンシン系抑制薬　113, 117
アンギオテンシンⅡ受容体　113
アンギオテンシンⅡ受容体アンタゴ
　　　　　ニスト　114, 210, 138, 240
アンギオテンシン変換酵素阻害薬
　　　　　　　　　113, 138, 210, 239
安静狭心症　120
アンチトロンビン　173
アンチトロンビンⅢ　157
安定狭心症　120
アンテドラッグ　4, 14
アンベノニウム　46
アンレキサノクス　16

い

イグラチモド　64
異型狭心症　122
eGFR→推算糸球体沪過量
異常自動能　93
異常調律　93
異常妊娠　230
異常分娩　232
移植片対宿主病　57
異所性妊娠　230

イソソルビド　185, 213
イソフルラン　150
イソプレナリン　236
イソプロピルアンチピリン　8
1α, 25(OH)$_2$D$_3$　86
I型アレルギー反応　37
1型糖尿病　44
一次血栓　153
一酸化窒素　120, 150
遺伝子組換えトロンボモジュリン製剤　174
イブジラスト　17
イブプロフェン　7, 221
イルベサルタン　138
インダパミド　187
インターフェロンγ → IFN-γ
インターロイキン1β → IL-1β
インターロイキン6 → IL-6
インドメタシン　7, 89
インドメタシン ファルネシル　7
インヒビター　176
インフリキシマブ　41, 66
ウェンケバッハ型　96
ウォルフ・パーキンソン・ホワイト症候群　95, 97

う

ウステキヌマブ　41
埋込み型ペースメーカー　104
ウラジロガシエキス　213
ウラピジル　136, 205, 217
ウロキナーゼ　127, 160

え

ARB　114, 138, 142, 210
AST　126
Af → 心房細動
AF → 心房粗動
AKI → 急性腎障害
ACE阻害薬　114, 138, 142
SERM　73, 76
SLICC　51
SLE　51
エスケープ現象　62
SJS　34
ST合剤　58
エストラジオール　73
エストロゲン　222, 228
エタネルセプト　66

エチニルエストラジオール　222, 228
hANP　112
HHV-6　35
hMG　235
HLA　56
hCG　230
HBD　127
HUS → 溶血性尿毒症症候群
ATⅢ　157
ADAMTS 13　176
ADAMTSファミリー　176
ATG　166
AT$_1$受容体　113
ADP　153
ATP　104
ATP感受性K$^+$チャネル　124, 134
エドキサバン　158, 180
エトドラク　7, 82
エトレチナート　40
エドロホウニム試験　45
エナラプリル　113, 117, 138, 239
NSAID　5, 26, 49, 62, 67, 81, 83, 221
NSAID外用薬　26
NAPA　99
NF-AT　21
NF-κB　4, 10, 20
NYHAの(心機能)分類　108, 115
AP-1　4, 10, 20
APL → 急性前骨髄性白血病
APTT → 活性化部分トロンボプラスチン時間
エピペン　39
エピリゾール　8
AVP拮抗薬　190
FK結合タンパク質　21
FDP　173
エプレレノン　111, 134, 188, 241
エベロリムス　21
エポエチンアルファ　170
エポエチンベータ　170
エホニジピン　137
MEPC製剤　41
MHC　56
MMP　80
Mobitz I型　96
MCHC　162
MCP関節　61
MCV　162
mTOR　21
エモルファゾン　8
エリスロポエチン　170, 196
エルカトニン　77
エルゴメトリン　225
LT　10
LTB$_4$　2, 10
LTC$_4$　10

LTD$_4$　10
LTE$_4$　10
LDH　127
エルデカルシトール　74
LVDP　149
塩基性非ステロイド性抗炎症薬　8
炎症　2
炎症性サイトカイン　10, 61

お

黄体ホルモン薬　228
17-OHCS　44
オキサトミド　17
オキシトシン　224, 226, 232
オキシブチニン　203, 219
オザグレル　18, 155
オザグレルナトリウム　157
オーラノフィン　62
オリゴクローナルバンド　47
オルプリノン　110, 145
オルメサルタン　240
オルメサルタン メドキソミル　138, 240

か

外因系　153
外陰部潰瘍　42
回旋侵入の異常　233
海綿骨　70
過活動膀胱　202
過強陣痛　232
顎骨壊死　75, 77, 78
拡張期血圧　130
獲得免疫　20
過多月経　220, 223
活性型ビタミンD$_3$　84
活性型ビタミンD$_3$製剤　72, 73
活性化B細胞　21
活性化部分トロンボプラスチン時間　173
活動電位　92
カテコールアミン系強心薬　109, 116
カテコールアミン骨格　236
カプトプリル　113, 138, 138, 239
花粉症　29
ガベキサート　159
K$^+$チャネル遮断薬　101
カリウム保持性利尿薬　111, 241
顆粒球減少症　177

顆粒球コロニー刺激因子　169
Ca²⁺感受性増強薬　110
カルシウム拮抗薬　102, 123, 137, 142, 238
カルシウム製剤　71, 73
カルシウム代謝異常　84
Ca²⁺チャネル遮断薬　102, 123, 238
カルシジオール　86
カルシトニン　76, 84
カルシトニン製剤　73, 76
カルシトリオール　74, 85, 86
カルシニューリン　21, 26, 65
カルシニューリン阻害薬　46
カルバゾクロムスルホン酸ナトリウム　154
カルベジロール　101, 113, 135
カルペリチド　112, 117, 145, 191
カルボニックアンヒドラーゼ
　　　　　　　→ 炭酸脱水素酵素
間歇性跛行　143
観血的血圧測定　150
間欠導尿　205
ガンシクロビル　36
間質性肺炎　23
冠状血管拡張薬　124
冠状動脈　118
冠状動脈起始部　118, 148
冠状動脈攣縮　120
関節変形　61
関節リウマチ　50, 55, 61
カンデサルタン　240
カンデサルタン　シレキセチル　113, 117, 138, 240
冠動脈 → 冠状動脈
γ-カルボキシ化　74
γグロブリン製剤　36
γグロブリン大量療法　53
灌流心臓　148
カンレノ酸カリウム　188, 241
冠攣縮性狭心症　120

き

期外収縮　94
気管支拡張薬　14
気管支喘息　12, 33
器質性狭心症　120
偽性心室頻拍　97
季節性アレルギー性鼻炎　29
キナゾリン骨格　238
キニジン　99
キニン　154
キメラ型モノクローナル抗体　66

逆行性の灌流　148
球形吸着炭　197
急性腎炎症候群　208
急性心筋梗塞　95, 106, 126
急性腎障害　192
急性心不全　107, 126
急性腎不全　192
急性前骨髄性白血病　172
急性尿細管壊死　193
急速進行性糸球体腎炎症候群　208
QOL　25, 34, 41, 61, 67
QT延長症候群　96
狭骨盤　232
狭窄症　146
狭心症　119
強心配糖体　103, 236
強心薬　115, 145
胸腺腫摘出術　46
強皮症　53
虚血　127
虚血/再灌流障害　127
虚血性心疾患　119, 155
虚血性不整脈　129
巨赤芽球性貧血　165
拒絶反応　56
キラーT細胞　12, 21
起立性低血圧　122
近位指節間関節　61
緊急避妊法　229
筋層内筋腫　223
金チオリンゴ酸ナトリウム　62

く

グアナベンズ　136
グアニル酸シクラーゼ　120
クエン酸第一鉄ナトリウム　164
グスペリムス　21
クームス試験　169
グラ化　74
グラチラマー　47
クリスマス因子　152
グルココルチコイド → 糖質コルチコイド
くる病　85
クレアチンキナーゼ　126
Krebs-Henseleit液　148
クロニジン　136
クロピドグレル　155, 156
クロミフェン　235
クロモグリク酸ナトリウム　16, 89
クロルフェニラミン　14, 28
クロルマジノン　217

け

経口避妊薬　222, 227
経尿道的前立腺切除術　217
経皮的冠状動脈形成術　126
17-KGS　44
血圧　130
血液凝固系　152
血液凝固促進薬　153
血液製剤　153
血液透析　197
血管運動中枢　136
血管拡張薬　145
血管強化薬　154
血管収縮薬　14
血管標本　149
月経痛　220
結合型エストロゲン　73
血漿交換療法　34, 46, 53
血漿トロンボプラスチン前駆物質　152
血小板凝固阻止薬　155
血清クレアチニン　192
血清軟骨オリゴメリックマトリックスプロテイン　80
結節性紅斑様皮疹　42
結節性動脈周囲炎　50
血栓　178
血栓症　178
血栓性血小板減少性紫斑病　156, 176
血栓性微小血管障害症　176, 177
血栓塞栓症　178
血栓溶解薬　126, 155, 160
血中尿素窒素　192
血友病　153, 175
血友病A　48
血友病B　48
ケトチフェン　17, 90
解熱鎮痛薬　8
ケミカルメディエーターアンタゴニスト　32
ケミカルメディエーター遊離抑制薬　15, 31, 89
ゲメプロスト　225, 226
ケント束　97
原発性アルドステロン症　131
原発性骨粗鬆症　69
顕微授精　235

こ

5α還元酵素阻害薬　217

抗アセチルコリン受容体抗体　45
降圧薬　195
降圧利尿薬　133
抗RANKL抗体製剤　73, 77
抗アルドステロン薬　188, 241
抗アレルギー薬　15, 26, 89
抗アンドロゲン薬　217
抗SSA/Ro抗体　49
抗SSB/La抗体　49
抗Sm抗体　50
好塩基球　12
抗炎症薬　2, 89
抗核抗体　50
高カルシウム血症　84, 87
交感神経終末遮断薬　136
交感神経抑制薬　134
抗凝固薬　129, 155, 157
抗胸腺細胞グロブリン　166
高血圧　130
抗血小板薬　129, 155
抗血栓薬　155
抗血友病因子　152
抗原特異的減感作療法　31
膠原病　50
膠原病類縁疾患　50
抗コリン薬　14, 202, 219
抗Jo-1抗体　54
鉱質コルチコイド　3
鉱質コルチコイド作用　3
光線過敏症　41
抗線溶系薬　153
抗体　176
抗男性ホルモン薬　217
抗トロンビン薬　159
抗二本鎖DNA抗体　50
抗ヒスタミン薬　14, 26
抗ヒト胸腺細胞ウサギ免疫グロブリン　23
抗ヒトT細胞ウサギ免疫グロブリン　23
抗不整脈薬　98
後方障害　107
抗リウマチ薬　62
抗ロイコトリエン薬　89
コエンザイムQ10　114
呼吸困難　12
国際前立腺症状スコア　216
ゴセレリン　221
骨芽細胞　70, 77
骨吸収　69, 70
骨強度　70
骨粗鬆症　69
骨代謝マーカー　70
骨軟化症　85
骨肉腫　77
骨密度　69

骨リモデリング　70
骨量減少症　69
固定薬疹　36
ゴトロン丘疹　54
ゴナドトロピン　235
固有心筋細胞　92, 118
コラーゲン　11
ゴリムマブ　66
コリンエステラーゼ阻害薬　45
コリン作動薬　204
コルチゾール　3, 44, 88, 199
golden time　127
コルヒチン　42
コルホルシンダロパート　111, 145
コレカルシフェロール　86

さ

再灌流障害　127
再灌流性不整脈　129
サイクリックAMP　76, 156
最高血圧　130
サイズバリア　198
再生不良性貧血　23, 166
臍帯の異常　233
最低血圧　130
サイトメガロウイルス　35
再発性口腔内アフタ　42
サイレントキラー　130
左心室発生圧　149
痤瘡様皮疹　36
サラゾスルファピリジン　63
サルポグレラート　144, 155, 157
Ⅲ型アレルギー反応　37
酸性非ステロイド性抗炎症薬　5, 89
残尿　216
残尿発生期　216

し

ジアゼパム　39
シアノコバラミン　165
CA125　221
JAK → ヤヌスキナーゼ
CAST試験　105
cAMP　76, 156
cAMP関連薬　111
シェーグレン症候群　48, 50
GnRH誘導体　221
ジエノゲスト　222
GFR　182

ジェルベル・ランゲ-ニールセン症候群　100
COX　5, 10, 81, 89
COX-1　89
COX-2　89
COMP　80
子癇　230
弛緩出血　233
ジギタリス　115
ジギタリス製剤　108, 182, 236
ジギタリス性不整脈　99
ジギタリス中毒　95, 104, 116
ジギトキシン　108, 236
子宮外妊娠　230
子宮筋腫　222
子宮頸部筋腫　223
子宮収縮薬　224
子宮収縮抑制薬　226
子宮腺筋症　219
糸球体腎炎　208
糸球体濾過量　182, 192
子宮内膜症　219
子宮破裂　233
シクロオキシゲナーゼ　5, 10, 81, 89
シクロオキシゲナーゼ阻害薬　81
シクロスポリン　21, 26, 41, 46, 53, 57, 59, 88, 166, 200
シクロフィリン　21
ジクロフェナク　7, 81
シクロフェニル　235
シクロホスファミド　22, 46, 88, 170, 200
CK　126
刺激期　216
止血薬　152
CKD → 慢性腎臓病
ジゴキシン　103, 145, 236
自己免疫疾患　50
自己免疫性溶血性貧血　169
G-CSF（製剤）　58, 169
脂質異常症　198
Sicilian Gambit分類　98, 105
ジスチグミン　46, 204
自然免疫　20
ジソピラミド　99
疾患修飾性抗リウマチ薬　62
湿疹　12
CD3　23
CD20　23
CD25　23
CD28　65, 66
CD80/CD86　66
CTLA-4　65, 66
至適血圧　131
自動能亢進　93
ジノプロスト　225, 226

ジノプロストン 225, 226
ジヒドロピリジン系 102, 123
ジヒドロピリジン骨格 238
ジピリダモール 124, 156
GVHD 57
ジフェンヒドラミン 14
シプロヘプタジン 15
シベンゾリン 99
ジメンヒドリナート 15
若年成人平均値 69, 70
収縮期血圧 130
重症筋無力症 45
手足症候群 36
出血時間 173, 175
腫瘍壊死因子α 2, 61
主要組織適合遺伝子複合体 56
循環器系 148
常位胎盤早期剥離 231
消化管アレルギー 32
硝酸イソソルビド 113, 120, 145
硝酸薬 113, 120
上室性期外収縮 94
上室性頻脈 94
上室性不整脈 105
漿膜下筋腫 223
静脈血栓症 179
静脈血栓塞栓症 76
女性不妊 234
女性ホルモン製剤 72, 73
徐脈 94
徐脈性不整脈 94, 95
徐脈頻脈症候群 96
ジラゼプ 124
ジルチアゼム 103, 123, 238
シルニジピン 137
シロスタゾール 144, 156
シロドシン 205, 217
CYP27B1 86
腎盂腎炎 212
新規経口抗凝固薬 180
心筋梗塞 125
心筋細胞 118
神経因性膀胱 202, 205
心原性ショック 143
人工授精 235
人工流産 226
腎後性急性腎不全 194
心室細動 95
腎実質性高血圧 131
心室性期外収縮 94, 95
心室性頻脈 95
心室性不整脈 105
心室頻拍 95
心収縮力低下作用 105
尋常性乾癬 40
腎性急性腎不全 193

腎性貧血 170
腎前性急性腎不全 193
心 臓 92
心臓リモデリング 107
陣痛促進 225
心電図 92, 93
浸透圧利尿薬 185
心毒性 104
心拍数 92
心負荷軽減薬 17
心不全 107
心房細動 94, 105
心房性期外収縮 94
心房性ナトリウム利尿ペプチド 112, 191
心房粗動 94, 105
心保護薬 117
蕁麻疹 27

す

推算糸球体濾過量 206
スギ花粉 29
スタチン 144
スチュワート因子 152
スティーブンス・ジョンソン症候群 34
ステロイド外用剤 25
ステロイド骨格 88
ステロイド性抗炎症薬 2, 3, 67, 81, 199
ステロイドパルス療法 46, 52, 59, 201
ステロイド薬点眼薬 32
ステント留置 126
スピロノラクトン 111, 134, 188, 241
スプラタスト 19, 90
ずり応力 176
スリンダク 7
スルピリン 8
スルファモイル安息香酸誘導体 241
スルホンアミド誘導体 184

せ

生活の質 25, 34, 41, 61, 67
脆弱性骨折 70
正常洞調律 93
生殖補助医療 235
性腺刺激ホルモン放出ホルモン誘導体 221
生物学的製剤 22, 62, 65
セキヌマブ 41
セチリジン塩酸塩 28
石灰化障害 85

赤血球 162
接触皮膚炎 29
切迫性尿失禁 202
切迫早産 227, 231
切迫流産 227
セビメリン 49
セベラマー 196
セラトロダスト 18
セルトリズマブ ペゴル 66
セレコキシブ 7, 82, 89
セロトニン 157
遷延分娩 233
前期破水 232
前胸部痛 119, 126
全身性エリテマトーデス 50, 51
全身性強皮症 50
選択的エストロゲン受容体モジュレーター 73, 76
選択的COX-2阻害薬 83
前置胎盤 231
先天性心疾患 147
前方障害 107
線溶系 152, 153
前立腺癌 215
前立腺肥大症 215

そ

臓器移植 56
造血幹細胞移植 57
早 産 231
創 傷 11
創傷治癒 11
巣状分節性糸球体硬化症 199
即時型反応 12
塞栓症 179
続発性骨粗鬆症 69
組織因子 153, 172
組織トロンボプラスチン 152
組織プラスミノーゲンアクチベーター (t-PA) 128, 160, 172
ソタロール 102
ソリフェナシン 203
ゾレドロン酸 85

た

第一世代ヒスタミン H_1 受容体アンタゴニスト 14
胎位の異常 233
体外授精 235
胎児機能不全 232

胎児発育不全 231
代謝拮抗薬 23
代謝賦活薬 114
大動脈起始部 118, 148
大動脈弁 118
第二世代ヒスタミンH_1受容体アンタゴニスト 15
第二世代抗ヒスタミン薬 15, 17, 31, 89
タウリン 114
ダグラス窩 219
タクロリムス 21, 46, 57, 59, 65, 88
タクロリムス外用剤 26
多胎妊娠 231
タダラフィル 203, 217
ダナゾール 222
ダナパロイド 158
多発筋炎 50
多発性筋炎 54
ダビガトラン 180
ダビガトランエテキシラート 159
WPW症候群 → ウォルフ・パーキンソン・ホワイト症候群
タムスロシン 203, 205, 213, 217
タモキシフェン 76
ダルテパリン 158
炭酸水素イオン 39
炭酸脱水酵素 183
炭酸脱水酵素阻害薬 183, 184
炭酸デヒドラターゼ → 炭酸脱水酵素
男性骨粗鬆症 69
男性不妊 234
タンパク質同化ステロイド 166
タンパク尿 198, 206

ち，つ

チアジド系利尿薬 111, 133, 141, 187, 240
チアノーゼ 108
チアラミド 8
遅延型反応 12
チオプロニン 213
チオペンタール 150
チクロピジン 144, 155, 156
チャージバリア 198
中手指節間関節 61
中性非ステロイド性抗炎症薬 7
中断症候群 123
中毒性表皮壊死症 34
中毒性表皮壊死融解症 34
長時間作用型Ca^{2+}チャネル遮断薬 195
直接の血管拡張薬 139, 142
直接的レニン阻害薬 142

チリソロール 134
治療薬物モニタリング 53, 59, 116
沈降炭酸カルシウム 196
鎮静薬 145

通年性アレルギー性鼻炎 29

て

手足症候群 36
DIHS 35
TIMP 80
DIC → 播種性血管内凝固症候群
低アルブミン血症 198
TEN 34
DXA 70
TXA_2 5, 10, 11, 125, 153, 155
TXA_2シンターゼ 18
DHEA-S 44
Th2サイトカイン阻害薬 15, 19, 32, 89
DHP系 → ジヒドロピリジン系
TAT → トロンビン・アンチトロンビン複合体
$TNF-\alpha$ 2, 10, 61
TF → 組織因子
TMA → 血栓性微小血管障害症
低活動膀胱 204
低カリウム血症 95, 104
低カルシウム血症 77, 84
低カルシウム血症性テタニー 77
D-ダイマー 173
TDM 53, 59, 116
TdP → トルサード・ド・ポアンツ
TTP 156, 176
t-PA → 組織プラスミノーゲンアクチベーター
TURP 217
低用量ピル 222, 228
低リン血症性くる病 85
テオフィリン系薬 14
デキサメタゾン 3, 88, 169
摘出血管標本 150
摘出心房標本 149
デスモグレイン 41
デスモプレシン 175
デスラノシド 108, 116
デソゲストレル 228
テタニー 77, 78, 84
鉄芽球性貧血 170
鉄欠乏性貧血 163
デノスマブ 77, 78
デノパミン 109, 236
デュタステリド 217
テラゾシン 136, 205, 217, 238

テリパラチド 77
テリボン 77
デルタ波 97
テルミサルタン 138

と

洞結節不全症候群 96, 104
糖質コルチコイド 3, 14, 20, 44, 62
糖質コルチコイド作用 3
糖質コルチコイド受容体 20, 199
洞性徐脈 95
透析 194
洞停止 96
糖尿病性腎症 209
動物実験 148
動物実験委員会 148
動物実験計画書 148
動物の愛護及び管理に関する法律 148
洞房結節 92, 149
洞房ブロック 96
動脈血栓症 178
ドカルパミン 109
ドキサゾシン 136, 238
特異的免疫抑制薬 20
特異的免疫療法 31
特殊心筋細胞 92
特発性血小板減少性紫斑病 48
特発性骨粗鬆症 69
トシリズマブ 66
ドパミン 39, 109, 145
トファシチニブ 21, 65
ドブタミン 39, 109, 116, 145, 236
トラセミド 185, 241
トラニラスト 16, 89
トラネキサム酸 153
トラピジル 125
トランスフェリン 164
トリアムテレン 111, 134, 190, 241
トリクロルメチアジド 133, 187
トリパミド 187
トリメタジジン 125
トルサード・ド・ポアンツ 96, 102
ドルゾラミド 184
トルテロジン 203
トルバプタン 191
トロンビン 153
トロンビン・アンチトロンビン複合体 173
トロンボキサン 10
トロンボキサンA_2 5, 10, 11, 125, 153, 155
トロンボキサン阻害薬 89
トロンボキサン抑制薬 15
トロンボプラスチン時間 175

な

トロンボモジュリン　174

内因系　153
内因性交感神経刺激様作用　123, 134
ナタリズマブ　47
Na^+-K^+交換系　112
Na^+, K^+-ATPアーゼ　108
Na^+-Cl^-共輸送阻害薬　187
Na^+-K^+-2Cl^-共輸送系　112, 241
Na^+-K^+-2Cl^-共輸送阻害薬　185
Na^+チャネル遮断薬　99, 190, 241
ナドロール　100
ナファモスタット　159
ナファレリン　221
ナフトピジル　203, 205, 217
ナルトグラスチム　169
軟産道の損傷　233

に

Ⅱ型コラーゲン　80
ニカルジピン　213, 238
二強度X線吸収測定法　70
肉芽組織　11
25(OH)D_3　85
ニコランジル　124
二次血栓　153
二次性高血圧　131
ニトレンジピン　137
ニトログリセリン　113, 120, 122, 145
ニトロプルシド　140, 145
ニフェカラント　102
ニフェジピン　123, 137, 213, 238
ニプラジロール　134
乳酸デヒドロゲナーゼ　127
ニューモシスチス肺炎　58
尿意切迫感　202
尿毒症　197
尿閉　216
尿路感染症　212
尿路結石　212
妊娠　224
妊娠悪阻　230
妊娠高血圧症候群　230

ね，の

ネオスチグミン　46
ネフローゼ症候群　125, 198
眠　気　15
粘膜下筋腫　223

濃グリセリン　185
脳血管障害　155
ノルアドレナリン　37, 109, 145, 150, 236
ノルエチステロン　222, 228

は

胚移植　235
肺線維症　23
肺動脈楔入圧　108
排尿筋低活動　204
排尿障害　215
廃用性筋萎縮　61
排卵障害　235
ハーゲマン因子　152
破骨細胞　69
橋本病　43
バシリキシマブ　23
バセドウ病　43
バゼドキシフェン　76
バソプレッシン拮抗薬　190
バソプレッシン受容体アンタゴニスト　190
麦角アルカロイド　225
白血球減少症　177
白血球除去フィルター　58
白血病　180
抜　菌　78
バトロキソビン　128
バビンスキー反射　47
バルサルタン　117, 138, 240
バルーンカテーテル　126
半月体形成性糸球体腎炎　208
バンコマイシン　57
瘢痕形成　11
播種性血管内凝固症候群（DIC）　158, 172, 231
反復性または持続性血尿症候群　208

ひ

α_2-PI → α_2-プラスミンインヒビター
PIC　128
PIC → プラスミン・α_2-プラスミンインヒビター複合体
PIP関節　61
ヒアルロン酸　49, 81, 82, 83
PAI-1　128
PA IgG　48
PAA系 → フェニルアルキルアミン系
PAC → 上室性期外収縮
PSA　216
BMD　69

低タンパク血症　198
PCI → 経皮的冠状動脈形成術
PGD_2　10
PGE_2　5, 10, 225
PGE_1誘導体　225
$PGF_{2\alpha}$　10, 225
PGI_2　5, 10, 125, 155
微弱陣痛　232
微小変化型ネフローゼ症候群　199, 201
ヒス束　92
ヒスタミン　2
ヒスタミンH_1受容体　14
ヒスタミンH_1受容体アンタゴニスト　14, 15
非ステロイド性抗炎症薬　2, 5, 49, 62, 81, 83, 221
非ステロイド性抗炎症薬外用薬　26
ビスホスホネート製剤　73, 74, 78
ビソプロロール　101, 113
ビタミンB_{12}　165
ビタミンD依存性くる病Ⅰ型　85
ビタミンD依存性くる病Ⅱ型　86
ビタミンD欠乏性くる病　85
ビタミンD受容体　86
ビタミンD製剤　87
ビタミンK　153, 159
ビタミンK_1（製剤）　153
ビタミンK_2（製剤）　73, 74, 153
PT → プロトロンビン時間
PDE　156
PDE Ⅲ　125
PTH　77, 84
BTZ系 → ベンゾチアゼピン系
ヒトIL-2受容体α鎖　23
ヒト型モノクローナル抗体　66
非特異的免疫抑制薬　21
ヒト絨毛性性腺刺激ホルモン　230
ヒト白血球抗原　56
ヒトヘルペスウイルス6　35
ヒト免疫グロブリン製剤静注療法　34
ヒドララジン　139
ヒドロキシアパタイト　84
17-ヒドロキシコルチコステロイド　44
25-ヒドロキシビタミンD_3　85
25-ヒドロキシビタミンD_3-1α-ヒドロキシラーゼ　87
α-ヒドロキシ酪酸デヒドロゲナーゼ　127
ヒドロキソコバラミン　165
ヒドロクロロチアジド　111, 133, 187
ヒドロコルチゾン　3, 39, 44, 88
避　妊　224
避妊薬　227
非ピリン系解熱鎮痛薬　8
PVC → 心室性期外収縮
皮膚筋炎　50, 54

肥満細胞　12, 14
ピモベンダン　110
表面灌流　149
日和見感染症　23
ピリドキサール　171
ピリドキシン　171
ピリドスチグミン　46
ピリミジン代謝　65
微量アルブミン尿　209
ピリン系解熱鎮痛薬　8
ピルシカイニド　100
ピルメノール　99
ピレタニド　111, 185, 241
ピロカルピン　49
ピロキシカム　7
貧血　162
ピンドロール　237
頻尿　202
頻脈　93
頻脈性不整脈　93

ふ

不安定狭心症　120
Vf → 心室細動
vWF → フォンヴィルブランド因子
VT → 心室頻拍
VDR　86
フィトナジオン　153
フィブリノーゲン　153, 173
フィブリン　153, 160, 172
フィブリン安定化因子　152
フィルグラスチム　169, 178
フィンゴリモド　47
フェキソフェナジン　17, 90
フェニルアルキルアミン系　103, 123
フェニルアルキルアミン骨格　238
フェリチン　164
フェロジピン　137
フォルテオ　77
Forresterの分類　108
フォンヴィルブランド因子（vWF）
　　　　　　　　　　　11, 152, 176
フォンダパリヌクス　158
Fontaine分類　143
副甲状腺機能亢進症　84
副甲状腺機能低下症　84
副甲状腺ホルモン　77, 84
副甲状腺ホルモン製剤　73, 77
副腎クリーゼ　44
副腎皮質ステロイド　14
ブクラデシン　111
浮腫　198, 201
ブシラミン　63
不整脈　93

ブセレリン　221
ブチルスコポラミン　214
ブナゾシン　136, 238
不妊症　220, 234
ブメタニド　111, 185, 241
プラーク　178
ブラジキニン　2
プラステロン　226
プラスミノーゲン　126, 153, 172
プラスミノーゲンアクチベーター
　　　　　　　　　　128, 153, 160
プラスミノーゲンアクチベーター
　　　　　　インヒビター1　128
プラスミノーゲン活性化因子 → プラ
　　　　スミノーゲンアクチベーター
プラスミン　153, 160, 172
プラスミン・α_2-プラスミンインヒビ
　　　　ター複合体　128, 173
α_2-プラスミンインヒビター　173
プラゾシン　136, 217, 238
プランルカスト　18, 90
ブリンゾラミド　184
プリン代謝　64
ブルガダ症候群　97
プルキンエ線維　92
フルチカゾンプロピオン酸エステル　4
フルドロコルチゾン酢酸エステル　44
フレカイニド　100
プレドニゾロン　3, 34, 52, 88, 169, 199
プレドニゾロンファルネシル酸エステル
　　　　　　　　　　　　　　67
プロアクティブ療法　27
プロカインアミド　99
プロゲステロン　222
プロゲストーゲン　228
プロコンバーチン　152
プロスタグランジン　2, 10, 225, 232
プロスタグランジンE_2（PGE_2）
　　　　　　　　　　　5, 10, 225
プロスタグランジンE_1（PGE_1）誘導体
　　　　　　　　　　　　　　225
プロスタグランジン$F_{2\alpha}$（$PGF_{2\alpha}$）
　　　　　　　　　　　　10, 225
プロスタグランジンI_2（PGI_2）
　　　　　　　　　5, 10, 125, 155
フロセミド　111, 133, 145, 185
プロタミン　158
ブロダルマブ　41
プロドラッグ　7
プロトロンビン　153
プロトロンビン時間　173, 175
プロパフェノン　100
プロピベリン　203
プロプラノロール　237
プロメタジン　15
プロリン骨格　239

分子標的薬　65
分娩　224
分娩後出血　226
分娩誘発　225

へ

平均赤血球ヘモグロビン濃度　162
平均赤血球容積　162
閉経　69
閉経後骨粗鬆症　69
閉経婦人尿性腺刺激ホルモン　235
閉塞性動脈硬化症　143
ベクロメタゾンプロピオン酸エステル
　　　　　　　　　　　　　　4
ベタキソロール　134
β受容体 → アドレナリンβ受容体
ベタネコール　204
ベタメタゾン　3, 227
ベーチェット病　42, 50
ペニシラミン　54, 62, 213
ヘパリン　157
ベプリジル　103
ペミロラストカリウム　16
ベラパミル　103, 123, 238
ベラプロスト　155, 156
ヘリオトロープ疹　54
変形性関節症　80
変形性股関節症　80
変形性膝関節症　80
変時作用　149
ベンズブロマロン　196
ベンゾチアジアジン骨格　240
ベンゾジアゼピン系　103, 123
ベンゾジアゼピン骨格　238
ペンタゾシン　214
ベンチルヒドロクロロチアジド　111,
　　　　　　　　　　　　　　187
弁閉鎖不全症　146
弁膜症　146
変力作用　149

ほ

膀胱炎　212
房室回帰頻拍　97
房室結節　92
房室伝導時間　95
房室伝導低下作用　105
房室ブロック　95
乏尿　192
保湿剤　27
ホスカルネット　36
ホスホジエステラーゼ　156

ホスホジエステラーゼⅢ　125
ホスホジエステラーゼⅢ阻害薬　110, 116
ホスホジエステラーゼ5阻害薬　217
ホスホリパーゼA_2　156
発作性上室性頻拍　94
ポリエチレングリコール　66
ポリスチレンスルホン酸カルシウム　194
ポリスチレンスルホン酸ナトリウム　194
Vaughan-Williams 分類　98, 99, 105
本態性高血圧　130

ま〜も

マキサカルシトール　85
膜安定化作用　123
膜結合型グアニル酸シクラーゼ　112
膜性腎症　199
膜性増殖性糸球体腎炎　199
膜電流　92
マグヌス装置　149
マトリックスメタロプロテアーゼ　80
慢性腎炎症候群　208
慢性腎臓病　192, 206
慢性心不全　107, 126
慢性腎不全　194
慢性尿閉期　216
D-マンニトール　185

ミコフェノール酸 モフェチル　22, 46
水チャネル　190
ミソプロストール　83
ミゾリビン　22, 64, 200
ミトキサントロン　47
ミノドロン酸　75
ミラベグロン　203
ミルリノン　110, 145

無顆粒球症　156
無症候性心筋梗塞　126
無　尿　192
ムロモナブ-CD3　23
メキシレチン　100
メコバラミン　165
メタロプロテアーゼ組織インヒビター　80
メチクラン　187
メチルエルゴメトリン　225
メチルジゴキシン　108, 116
メチルドパ　136

メチルプレドニゾロン　34, 46, 52, 199, 201
メテノロン酢酸エステル　166
メトトレキサート　22, 62, 64, 88, 231
メトプロロール　101, 113, 237
メトヘモグロビン血症　122
メナテトレノン　74, 153
メフェナム酸　7
メフルシド　187
メルファラン　57
メロキシカム　7
免疫グロブリン大量静注療法　41
免疫調節薬　62
免疫抑制薬　14, 20, 46, 59, 62, 64, 88, 200
免疫療法　14

毛嚢炎様皮疹　42
モザバプタン　191
Mobitz Ⅰ型　96
モルヒネ　145
モンテプラーゼ　128, 161
モンテルカスト　18

や〜よ

八木式心臓灌流法　149
薬剤性過敏症症候群　35
薬剤性腎症　210
薬剤性溶血性貧血　170
薬　疹　36
ヤヌスキナーゼ　21, 65

有機硝酸薬 → 硝酸薬
有茎性漿膜下筋腫　223
有茎性粘膜下筋腫　223
誘導型ペースメーカー　105
輸血関連移植片対宿主病　58
u-PA　127, 160
ユビデカレノン　114

溶血性尿毒症症候群　176
葉　酸　166, 171
葉酸代謝　64
羊水過少症　232
羊水塞栓　233
溶性二リン酸第二鉄　164
溶連菌感染後急性糸球体腎炎　208

ら〜わ

ライ症候群　6

ラベタロール　135
ラマトロバン　18, 90
ラロキシフェン　76
Langendorff 法　148
卵巣チョコレート嚢胞　220, 222
卵胞ホルモン薬　228

リウマチ熱　50
リウマトイド結節　62
リエントリー　93, 97
リシノプリル　113, 117, 138, 239
リシン　153
リセドロン酸　75
リツキシマブ　23, 53, 177, 200
リドカイン　99
リトドリン　226, 231
利尿薬　111, 141, 145, 182, 195, 240
リバーロキサバン　158, 180
5-リポキシゲナーゼ　10
流　産　231
硫酸鉄水和物　164
硫酸マグネシウム　226, 231
リュープロレリン　221
リンパ球減少症　177, 178
リンパ球除去療法　53

類骨組織　85
ループ利尿薬　111, 133, 185, 201, 241

レイノー現象　53
レセルピン　136
レニン-アンギオテンシン系抑制薬　138
レノグラスチム　169, 178
レビパリン　158
レフルノミド　22, 65, 88
レボセチリジン　17
レボノルゲストレル　228

ロイコトリエン　10
ロイコトリエン B_4（LTB_4）　2, 10
ロイコトリエン受容体アンタゴニスト　15, 18
労作性狭心症　120
ロキソプロフェン　7, 81, 89
ロサルタン　138, 240
ロベンザリット　63
ロマノワード症候群　100
ロラタジン　17, 28, 90

YAM　69, 70
working heart 法　149
ワルファリン　159, 180

第 1 版 第 1 刷 2017 年 3 月 1 日 発行

スタンダード薬学シリーズⅡ 6
医療薬学 Ⅱ. 薬理・病態・薬物治療(2)

編 集　公益社団法人 日本薬学会
Ⓒ 2017　発行者　小 澤 美 奈 子
　　　発 行　株式会社 東京化学同人
東京都文京区千石3丁目36-7（〒112-0011）
電話　03-3946-5311・FAX 03-3946-5317
URL：http://www.tkd-pbl.com/

印刷・製本　新日本印刷株式会社

ISBN978-4-8079-1713-6　Printed in Japan
無断転載および複製物（コピー，電子
データなど）の配布，配信を禁じます．

プライマリー薬学シリーズ1
薬学英語入門
日本薬学会 編 CD付
B5判　144ページ　本体2800円＋税

日本薬学会の薬学教育カリキュラムを検討する協議会が定めた"薬学準備教育ガイドライン"に準拠した薬学生のための英語の教科書．

実用薬学英語
日本薬学会 編
B5判　128ページ　本体2200円＋税

音声データダウンロードサービス付

6年制薬学部で学ぶ2, 3年生のための英語の教科書．コアカリキュラム改訂の理念と基本方針にそって，薬剤師としての倫理観，社会性，科学を基盤として医療に貢献できる臨床の力が強く求められていることを反映させるため，モデル・コアカリキュラムの一般目標から偏りなくテーマを選び，各章の英文素材とした．

薬学生・薬剤師のための
英会話ハンドブック 第2版
原　博・Eric M. Skier・渡辺朋子 著
新書判　2色刷　256ページ　本体2700円＋税

音声データダウンロードサービス付

薬局や病院で薬剤師が，英語圏の患者に対応するときに役立つ実践的な英会話集．OTC薬の販売，受診勧奨，服薬指導，病棟での治療薬の説明など実際の場面に沿った会話例を豊富に収載．ネイティブスピーカーにより収録された全ダイアログの音声データダウンロードサービス付．

薬学生のための **実践英語**
Eric M. Skier・上鶴重美 著　CD付
A5判　96ページ　本体1600円＋税

海外研修への参加，英語での学会発表，就職活動などを始めようとしている薬学部の学生向け教科書．口頭や書面での自己紹介の仕方や面接の受け方，メールや履歴書の書き方，プレゼンテーションのコツなどを幅広く紹介する．

日本薬学会 編

薬学用語辞典

B6判上製箱入　552ページ　本体4200円＋税

薬学生・薬剤師に必須の薬学用語全般をカバー．モデル・コアカリキュラムに沿って学習するときに初めて出会う薬学の専門用語を簡潔に解説した用語辞典．薬学生のみならず，現役の薬剤師にとっても有用．薬学用語簡易英和辞典としても利用可．収録語数 8000．

薬学生・薬剤師のための
知っておきたい 病気 100 第2版

B6判　336ページ　本体2800円＋税

薬学生に学んでほしい疾患をコンパクトにまとめたハンドブックの改訂版．薬剤師としても必携の一冊である．病態・症候・薬剤性障害の三部構成．それぞれの疾患は分類・定義，病因，症状，病態，診断，薬物治療などの項目が簡潔にまとめられている．新ガイドラインや新薬，新知見を考慮して全面改訂．

薬学生・薬剤師のための
知っておきたい 生薬 100 第2版
― 含 漢方処方 ―

B6判　208ページ　本体2600円＋税

一般漢方および医療用漢方処方に汎用される約100種類の生薬について，基原植物，主要成分，確認試験，薬効・薬理，用途・配合処方などをわかりやすく収載．第16局方改正に伴い改訂．

知っておきたい 一般用医薬品 第2版

B6判　2色刷　280ページ　本体2800円＋税

一般用医薬品について薬効群別に，開発の意図と効能／含まれる成分と薬効／効能効果／用法用量／禁忌／慎重投与／副作用／相互作用／高齢者，妊・産・授乳婦，小児への投与／剤形などの情報を収載．販売時の対応のフローチャートと受診を勧める目安付．

知っておきたい 薬物治療

B6判　440ページ　本体2800円＋税

薬学生・薬剤師を対象に，処方鑑査，服薬指導などの薬剤師業務，および適正な薬物治療を推進するために最低限必要な薬物治療の知識をまとめたハンドブック．各病気ごとに"分類，病態，診断／治療／医薬品の選択／使用上の注意"などを記載．

知っておきたい 臨床検査値

B6判　264ページ　本体2600円＋税

薬剤師教育に必要な臨床検査について解説する．各臨床検査について，基準値／測定値の意義／高値になるとき／測定法・原理などを記載する．実務実習期間中，常に携行でき，役立つハンドブックであり，卒業後の臨床業務にも活用できる．

日本薬学会編

2006〜2014年入学者用
スタンダード薬学シリーズ
（緑色のカバー）

編集委員：総監修 市川 厚・工藤一郎
赤池昭紀・入江徹美・笹津備規・須田晃治
永沼 章・長野哲雄・原 博

1. **ヒューマニズム・薬学入門** 本体 4200 円
2. **物理系薬学**
   - I. 物質の物理的性質 第2版 本体 4400 円
   - II. 化学物質の分析 第3版 本体 3600 円
   - III. 生体分子・化学物質の構造決定 本体 3400 円
   - IV. 演習編 本体 4000 円
3. **化学系薬学**
   - I. 化学物質の性質と反応 第2版 本体 4900 円
   - II. ターゲット分子の合成と生体分子・医薬品の化学 本体 3600 円
   - III. 自然が生み出す薬物 本体 4200 円
   - IV. 演習編 本体 3200 円
4. **生物系薬学**
   - I. 生命体の成り立ち 本体 4100 円
   - II. 生命をミクロに理解する 第2版 本体 5500 円
   - III. 生体防御 本体 3400 円
   - IV. 演習編 本体 4200 円
5. **健康と環境** 第2版 本体 6100 円
6. **薬と疾病**
   - IA. 薬の効くプロセス(1)薬理 第2版 本体 4200 円
   - IB. 薬の効くプロセス(2)薬剤 第2版 本体 3200 円
   - II. 薬物治療（1）第2版 本体 5600 円
   - III. 薬物治療（2）および薬物治療に役立つ情報 第2版 本体 5100 円
7. **製剤化のサイエンス** 第2版 本体 3200 円
8. **医薬品の開発と生産** 本体 3400 円
9. **薬学と社会** 第3版 本体 3600 円
10. **実務実習事前学習**
    - 病院・薬局実習に行く前に 本体 5600 円
11. **病院・薬局実務実習**
    - I. 病院・薬局に共通な薬剤師業務 本体 5100 円
    - II. 病院・薬局それぞれに固有な薬剤師業務 本体 4800 円

2015年4月以降入学者用
2013年改訂コアカリ対応
スタンダード薬学シリーズⅡ
（オレンジ色のカバー）

編集委員：総監修 市川 厚
赤池昭紀・伊藤 喬・入江徹美・太田 茂
奥 直人・鈴木 匡・中村明弘

1. **薬学総論**
   - I. 薬剤師としての基本事項 本体 4800 円
   - II. 薬学と社会 本体 4500 円
2. **物理系薬学**
   - I. 物質の物理的性質 本体 4900 円
   - II. 化学物質の分析 本体 4900 円
   - III. 機器分析・構造決定 本体 4200 円
3. **化学系薬学**
   - I. 化学物質の性質と反応 本体 5600 円
   - II. 生体分子・医薬品の化学による理解 本体 4600 円
   - III. 自然が生み出す薬物 本体 4800 円
4. **生物系薬学**
   - I. 生命現象の基礎 本体 5200 円
   - II. 人体の成り立ちと生体機能の調節 本体 4000 円
   - III. 生体防御と微生物 本体 4900 円
5. **衛生薬学** ―健康と環境― 本体 6100 円
6. **医療薬学**
   - I. 薬の作用と体の変化および薬理・病態・薬物治療（1） 本体 4100 円
   - II. 薬理・病態・薬物治療（2） 本体 3800 円
   - III. 薬理・病態・薬物治療（3）
   - IV. 薬理・病態・薬物治療（4）
   - V. 薬物治療に役立つ情報
   - VI. 薬の生体内運命 本体 3200 円
   - VII. 製剤化のサイエンス
7. **臨床薬学** 日本薬学会,日本薬剤師会 共編
   日本病院薬剤師会,日本医療薬学会
   - I. 薬学臨床の基礎および処方箋に基づく調剤
   - II. 薬物療法の実践
   - III. チーム医療および地域の保健・医療・福祉への参画
8. **薬学研究**

定価は本体価格＋税，本体価格記載の書籍は既刊（2017年3月現在）